全国高等医药院校医学检验技术（医学检验）专业规划教材

配套教材

临床免疫学检验考试指南

（第2版）

主　编　吕世静　裘宇容
副主编　秦东春　李　丽
编　者　（以姓氏笔画为序）

王亚飞（长治医学院）　　　　　　王晓娟（佛山科学技术学院）

方　芳（吉林医药学院）　　　　　朱一蓓（苏州大学医学部）

吕小华（广东医科大学）　　　　　吕世静（广东医科大学）

任碧琼（湖南中医药大学）　　　　伊正君（潍坊医学院）

孙　奕（武警后勤学院）　　　　　张　冉（湖南师范大学医学院）

李　丽（东南大学医学院）　　　　李　妍（吉林医药学院）

李　波（佛山科学技术学院）　　　李　覃（武警后勤学院）

李　猛（潍坊医学院）　　　　　　李会强（天津医科大学）

李海侠（南方医科大学）　　　　　李擎天（上海交通大学医学院）

汤建中（宁夏医科大学）　　　　　佘钿田（天津医科大学）

陈　科（深圳市人民医院）　　　　谷俊莹（贵州医科大学）

杜晶春（广州医科大学）　　　　　杨　旭（昆明医科大学）

杨红英（昆明医科大学）　　　　　沈富兵（成都医学院）

秦　雪（广西医科大学）　　　　　秦东春（郑州大学）

郭晓兰（川北医学院）　　　　　　徐　霞（广州医科大学）

蒋红梅（贵州医科大学）　　　　　曾常茜（大连大学医学院）

裘宇容（南方医科大学）

中国健康传媒集团

中国医药科技出版社

内 容 提 要

《临床免疫学检验考试指南》是高等医药院校学生必修课程《临床免疫学检验》的学习辅导材料。本书参考了目前国内最新版本的《临床免疫学检验》教材编著而成。

每章有目的要求、重点和难点，分清掌握、熟悉和了解的内容，本书内容紧扣《临床免疫学检验课程基本要求（课程标准）》和《国家临床化学执业考试大纲》，并与职称考试对接。为适应学生学习及本专业人员参加职称晋升考试的需求，根据教学大纲的要求，在强化训练部分，增加了大量习题，紧扣教材，有的放矢，强化同步训练，能帮助学生及自学者了解和体会临床免疫学检验考试命题的形式、特点与方法，领悟命题规律和考试技巧。题型由选择题（A 型题、B 型题、X 型题）、判断题、填空题、名词解释、简答题、问答题、免疫性疾病的案例分析题和名校的考试试卷构成，其特点是目的明确、重点突出。

本书是医学检验技术专业（本科、专科）的学生、不同层次的应试人员职称晋升考试学习、复习与自测和教师教学参考不可多得的一本辅导用书。

图书在版编目（CIP）数据

临床免疫学检验考试指南/吕世静，裴宇容主编. —2 版. —北京：中国医药科技出版社，2017. 10

全国高等医药院校医学检验技术（医学检验）专业规划教材

ISBN 978 - 7 - 5067 - 9602 - 6

Ⅰ. ①临…　Ⅱ. ①吕…　②裴…　Ⅲ. ①免疫学 - 医学检验 - 医学院校 - 教学参考资料

Ⅳ. ①R446. 6

中国版本图书馆 CIP 数据核字（2017）第 239168 号

美术编辑　陈君杞

版式设计　张　璐

出版　**中国健康传媒集团** | 中国医药科技出版社

地址　北京市海淀区文慧园北路甲 22 号

邮编　100082

电话　发行：010 - 62227427　邮购：010 - 62236938

网址　www. cmstp. com

规格　889×1194mm $\frac{1}{16}$

印张　18 $\frac{1}{4}$

字数　449 千字

初版　2005 年 5 月第 1 版

版次　2017 年 10 月第 2 版

印次　2017 年 10 月第 1 次印刷

印刷　北京市密东印刷有限公司

经销　全国各地新华书店

书号　ISBN 978 - 7 - 5067 - 9602 - 6

定价　**39. 00 元**

前言

《临床免疫学检验》和《临床免疫学检验实验指导》是在教育部颁布医学检验专业"五改四"后编写的全国高等医药院校医学检验技术专业规划教材，是高等医学检验技术专业的主干课程教材之一。

为便于读者学习和复习，检验自身专业知识水平，提高分析问题和解决问题的能力，提高学生学业和执业考试的能力，在上一版的基础上编写了本书，作为第 3 版规划教材的配套教材。

本书内容紧扣《临床免疫学检验课程基本要求（课程标准）》和《国家临床化学执业考试大纲》，并与职称考试对接，按理论教材的课程内容及教学顺序编排。实验教材章节的习题被分解、整合于相应的理论教材章节中。每章内容由目的要求、学习指导（学习提要、重难点，重点有归纳总结、难点有学习思路）、强化训练（即测试习题，包括：A 型题、B 型题、X 型题、判断题、填空题、名词解释、简答题和问答题）、强化训练参考答案等组成。为便于（帮助）学生及自学者更好地学习，提高学习效果，习题基本覆盖了教材全部内容，囊括常考知识点；对教材中要求学生掌握的重点、难点进行了较详细的试题剖析，并附名校考试试卷；帮助学生及自学者了解临床免疫学检验考试命题的形式、特点，领悟命题规律和考试技巧。在临床免疫疾病各章后附案例分析题，对读者选择临床疾病的检测项目及相应测定方法起到了启发性作用。

本书由编写理论教材和实验教材的编委合作编写而成，本书严格按照课程基本要求和国家考试大纲要求的范围和深度，注重试题的严谨性和准确性。教材简洁实用，努力体现执业技（医）师应具备的专业知识和技能水平。

本书主要服务于全国高等医药院校从事临床免疫学检验教学的教师和医学检验技术专业的就读学生，并且是供医学检验技术专业人员职称晋升考试学习、复习与自测的一本辅导用书。

本书在编写过程中，得到了天津医科大学、上海交通大学、南方医科大学、广州医科大学、大连大学等全国 22 所高等院校的大力支持与热情帮助，本书是在第一版教材的基础修订而来，因此仍包含前版作者的辛勤劳动，是全体编委共同努力合作的结晶，在此一并表示衷心感谢。

由于水平和能力有限、时间仓促，书中错误在所难免，敬请批评指正，以便再版时进一步完善。

吕世静

2017.07.16

目录

第一章 临床免疫学检验概论 ………………………………………………… (1)
第一部分 目的要求 ……………………………………………………………… (1)
第二部分 学习指导 ……………………………………………………………… (1)
第三部分 强化训练（测试习题）………………………………………………… (3)
第四部分 强化训练参考答案 …………………………………………………… (6)

第二章 抗原抗体反应 …………………………………………………………… (8)
第一部分 目的要求 ……………………………………………………………… (8)
第二部分 学习指导 ……………………………………………………………… (8)
第三部分 强化训练（测试习题）………………………………………………… (9)
第四部分 强化训练参考答案 …………………………………………………… (15)

第三章 抗原制备技术 …………………………………………………………… (17)
第一部分 目的要求 ……………………………………………………………… (17)
第二部分 学习指导 ……………………………………………………………… (17)
第三部分 强化训练（测试习题）………………………………………………… (19)
第四部分 强化训练参考答案 …………………………………………………… (23)

第四章 抗体制备技术 …………………………………………………………… (25)
第一部分 目的要求 ……………………………………………………………… (25)
第二部分 学习指导 ……………………………………………………………… (25)
第三部分 强化训练（测试习题）………………………………………………… (28)
第四部分 强化训练参考答案 …………………………………………………… (32)

第五章 凝集反应 ………………………………………………………………… (35)
第一部分 目的要求 ……………………………………………………………… (35)
第二部分 学习指导 ……………………………………………………………… (35)
第三部分 强化训练（测试习题）………………………………………………… (36)
第四部分 强化训练参考答案 …………………………………………………… (41)

第六章 沉淀反应 ………………………………………………………………… (43)
第一部分 目的要求 ……………………………………………………………… (43)
第二部分 学习指导 ……………………………………………………………… (43)
第三部分 强化训练（测试习题）………………………………………………… (45)
第四部分 强化训练参考答案 …………………………………………………… (49)

第七章 免疫比浊技术 …………………………………………………………… (51)
第一部分 目的要求 ……………………………………………………………… (51)
第二部分 学习指导 ……………………………………………………………… (51)
第三部分 强化训练（测试习题）………………………………………………… (53)

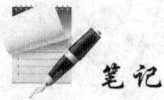

第四部分　强化训练参考答案 ……………………………………………………（56）

第八章　补体参与的溶血试验 ………………………………………………（58）
第一部分　目的要求 ………………………………………………………………（58）
第二部分　学习指导 ………………………………………………………………（58）
第三部分　强化训练（测试习题） ………………………………………………（60）
第四部分　强化训练参考答案 ……………………………………………………（65）

第九章　荧光抗体技术 …………………………………………………………（68）
第一部分　目的要求 ………………………………………………………………（68）
第二部分　学习指导 ………………………………………………………………（68）
第三部分　强化训练（测试习题） ………………………………………………（70）
第四部分　强化训练参考答案 ……………………………………………………（74）

第十章　放射免疫技术 …………………………………………………………（76）
第一部分　目的要求 ………………………………………………………………（76）
第二部分　学习指导 ………………………………………………………………（76）
第三部分　强化训练（测试习题） ………………………………………………（78）
第四部分　强化训练参考答案 ……………………………………………………（84）

第十一章　酶免疫技术 …………………………………………………………（87）
第一部分　目的要求 ………………………………………………………………（87）
第二部分　学习指导 ………………………………………………………………（87）
第三部分　强化训练（测试习题） ………………………………………………（94）
第四部分　强化训练参考答案 ……………………………………………………（99）

第十二章　发光免疫分析 ………………………………………………………（101）
第一部分　目的要求 ………………………………………………………………（101）
第二部分　学习指导 ………………………………………………………………（101）
第三部分　强化训练（测试习题） ………………………………………………（103）
第四部分　强化训练参考答案 ……………………………………………………（109）

第十三章　生物素－链霉亲和素标记免疫技术 ……………………………（113）
第一部分　目的要求 ………………………………………………………………（113）
第二部分　学习指导 ………………………………………………………………（113）
第三部分　强化训练（测试习题） ………………………………………………（115）
第四部分　强化训练参考答案 ……………………………………………………（118）

第十四章　胶体金免疫分析 ……………………………………………………（120）
第一部分　目的要求 ………………………………………………………………（120）
第二部分　学习指导 ………………………………………………………………（120）
第三部分　强化训练（测试习题） ………………………………………………（123）
第四部分　强化训练参考答案 ……………………………………………………（127）

第十五章　流式细胞术 …………………………………………………………（129）
第一部分　目的要求 ………………………………………………………………（129）
第二部分　学习指导 ………………………………………………………………（129）
第三部分　强化训练（测试习题） ………………………………………………（130）
第四部分　强化训练参考答案 ……………………………………………………（134）

第十六章　临床免疫学技术的方法学评价 ·· (136)

　第一部分　目的要求 ·· (136)

　第二部分　学习指导 ·· (136)

　第三部分　强化训练（测试习题） ·· (138)

　第四部分　强化训练参考答案 ·· (140)

第十七章　免疫细胞的分离与功能检测 ·· (142)

　第一部分　目的要求 ·· (142)

　第二部分　学习指导 ·· (142)

　第三部分　强化训练（测试习题） ·· (143)

　第四部分　强化训练参考答案 ·· (148)

第十八章　超敏反应性疾病与免疫学检测 ·· (151)

　第一部分　目的要求 ·· (151)

　第二部分　学习指导 ·· (151)

　第三部分　强化训练（测试习题） ·· (156)

　第四部分　强化训练参考答案 ·· (166)

第十九章　自身免疫病与免疫学检测 ·· (173)

　第一部分　目的要求 ·· (173)

　第二部分　学习指导 ·· (173)

　第三部分　强化训练（测试习题） ·· (176)

　第四部分　强化训练参考答案 ·· (184)

第二十章　免疫增殖病与免疫学检测 ·· (189)

　第一部分　目的要求 ·· (189)

　第二部分　学习指导 ·· (189)

　第三部分　强化训练（测试习题） ·· (192)

　第四部分　强化训练参考答案 ·· (199)

第二十一章　免疫缺陷病的免疫学检测 ·· (203)

　第一部分　目的要求 ·· (203)

　第二部分　学习指导 ·· (203)

　第三部分　强化训练（测试习题） ·· (205)

　第四部分　强化训练参考答案 ·· (209)

第二十二章　肿瘤免疫与免疫学检测 ·· (212)

　第一部分　目的要求 ·· (212)

　第二部分　学习指导 ·· (212)

　第三部分　强化训练（测试习题） ·· (214)

　第四部分　强化训练参考答案 ·· (221)

第二十三章　移植免疫学与免疫学检测 ·· (225)

　第一部分　目的要求 ·· (225)

　第二部分　学习指导 ·· (225)

　第三部分　强化训练（测试习题） ·· (229)

　第四部分　强化训练参考答案 ·· (233)

第二十四章　临床免疫学检验的质量控制 ·· (236)

笔记

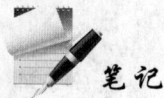

第一部分　目的要求 ……………………………………………………………（236）

第二部分　学习指导 ……………………………………………………………（236）

第三部分　强化训练（测试习题） ……………………………………………（237）

第四部分　强化训练参考答案 …………………………………………………（247）

《临床免疫学检验》教学大纲 …………………………………………………（249）

上海交通大学医学院临床免疫学检验试卷 ……………………………………（257）

广州医科大学临床免疫学检验试卷 ……………………………………………（263）

昆明医科大学临床免疫学检验试卷 ……………………………………………（270）

天津医科大学临床免疫学检验试卷 ……………………………………………（276）

笔记

第一章　临床免疫学检验概论

第一部分　目的要求

1. 掌握　临床免疫学检验的概论及临床应用，标记免疫技术的类型及其原理。

2. 熟悉　现代临床免疫学技术的类型及其原理，临床免疫学检验技术的类型及特点，临床免疫性疾病的种类。

3. 了解　临床免疫学检验的发展简史，临床免疫学检验的重要地位。

第二部分　学习指导

一、学习提要

（一）临床免疫学检验概论

临床免疫学检验（clinical laboratory immunology）是研究和应用免疫学理论和技术对临床疾病进行诊断的一门临床检验医学学科。现代免疫学理论和技术的发展与生命科学、生物学技术发展的交叉融合，迅速推动了临床免疫学检验技术的发展，使之在临床检测中得到了越来越广泛的应用。

（二）临床免疫学检验的发展简史

临床免疫学检验的发展历经了临床免疫技术诞生、标记免疫技术的建立与发展和现代临床免疫学检验发展历程三个阶段。

临床免疫学检验的诞生至今已有一百多年的历史。19世纪80年代后期，许多学者从免疫动物或传染病患者血清中发现能特异性结合病原体或其产物的物质，统称为抗体。并将能引起抗体产生的物质称为抗原。抗原、抗体及其反应特异性的发现，促进了经典的抗原抗体反应技术的建立。

自20世纪中叶标记荧光免疫技术建立以来，荧光抗体技术、放射免疫技术、酶免疫技术、发光免疫分析技术、胶体金免疫技术等各种标记免疫技术陆续建立，使检验技术发生了重大的变化，开拓了新的医学检验领域。标记免疫分析以其高灵敏度、特异性特点，加上现代自动化检测仪器的应用，使其成为当今免疫检验的主流技术。

20世纪70年代中期单克隆抗体技术问世，分子生物学技术和高端仪器设备及技术的广泛应用发生了空前的变革。现在标记免疫技术（荧光标记免疫、化学发光标记免疫、酶标记免疫、核素标记免疫、生物素－亲和素系统相关的酶标记免疫、金标记与稀土元素标记免疫）、速率散射免疫技术、免疫印迹等免疫检验技术更趋成熟。发光免疫分析技术的飞速发展和广泛普及与近年又涌现的流式细胞术和免疫芯片等许多现代化的全新技术，标志临床免疫学检验已进入自动化、精确、快速、高通量、信息量大、操作简便的现代临床免疫学检验的新时代。

免疫检验自动化（automation of immunoassays）是将免疫检验过程中的取样、加试剂、混合、温育、固相载体分离、信号检测、数据处理、打印报告和仪器清洗步骤由计算机控制，均由仪器自动化进行。自动化免疫分析仪的出现，对免疫学诊断具有划时代的意义，它不但减轻了传统免疫测定工作人员的劳动强度，极大地提高了工作效率，而且缩短了分析流程，提高了实验结果的精确度和准确性。

（三）临床免疫学检验技术的类型

临床免疫学检验技术包括两大类，即抗原抗体反应技术和生物学检测技术（非抗原抗体反应）。临床上常用的免疫学检测技术也主要是抗原抗体反应技术，它包括经典的抗原抗体反应、免疫比浊分析技术、标记免疫技术、免疫芯片技术、流式细胞技术等。生物学检测技术需根据检测对象的生物学活性的特点来设计实验方法，检测对象不同，所用技术方法的原理、操作方法也各不相同。

（四）临床免疫学检验技术的特点

1. 抗原抗体反应技术的特点

抗原抗体反应检测技术的结果分析特点是基于两种判断：其一，依据抗原抗体反应的直接结果判断抗原和其特异性抗体是否存在进行分析；其二，依据抗原抗体反应示踪物有无或反应强度进行分析，如标记物或标记物反应现象等进行分析。抗原抗体反应检测技术还具有如下特点：①高度特异性；②快速；③敏感；④自动化；⑤仅检测抗原与抗体的含量。

2. 细胞生物学技术的特点

细胞生物学技术是通过检测各类免疫细胞的数量、比例和免疫分子含量及活性等生物学活性功能的变化，即可为临床在诊断疾病时提供免疫细胞功能的参考指标。

（五）临床免疫学检验的临床应用

免疫学检验技术主要应用于感染性疾病和非感染性疾病的免疫性相关疾病（超敏反应性疾病、自身免疫性疾病、免疫增殖病、免疫缺陷病、肿瘤、器官移植等）的诊断、预防、治疗及其他领域的检测。

（六）临床免疫学检验的重要地位

临床免疫学检验在医学中有着重要的地位。临床免疫学检验是医学检验的重要组成部分和核心技术，是医学检验专业本科生必修的主干课程及临床检验学专业研究生最重要的课程之一。在临床医学中免疫学检验是临床医生对免疫相关疾病进行分析和诊断的重要依据之一，临床免疫学检验在生物技术研发和应用在临床检测中也发挥了重要作用。

二、本章重难点

（一）重点

本章学习的重点为临床免疫学检验技术的类型及其原理。

归纳总结：临床免疫学检验技术的类型包括抗原抗体反应技术和生物学检测技术。抗原抗体反应技术包括经典的抗原抗体反应、免疫比浊分析技术、标记免疫技术、免疫芯片技术、流式细胞技术等，其实验的理论是用已知的抗体或抗原通过检测方法去寻找样本中的相应抗原或抗体，对疾病进行诊断、辅助诊断或有据分析。细胞生物学技术是通过各种实验方法检测各类免疫细胞的数量、比例和免疫分子含量及活性等生物学活性功能的变化，为临床在诊断疾病时提供免疫细胞功能的参考指标。

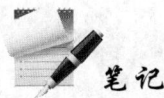

（二）难点

本章学习的难点为各种类型的标记免疫分析技术的原理及其独特技术特点。

学习思路：标记免疫技术是以标记物示踪抗原与抗体结合反应的检测技术，各类型的标记示踪物不同，反应过程也不尽相同，要求结合教材中各章的免疫学技术原理及其反应特点进行归纳学习。如：荧光抗体技术是综合免疫学、生物化学和显微镜技术，将抗原抗体反应的特异性与荧光物质检测的敏感性和显微形态学的直观性结合起来的一种免疫分析技术。

第三部分　强化训练（测试习题）

一、选择题

（一）A 型题

1. 20 世纪首先为超微量物质分析开辟了一个崭新领域的技术是
   A. 放射免疫分析技术　　　　　　　B. 酶免疫技术
   C. 荧光免疫技术　　　　　　　　　D. 化学发光免疫技术
   E. 发光免疫分析技术

2. 不属于标记免疫技术的是
   A. 荧光免疫技术　　　　　　　　　B. 放射免疫技术
   C. 酶免疫技术　　　　　　　　　　D. 化学发光免疫技术
   E. 免疫芯片技术

3. 20 世纪中叶首先建立的标记免疫技术是
   A. 放射免疫技术　　　　　　　　　B. 酶免疫技术
   C. 荧光免疫技术　　　　　　　　　D. 化学发光免疫技术
   E. 胶体金免疫技术

4. 发光免疫分析技术的标记物是
   A. 异氰酸荧光素　　　　　　　　　B. 放射性核素
   C. 辣根过氧化物酶和碱性磷酸酶　　D. 镧系元素
   E. 胶体金

5. 下列实验技术中不属于经典的抗原抗体反应的是
   A. 凝集反应　　　　　　　　　　　B. 沉淀反应
   C. 补体结合实验　　　　　　　　　D. 中和实验
   E. 乳酸脱氢酶释放法

6. 下列实验技术中不属于标记免疫技术的是
   A. 荧光免疫技术　　　　　　　　　B. 酶免疫技术
   C. 化学发光免疫技术　　　　　　　D. 免疫芯片技术
   E. 胶体金免疫技术

7. 最早建立的标记免疫技术是
   A. 荧光免疫技术　　　　　　　　　B. 酶免疫技术
   C. 化学发光免疫技术　　　　　　　D. 放射免疫技术
   E. 胶体金免疫技术

8. 荧光免疫技术建立的时间是

    A. 1921 年　　　　　　　　　　　B. 1941 年

    C. 1959 年　　　　　　　　　　　D. 1968 年

    E. 1978 年

9. 放射免疫技术所建立的学者是

    A. J. Oudin 和 Berson　　　　　　B. A. Coons 和 Berson

    C. Yalow 和 Berson　　　　　　　D. R. Kraus 和 Yalow

    E. Yalow 和 A. Isaeff

10. 杂交瘤技术与单克隆抗体建立的时间是

    A. 1956 年　　　　　　　　　　　B. 1965 年

    C. 1970 年　　　　　　　　　　　D. 1975 年

    E. 1986 年

11. 下列实验技术不属于细胞生物学（非抗原抗体）型的技术是

    A. T 细胞增殖试验　　　　　　　B. B 细胞增生试验

    C. 中性粒细胞分类计数　　　　　D. 乳酸脱氢酶释放法

    E. NBT 还原试验

12. 细胞生物学检测技术可应用于下列的检测项目

    A. 诊断病原体感染　　　　　　　B. 免疫接种及细胞因子检测

    C. 特异性抗体鉴别　　　　　　　D. 病原体鉴别

    E. 检测细胞因子

（二）B 型题

（1～5 题备选答案）下列学者分别创立了如下传统的抗原抗体反应技术

A. Widal　　　　　　　　　　　　B. Kraus

C. Ehrlich　　　　　　　　　　　D. Bordet

E. Oudin

1. 凝集试验

2. 沉淀试验

3. 中和反应

4. 补体结合试验

5. 免疫扩散技术

（三）X 型题

1. 传统的血清学反应主要是指

    A. 凝集反应　　　　　　　　　　B. 沉淀反应

    C. 中和反应　　　　　　　　　　D. 补体参与的反应和中和反应

    E. 凝集反应和沉淀反应

2. 经典的血清学方法常应用下列的临床检测

    A. 感染性疾病的诊断　　　　　　B. 流行病学调查

    C. 输血的血型鉴定　　　　　　　D. 自身免疫性疾病的检测

    E. 某些免疫溶血性疾病的检测

3. 抗原抗体反应检测技术还具有如下特点

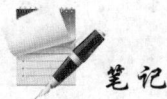

A. 高度特异性   B. 快速

C. 敏感   D. 自动化

E. 仅检测抗原与抗体的含量

4. 标记免疫技术先后建立与发展了如下标记技术

A. 荧光抗体技术   B. 放射免疫技术

C. 酶免疫技术   D. 发光免疫分析技术

E. 胶体金免疫技术

5. 抗原抗体反应技术可用于如下的临床检测

A. 诊断病原体感染   B. 免疫接种是否成功

C. 特异性抗体鉴别   D. 检测细胞因子

E. 病原体鉴别

二、判断题（对：用 T 表示，错：用 F 表示）

1. 临床免疫学检验是应用免疫学技术对临床疾病进行诊断的一门临床检验技术学科。

2. 标记免疫技术都是以辣根过氧化酶和镧系元素为标记物示踪抗原与抗体结合反应的检测技术。

3. 流式细胞技术和免疫芯片技术的检测反应结果与抗原抗体反应的原理无关。

4. 除了细胞生物学检测技术之外、其余临床免疫学检验技术均是基于抗原抗体反应建立起来的。

5. 抗原抗体反应技术可用于检测机体的免疫功能状态。

6. 免疫芯片技术属于标记型的免疫技术。

7. 临床免疫学检验的免疫学技术其反应原理是基于抗原抗体反应。

8. 临床上检测病原感染患者的抗体其技术原理是基于抗原抗体反应。

三、填空题

1. 细胞生物学技术的特点侧重于检测免疫细胞的_____及_____和免疫细胞的_____。

2. 临床免疫学检验的实验依据一方面检测_____，另一方面检测_____。

3. 临床免疫学检验的临床应用常用于_____、_____、_____等三大领域的检测。

4. 临床免疫学检验的发展简史经历了三个阶段_____、_____、_____等。

5. 临床免疫学检验技术的类型包括_____和_____两大类。

四、名词解释

1. clinical laboratory immunology

2. automation of immunoassays

五、简答题

1. 临床上常用的免疫学检测技术类型包括哪些？

2. 标记免疫技术包括哪些？

3. 标记免疫分析技术目前在临床上用于哪些相关性疾病的检测？

4. 抗原抗体反应技术的结果分析基于哪两种判断？

5. 免疫学检验技术常用于哪些免疫性相关疾病的检测？

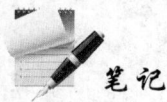

六、问答题

标记免疫技术包括哪些技术类型？并以其中一种技术为代表阐述其原理及临床应用。

第四部分　强化训练参考答案

一、选择题

（一）A 型题

1. A　2. E　3. C　4. D　5. E　6. D　7. A　8. B　9. C　10. D　11. C　12. B

（二）B 型题

1. A　2. B　3. C　4. D　5. E

（三）X 型题

1. ABCDE　2. ABCE　3. ABCDE　4. ABCDE　5. ABCE

二、判断题

1. F　2. F　3. F　4. T　5. F　6. F　7. F　8. T

三、填空题

1. 数量，比例，免疫活性功能。

2. 免疫活性相关物质，非免疫活性物质。

3. 感染性疾病的免疫学检测，免疫相关性疾病的检测，其他领域（血药、药物毒性、农业产品）。

4. 临床免疫学检验的诞生，标记免疫技术的建立与发展，现代临床免疫学检验。

5. 抗原抗体反应技术，生物学检测技术。

四、名词解释

1. 临床免疫学检验：是研究和应用免疫学理论和技术对临床疾病进行诊断的一门临床检验医学学科。

2. 免疫检验自动化：是将免疫检验过程中的取样、加试剂、混合、温育、固相载体分离、信号检测、数据处理、打印报告和仪器清洗步骤由计算机控制，均由仪器自动化进行。

五、简答题

1. 包括经典的抗原抗体反应、免疫比浊分析技术、标记免疫技术、免疫芯片技术、流式细胞技术等。

2. 标记免疫技术包括荧光抗体技术，放射免疫技术，酶免疫技术，发光免疫分析技术，胶体金免疫技术。

3. 标记免疫分析技术目前临床实验常用于内分泌疾病、免疫性疾病、病原体感染（包括细菌、支原体、衣原体、病毒及寄生虫）、肿瘤标志物、心血管疾病标志物及代谢性疾病标志物定量分析的检测。

4. 其一，依据抗原抗体反应的直接结果判断抗原和其特异性抗体是否存在进行分析；其二，依据抗原抗体反应示踪物有无或反应强度进行分析，如标记物或标记物反应现象等进行分析。

5. 主要用于超敏反应性疾病的免疫学检测、自身免疫性疾病检测、免疫增殖病检测、免疫缺陷病检测、肿瘤的免疫学检测、移植的免疫学检测等。

六、问答题

标记免疫技术包括荧光抗体技术、放射免疫技术、酶免疫技术、发光免疫分析技术、胶体

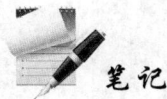

金免疫技术"等；以酶免疫技术中的酶联免疫吸附试验为例，原理是在保持抗原或抗体免疫活性的前提下将其结合到某种固相载体表面，测定时把待检样本和酶标抗原或酶标抗体按一定顺序与固相载体上的抗原或抗体反应，形成的免疫复合物（结合标记物）存在于固相载体表面，免疫复合物中酶的量与样本中待检抗原或抗体的量成一定的比例，未结合的标记物、游离于液相中，用洗涤的方法去掉未结合的标记物和其他物质，加入底物后显色，根据酶对底物催化的显色反应程度，对标本中的抗原（抗体）进行定性或定量测定；临床上主要用于定性检测，如病毒性肝炎血清标志物检测、TORCH（风疹病毒，巨细胞病毒，单纯疱疹病毒，弓形体）感染检测、梅毒螺旋体抗体的检测、HIV 感染筛查等，定量检测可用在 FK560、地高辛等药物浓度的监测。

（吕小华　陈　科）

笔记

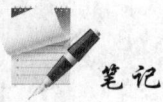

第二章　抗原抗体反应

第一部分　目的要求

1. **掌握**　抗原抗体反应的基本特点，前带、后带的概念，影响抗原抗体反应的因素。
2. **熟悉**　抗原抗体反应的定义，抗原抗体反应的相互作用力。
3. **了解**　抗原表位及抗体可变区、抗原抗体反应的空间互补关系，抗原抗体的亲和力与亲合力。

第二部分　学习指导

一、学习提要

（一）抗原抗体反应的物质基础

抗原、抗体是抗原抗体反应的主体，抗原的性状、抗原表位（决定簇）的种类和数目均可影响抗原抗体反应的结果。抗原表位是抗原分子中决定其特异性的化学基团，抗原通过表位与相应的抗原受体特异性结合，激活淋巴细胞从而引起免疫应答。抗体是抗原抗体反应中的关键因素，抗体的可变区氨基酸种类多，排列顺序和构形变化大，是特异性结合抗原的区域，其与抗原表位结合具有互补性、高度特异性。

（二）抗原抗体反应的特异性

抗原抗体反应是指抗原与相应抗体在体内或体外发生特异性结合反应。这种特异性结合取决于抗原表位（决定簇）和抗体超变区分子间的结构互补性与亲和性，并通过静电引力、范德华引力、氢键结合力和疏水作用力等非共价键结合在一起。抗原抗体反应的过程可分为抗原抗体特异性结合和抗原抗体复合物相互交联聚集两个阶段。

（三）抗原抗体反应的特点

抗原抗体反应具有特异性、可逆性、比例性和阶段性的反应特点。

特异性是指一种抗原只能与其刺激机体产生的相应抗体特异性结合，这种结合反应的专一性即抗原抗体反应的特异性，若两种不同的抗原分子表面具有相同或类似的抗原表位，则两者能与对方抗血清中的相应抗体结合，即发生交叉反应。

可逆性是指抗原抗体形成复合物后，在一定的条件下又可解离为游离的抗原和抗体的特性。其主要取决于相应抗原的亲合力以及环境因素。

比例性是指抗原抗体特异性结合形成复合物，出现可见反应时需要合适的抗原、抗体浓度和比例，即抗原抗体反应需遵循一定的量比关系。抗原抗体比例合适的范围称抗原抗体反应的等价带，抗体过量称前带，抗原过量称后带。

阶段性是指抗原抗体反应可分成两个阶段，即抗原和抗体特异性结合阶段以及反应阶段，前者反应快，后者反应时间长，易受外界环境的影响。

（四）抗原抗体反应的影响因素

抗原抗体反应的影响因素包括反应物自身因素和环境因素。

1. 自身因素：抗原因素，抗原理化性状、分子量、抗原表位的种类和数目等。

2. 抗体因素：抗体的来源、浓度和亲和性等。

3. 环境因素：电解质多用 0.85% NaCl 或缓冲液作为稀释液及反应液，酸碱度一般 pH6～8 之间为宜，温度一般为 15℃～40℃，常用的反应温度为 37℃。

二、本章重难点

（一）重点

1. 抗原抗体反应的基本原理

归纳总结：抗原抗体反应是指抗原与相应抗体在体内或体外发生特异性结合反应。这种结合基于抗原表位和抗体超变区分子间的结构互补性与亲和性，并通过静电引力、范德华引力、氢键结合力和疏水作用力等非共价键结合在一起。大多数情况下抗原抗体表面带有负电荷的蛋白质物质，两者结合时，表面电荷减少或消失，蛋白质由亲水胶体变成疏水胶体。此时再加入适量的电解质则可形成抗原抗体复合物。

2. 抗原抗体反应的影响因素

归纳总结：抗原抗体反应的影响因素包括反应物自身因素和环境因素。

（1）自身因素：抗原、抗体因素，包括分子结构、来源、浓度等。

（2）环境因素：多用 0.85% NaCl 或缓冲液作为稀释液及反应液，pH6～8 之间为宜，温度一般为 15℃～40℃，常用的反应温度为 37℃。

（二）难点

本章学习的难点为抗原抗体反应的特点。

学习思路：抗原抗体的反应特点是基于抗原与抗体两者自身，抗原表面的抗原表位（抗原决定簇）与抗体表面的超变区沟槽能够互补，因此决定了抗原抗体反应的特异性；抗原抗体的反应需要适当的比例，抗原过多过少都会形成带现象；抗原抗体空间结构互补结合后，在适当浓度下便能发生反应，形成可见的复合物，即阶段性；因为抗原抗体的本质是蛋白质，其通过非共价键结合，因此具有可逆性。

第三部分　强化训练（测试习题）

一、选择题

（一）A 型题

1. 在抗原抗体反应中，抗原的表位结合了抗体分子哪个区

  A. 可变区   B. 骨架区

  C. 恒变区   D. 超变区

  E. 互补决定区

2. 抗原抗体之间相互作用力最大的是

  A. 静电引力   B. 范德华力

  C. 氢键   D. 疏水作用力

E. 分子间结合力

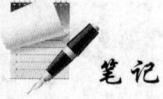

3. 下列关于抗原抗体的结合力，正确的是
   A. 静电力的大小与两个电荷间的距离不成比例关系
   B. 静电力的大小与两个电荷间的距离成正比关系
   C. 静电力的大小与两个电荷间的距离的平方成正比关系
   D. 范德华力大小与两个相互作用基团的极化程度的乘积成正比
   E. 氢键结合力弱于范德华力

4. 关于抗原抗体反应，下列错误的是
   A. 几乎所有的抗原抗体都为蛋白质
   B. 抗原抗体均带正电荷
   C. 蛋白质由亲水胶体转化为疏水胶体
   D. 抗原抗体反应条件一般为 pH6~8
   E. 加入适量的电解质能够中和胶体粒子表面的电荷

5. 抗原抗体反应基本特点不包括
   A. 特异性   B. 比例性
   C. 亲和性   D. 可逆性
   E. 阶段性

6. 抗原抗体反应的特异性是指
   A. 抗原与抗体结合的专一性   B. 抗原与抗体分子结构相似性
   C. 抗原与抗体浓度相似性   D. 抗原与抗体分子结合阶段性
   E. 抗原与抗体分子相互作用

7. 抗原抗体反应中，抗原过剩称
   A. 带现象   B. 前带
   C. 后带   D. 等价带
   E. 钩状效应

8. 抗原抗体反应中，抗原抗体最适宜的比例是
   A. 抗体略多于抗原   B. 抗原略多于抗体
   C. 抗原抗体比例合适   D. 抗原浓度远多于抗体
   E. 抗体浓度远多于抗原

9. 抗体分子与抗原分子表面表位之间的结合强度称为
   A. 亲和力   B. 亲合力
   C. 范德华力   D. 静电引力
   E. 结合力

10. 抗体分子与抗原分子表面数个相应抗原表位之间的结合强度指
    A. 结合力   B. 静电引力
    C. 亲合力   D. 范德华力
    E. 亲和力

11. 抗原的以下性质能够影响抗原抗体反应，除了
    A. 理化性质   B. 分子量

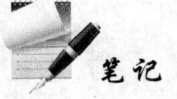

C. 抗原表位的种类　　　　　　D. 抗原表位的数目

E. 来源

12. 抗体的以下性质不影响抗原抗体反应
    A. 来源　　　　　　　　　　　B. 浓度
    C. 亲和性　　　　　　　　　　D. 抗原表位
    E. 分子量

13. 抗原抗体反应中，最常用的稀释液或反应液是
    A. 0.75% NaCl　　　　　　　　B. 0.85% NaCl
    C. 0.65% NaCl　　　　　　　　D. 0.95% NaCl
    E. 0.55% NaCl

14. 抗原抗体反应中，最常用的酸碱度是
    A. pH1～2　　　　　　　　　　B. pH3～4
    C. pH5～6　　　　　　　　　　D. pH6～8
    E. pH8～10

15. 抗原抗体反应中最常用的温度是
    A. 15℃～40℃　　　　　　　　B. 5℃～20℃
    C. 45℃～70℃　　　　　　　　D. 65℃～80℃
    E. 15℃～20℃

16. 最适宜的抗原抗体反应条件是
    A. 15℃～40℃、pH1～2、0.65% NaCl
    B. 15℃～20℃、pH3～4、0.85% NaCl
    C. 45℃～70℃、pH6～8、0.85% NaCl
    D. 15℃～40℃、pH6～8、0.85% NaCl
    E. 15℃～40℃、pH6～8、0.75% NaCl

17. 下列影响抗原抗体反应的自身因素是
    A. 抗原的理化性质　　　　　　B. 电解质
    C. 温度　　　　　　　　　　　D. 酸碱度
    E. 振荡

18. 下列影响抗原抗体反应的环境因素是
    A. 温度　　　　　　　　　　　B. 抗原分子量
    C. 抗体的来源　　　　　　　　D. 抗体浓度
    E. 抗原的生物学活性

19. 抗原抗体的反应基本类型不包括
    A. 凝集反应　　　　　　　　　B. 沉淀反应
    C. 补体参与的反应　　　　　　D. 中和反应
    E. 化学反应

20. 抗球蛋白试验属于以下哪类抗原抗体反应
    A. 中和反应　　　　　　　　　B. 沉淀反应
    C. 凝集反应　　　　　　　　　D. 补体参与的反应

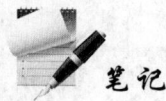

E. 免疫标记反应

21. 外－斐试验是利用了抗原抗体的

    A. 特异性反应   B. 交叉反应

    C. 可逆反应   D. 抗原过量反应

    E. 抗体过量反应

22. 等价带较宽的抗体是

    A. D 型   B. F 型

    C. H 型   D. M 型

    E. R 型

23. 为促进可见反应的形成，抗原抗体反应必须加入

    A. 电解质   B. 蛋白质

    C. 强酸   D. 强碱

    E. 增浊剂

24. 抗原抗体结合反应过程中出现肉眼可见的沉淀现象的主要原因是

    A. 从疏水胶体变为亲水胶体

    B. 从亲水胶体变为疏水胶体

    C. 抗原抗体反应导致蛋白质变性所致

    D. 抗原抗体结合作用和盐析作用所致

    E. 蛋白质盐析作用所致

25. 有关抗原抗体交叉反应的描述，正确的是

    A. 为非特异性抗原抗体反应

    B. 抗体亲和性增加

    C. 由于不同抗原分子上存在共同抗原表位所致

    D. 抗体氨基酸种类发生变化

    E. 对免疫学诊断结果判断没影响

（二）B 型题

（1～3 题备选答案）抗原抗体结合力是抗原与抗体之间的非共价键结合，受不同引力影响

A. 静电力   B. 范德华引力

C. 氢键   D. 疏水作用力

E. 亲和力

1. 引力大小和两个相互作用基团的极化程度的乘积成正比

2. 引力大小与两个电荷距离的平方成反比

3. 在以上作用力中是最强的

（4～6 题备选答案）抗原与抗体结合形成复合物、出现可见反应时二者间的定量比关系

A. 前带   B. 后带

C. 等价带   D. 前带或后带

E. 前带和后带

4. 抗原抗体比例合适时称

5. 抗原过剩时称

6. 抗体过剩时称

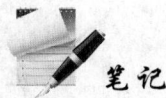

（7～8题备选答案）抗体分子与抗原分子表面的结合力

A. 亲和力　　　　　　　　　　　　B. 亲合力

C. 范德华力　　　　　　　　　　　D. 静电引力

E. 结合力

7. 抗体分子与抗原分子表面一个相应抗原表位之间的结合强度，称为

8. 抗体分子的抗原结合部位与抗原分子表面数个相应抗原表位之间结合强度，称为

（9～12题备选答案）抗原抗体反应具有各种特性

A. 比例性　　　　　　　　　　　　B. 特异性

C. 亲和性　　　　　　　　　　　　D. 可逆性

E. 阶段性

9. 抗原与抗体结合的专一性是指抗原抗体反应的

10. 抗原与抗体结合需要合适的浓度是指抗原抗体反应的

11. 抗原抗体反应分成两个阶段是指抗原抗体反应的

12. 抗原与抗体结合后在一定条件下又可解离成游离的物质是指抗原抗体反应的

（三）X 型题

1. 抗原抗体反应的物质基础包括一个完整的

　　A. 抗原表位　　　　　　　　　　B. 电解质

　　C. 抗体可变区　　　　　　　　　D. 温度

　　E. 浓度

2. 抗原抗体的结合力包括

　　A. 静电力　　　　　　　　　　　B. 范德华引力

　　C. 氢键　　　　　　　　　　　　D. 疏水作用力

　　E. 亲和力

3. 下列关于抗原抗体的结合力正确的是

　　A. 静电力的大小是所有结合力中最强的

　　B. 静电力的大小与两个电荷间的距离的平方成反比关系

　　C. 静电力的大小与两个电荷间的距离成正比关系

　　D. 范德华力大小与两个相互作用基团的极化程度的乘积成正比

　　E. 氢键结合力强于范德华力

4. 抗原抗体反应的基本反应特点

　　A. 比例性　　　　　　　　　　　B. 特异性

　　C. 亲和性　　　　　　　　　　　D. 可逆性

　　E. 阶段性

5. 抗原抗体反应的环境因素

　　A. 温度　　　　　　　　　　　　B. 电解质

　　C. 抗体可变区　　　　　　　　　D. 抗原表位

　　E. 酸碱度

6. 能够影响抗原抗体反应的因素有

　　A. 抗原、抗体的结合力　　　　　B. 抗原、抗体自身的理化性质

　　C. 抗原、抗体的浓度　　　　　　D. 抗原、抗体的生物活性

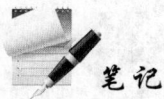

E. 抗原、抗体反应的外界环境条件

7. 抗原抗体反应的基本类型包括

A. 凝集反应　　　　　　　　　　B. 沉淀反应

C. 补体参与的反应　　　　　　　D. 中和反应

E. 免疫标记反应

8. 抗原抗体反应的基本原理包括

A. 抗原与抗体空间互补关系　　　B. 抗原与抗体相互作用力

C. 抗原与抗体合适的浓度　　　　D. 抗原与抗体合适的温度

E. 亲水胶体转化成为疏水胶体

9. 抗原抗体复合物解离取决于

A. 抗体对抗相应抗原的亲合力　　B. 环境因素对复合物的影响

C. 抗体的大小　　　　　　　　　D. 抗原的大小

E. 抗原抗体的功能

10. 以下说法正确的是

A. 外 – 斐试验的原理是交叉反应

B. 抗原抗体的反应分成两个阶段即结合阶段和反应阶段

C. 抗原抗体反应时形成明显的沉淀需要二者合适的比例

D. 抗原抗体的影响因素与环境条件无关

E. 抗原抗体结合力中疏水作用力最强

二、判断题（对：用 T 表示，错：用 F 表示）

1. 抗体的可变区能够与相应抗原特异性结合。

2. 静电引力的大小与两个电荷间距离的平方成正比。

3. 范德华引力的能量大于静电引力。

4. 抗原抗体相互作用力中疏水作用力最强。

5. 抗原抗体特异性结合阶段反应速度慢，不能为肉眼所见。

6. H 型血清比 R 型血清具有宽的等价带，可形成可溶性免疫复合物。

7. 特异性高和亲和力强的抗体与相应抗原发生结合时，结果出现得迅速、准确。

8. 亲和力 K 值越小，亲和力越高，抗体和抗原结合越牢固。

9. 抗原抗体复合物形成速度与反应物浓度成反比。

10. 参与抗原抗体反应的电解质过高时，蛋白质发生非特异性沉淀而出现盐析现象。

三、填空题

1. 影响抗原抗体反应的物质基础包括＿＿＿＿、＿＿＿＿。

2. 决定抗原特异性的是抗原分子的＿＿＿＿，又称＿＿＿＿。

3. 抗原抗体的结合力有＿＿＿＿、＿＿＿＿、＿＿＿＿、＿＿＿＿。

4. 抗原与抗体结合时，表面电荷减少，水化层变薄，蛋白质由＿＿＿＿转化为＿＿＿＿。

5. 抗原抗体反应的特点包括＿＿＿＿、＿＿＿＿、＿＿＿＿、＿＿＿＿。

6. 根据形成的沉淀物和抗原抗体的比例关系绘制的曲线分成＿＿＿＿、＿＿＿＿及＿＿＿＿三个区带。

7. 沉淀反应中，抗体过量时称＿＿＿＿，抗原过量时称＿＿＿＿。

8. 影响抗原抗体反应的因素包括＿＿＿＿和＿＿＿＿。

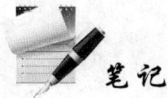

9. 影响抗原抗体反应的环境因素包括_____、_____以及_____。

10. 抗原的_____、_____、_____的种类及数目均可影响抗原抗体反应结果。

四、名词解释

1. antigen – antibody reaction

2. antigen epitope

3. electrostatic forces

4. affinity

5. avidity

6. specificity

7. cross reaction

8. proportionality

9. reversibility

五、简答题

1. 抗原抗体的结合力包括哪些?

2. 抗原抗体反应的基本特点有哪些?

六、问答题

叙述影响抗原抗体反应的各种因素。

第四部分　强化训练参考答案

一、选择题

（一）A 型题

1. A　2. D　3. D　4. B　5. C　6. A　7. C　8. C　9. A　10. C　11. E　12. D　13. B　14. D

15. A　16. D　17. A　18. A　19. E　20. C　21. B　22. E　23. A　24. B　25. C

（二）B 型题

1. B　2. A　3. D　4. C　5. B　6. A　7. A　8. B　9. B　10. A　11. E　12. D

（三）X 型题

1. AC　2. ABCD　3. BDE　4. ABDE　5. ABE　6. ABCDE　7. ABCDE　8. ABE　9. AB

10. ABCE

二、判断题

1. T　2. F　3. F　4. T　5. F　6. F　7. T　8. F　9. F　10. T

三、填空题

1. 抗原表位，抗体可变区。

2. 抗原表位，抗原决定簇。

3. 静电引力，范德华引力，氢键，疏水作用力。

4. 亲水胶体，疏水胶体。

5. 特异性，可逆性，比例性，阶段性。

6. 前带，等价带，后带。

7. 前带，后带。

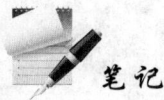

8. 反应物自身因素，反应的环境因素。

9. 电解质，酸碱度，温度。

10. 理化性质，分子量，抗原表位。

四、名词解释

1. 抗原抗体反应是指抗原与相应抗体在体内或体外发生的特异性结合反应。

2. 抗原表位又称为抗原决定簇，是指抗原分子中决定其特异性的化学基团。

3. 静电引力又称库仑力，是指抗原与抗体分子带有相反的氨基基团之间相互吸引的作用力。

4. 亲和力是指抗体分子单一抗原结合部位与抗原分子表面一个相应抗原表位之间的结合强度。

5. 亲合力是指一个完整的抗体分子的抗原结合部位与抗原分子表面数个相应抗原表位之间的结合强度。

6. 特异性是指一种抗原通常只能与其刺激机体产生的相应抗体结合，即抗原与抗体结合反应的专一特性。

7. 交叉反应是指若两种不同的抗原的部分抗原表位相同或类似，则可与彼此相应的多克隆抗体发生的反应。

8. 比例性是指抗原与抗体特异性结合，形成复合物出现可见反应时二者间的定量比关系。

9. 可逆性是指抗原与相应抗体结合成复合物后，在一定条件下又可解离成游离的抗原与抗体的特性。

五、简答题

1. 抗原抗体的结合力包括四种引力：静电引力（是指抗原与抗体分子带有相反的氨基基团之间相互吸引的作用力）、范德华引力（是原子与原子、分子与分子相互接近时分子极化作用发生的一种吸力）、氢键引力（是供氢体上的氢原子与受氢体上的原子间的作用力）、疏水作用力（是水溶液中抗原抗体分子的两个疏水基团相互接触，由于对水分子的排斥而趋向聚集所产生的力，此结合力最强）。

2. 抗原抗体反应的特点包括：特异性（是指一种抗原通常只能与其刺激机体产生的相应抗体结合，即抗原与抗体结合反应的专一特性）、比例性（是抗原与抗体特异性结合形成复合物，出现可见反应时二者间的定量比关系）、可逆性（是抗原与相应抗体结合成复合物后，在一定条件下又可解离成游离的抗原与抗体的特性）和阶段性（抗原抗体反应分成两个阶段，第一阶段是抗原与抗体特异性结合阶段，第二阶段是反应阶段）。此外，适当的振荡或搅拌也能够促进抗原抗体的接触，加速反应。

六、问答题

能影响抗原抗体反应的因素有两方面。

（1）反应物自身因素，包括①抗原因素，抗原的理化性质、分子量、抗原表位的种类及数目均可影响抗原抗体反应结果；②抗体因素，抗体的来源、浓度和亲和性等均会影响抗原抗体反应。

（2）反应的环境因素，包括①电解质，常用 0.85% NaCl 或缓冲液作为抗原及抗体的稀释液及反应液，以提供适当浓度的电解质；②酸碱度，抗原抗体反应一般 pH6 ~ 8 为宜；③温度，一般为 15℃ ~40℃，最常用为 37℃。此外，适当的振荡或者搅拌也能够促进抗原抗体反应的发生。

（秦　雪）

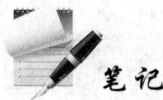

第三章 抗原制备技术

第一部分 目的要求

1. **掌握** 天然抗原制备的常用方法、佐剂的作用机制及制备。
2. **熟悉** 重组蛋白质抗原、合成肽抗原的制备方法。
3. **了解** 常用的细胞破碎方法及其特点，福氏不完全佐剂的制备方法。

第二部分 学习指导

一、学习提要

（一）天然抗原的制备

自然条件下，绝大多数抗原都是以混合物的形式存在，因此，必须从复杂的混合物中提取出某种单一成分以获得纯化的抗原。

1. 颗粒性抗原的制备

天然的颗粒性抗原包括人和各种动物的细胞抗原以及各种细菌抗原和寄生虫虫体抗原等，制备方法相对比较简单。例如要制备菌体抗原，可将增菌后的菌液置 100℃ 水浴 1~2 小时处理；若制备绵羊红细胞抗原，则将抗凝绵羊全血用无菌生理盐水洗涤细胞即可。

2. 可溶性抗原的制备

制备可溶性抗原时，首先需将组织和细胞破碎。对于新鲜或低温保存的组织，可先用匀浆机制备组织匀浆，组织匀浆经 2000~3000r/min 离心后上清液含所需的目的抗原。将上清液再经高速离心，去除微小的细胞碎片及组织后即可作为提取可溶性抗原的原料。对于细胞抗原的制备首先也需将细胞破碎以获得细胞匀浆。常用的细胞破碎方法包括：①超声破碎法；②反复冻融法；③酶处理法；④表面活性剂处理法。

上述获得的组织细胞粗提液中除了含有目标抗原外，还含有其他蛋白质、多糖、脂类和核酸等成分，需进一步提取和纯化。常用的提纯方法包括：①超速离心法：超速离心法分为差速离心法和密度梯度离心法。此法适用于少数大分子抗原（IgM、C1q、甲状腺球蛋白等）以及某些比重较轻的抗原（载脂蛋白 A、B 等）的分离；②选择性沉淀法：利用各种蛋白质理化特性的差异，采用不同的沉淀剂或改变某些条件，促使某一蛋白质抗原成分沉淀，从而达到纯化的目的。选择性沉淀法又分为盐析法、聚合物沉淀法、有机溶剂沉淀法、核酸沉淀剂法。其中最常用的方法是盐析沉淀法，而盐析法最常用的盐溶液是 33%~50% 饱和度的硫酸铵。盐析法简单方便，可用于蛋白质抗原的粗提、γ-球蛋白的提取、蛋白质的浓缩等；③凝胶过滤法：也叫分子筛层析，通过凝胶的分子筛作用，样品中的蛋白质分子由大到小依次分离，通过分段收集，达到纯化目的；④离子交换层析法：由于各种蛋白质等电点不同，所带电荷量不同，故与

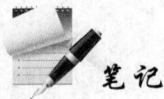

纤维素或凝胶结合的能力也有差别，从而洗脱时得以分离；⑤亲和层析法：是利用生物分子间所具有的专一性亲和力而设计的层析技术，例如抗原和抗体、酶和酶抑制剂、DNA 和 RNA、激素和受体等之间有特殊的亲和力，在一定条件下，将对应的两个分子中的一方偶联于不溶性支持物上，就可从溶液中专一性地分离和提纯另一方。

3. 纯化抗原的鉴定

纯化抗原的鉴定主要包括含量鉴定、分子量鉴定、纯度鉴定和免疫活性鉴定等。其鉴定方法较多，实际应用时可根据实验目的和条件选用几种方法联合进行鉴定。

（二）重组蛋白质抗原的制备

将蛋白质抗原在合适的外源表达系统中大量表达，再通过一定的纯化处理就可以相对容易地大量获得高纯度的重组蛋白质抗原。

天然蛋白质抗原的一级结构，即其氨基酸序列的确定是制备重组蛋白质抗原的第一步。

在明确了蛋白质抗原的氨基酸序列后，利用基因克隆技术将目的蛋白质抗原的编码序列连接到合适的表达质粒上构建重组质粒，再将该重组质粒导入对应的表达宿主中，在合适的生长环境或诱导剂存在的条件下，即可实现蛋白质抗原的高效重组表达，最后选用合适的蛋白质纯化技术得到大量重组蛋白质抗原。

（三）合成肽抗原的制备

基于共同表位和交叉反应原则，合成肽抗原可以代替天然蛋白质作为免疫原用于制备针对相应天然蛋白质抗原的特异性抗体。由于合成肽抗原的序列较短、免疫原性不强，一般情况下合成肽抗原在免疫动物制备抗体时需要与载体蛋白如钥孔血蓝蛋白（keyhole limpet hemocyanin，KLH）偶联形成复合抗原，或者采用由不同序列的合成肽抗原混合组成复合抗原肽，从而有效刺激机体应答。固相多肽合成技术是目前合成肽抗原的常用方法。该方法按照从羧基端向氨基端的方向在固相载体表面依次加入氨基酸残基，每延长一个氨基酸残基需经过去保护、激活和交联反应步骤，往返循环直到合成完成，最后合成的多肽链从固相表面洗脱下来再经脱保护处理和一定的纯化处理后即可得到目的肽抗原，其纯度可进一步通过高效液相色谱分析或质谱分析方法进行鉴定。

（四）佐剂的制备

佐剂（adjuvant）是指预先或与抗原一起注射于机体，能够增强机体免疫应答或改变免疫应答类型的物质。颗粒性抗原因具有较强的免疫原性，一般情况下不使用佐剂即可取得较好的免疫效果。可溶性抗原、人工抗原初次免疫时必须使用佐剂才能取得较好的免疫效果。

1. 佐剂的种类

佐剂通常按有无免疫原性分为两类：一类是具有免疫原性的佐剂，包括细胞因子（IL-1、IL-2 等）、微生物（百日咳杆菌、卡介苗等）及其产物（细菌脂多糖等）；另一类是本身无免疫原性的佐剂，如液体石蜡、羊毛脂、氢氧化铝、明矾、表面活性剂以及人工合成的多聚肌苷酸：胞苷酸、脂质体等。

2. 佐剂的作用机制

佐剂的作用机制主要为：①改变抗原的物理性状，延缓抗原降解和排除，从而延长抗原在体内滞留时间，避免频繁注射从而更有效地刺激免疫系统，有利于高亲和力抗体的产生；②刺激单核-吞噬细胞系统，增强其处理和提呈抗原的能力；③刺激淋巴细胞增殖和分化，可提高机体初次和再次免疫应答的抗体滴度；④改变抗体的产生类型及产生迟发型变态反应。

3. 福氏佐剂的制备

目前最常用于免疫动物的佐剂是福氏佐剂，是由液体石蜡、羊毛脂和卡介苗混合而成。福氏佐剂分为两种：①福氏不完全佐剂：由液体石蜡与羊毛脂按（1~5）：1 比例混合而成；②福氏完全佐剂：由福氏不完全佐剂加卡介苗组成。免疫动物时，通常将福氏佐剂与抗原按 1:1 体积比混匀，制成"油包水"乳化液。佐剂与抗原混合乳化的方法有研磨法和搅拌混合法两种。

二、本章重难点

（一）重点

1. 可溶性抗原的制备方法

归纳总结：制备可溶性抗原时，首先需将组织和细胞破碎。对于组织，采用匀浆机制备组织匀浆，经多次离心后上清液即可作为提取可溶性抗原的原料。对于细胞选用超声破碎法、反复冻融法、酶处理法、表面活性剂处理法等将细胞破碎以获得细胞匀浆。

上述获得的组织细胞粗提液中除了含有目标抗原外，还含有其他蛋白质、多糖、脂类和核酸等成分，需选用超速离心法、选择性沉淀法、凝胶过滤法、离子交换层析法、亲和层析法等进行进一步提取和纯化。

2. 佐剂的作用机制

归纳总结：佐剂的作用机制主要为通过改变抗原在体内的滞留时间，增强单核 - 吞噬细胞处理和提呈抗原的能力，刺激淋巴细胞增殖和分化，从而更有效地提高机体初次和再次免疫应答抗体的产生；佐剂并能改变抗体的产生类型及产生迟发型变态反应。

（二）难点

1. 可溶性抗原制备中的常用提纯方法

2. 重组蛋白质抗原的制备

3. 合成肽抗原的制备

学习思路：组织细胞粗提液中除了含有目标抗原外，还含有其他蛋白质、多糖、脂类和核酸等成分，需进一步提取和纯化。提纯方法很多，要求根据需提取的目的抗原的理化性质和最终用途，结合各种提纯方法的原理和特点来进行分析和选择。

第三部分　强化训练（测试习题）

一、选择题

（一）**A 型题**

1. 下列属于可溶性抗原的是

    A. IgG   B. 菌毛

    C. 鞭毛   D. 荚膜

    E. SRBC

2. 下列属于颗粒性抗原的是

    A. 清蛋白   B. 球蛋白

    C. 脂多糖   D. DNA

    E. 血小板

3. 细菌 O 抗原的制备方法为

    A. 经 0.5% 甲醛处理 30 分钟   B. 100℃处理 2 小时

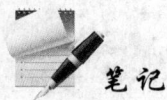

C. 56℃过夜   D. 95%乙醇处理 60 分钟

E. 抗生素杀菌处理

4. 细菌鞭毛抗原的制备方法为

A. 经 0.5%甲醛处理 30 分钟   B. 100℃处理 2 小时

C. 56℃过夜   D. 95%乙醇处理 60 分钟

E. 抗生素杀菌处理

5. 制备组织细胞抗原时，所用的组织必须

A. 新鲜或低温保存   B. 121℃15 分钟灭菌

C. 甲醛固定 5 分钟   D. 应用蒸馏水灌注以清洗血液及有形成分

E. 25℃保存

6. 分离亚细胞成分或大分子蛋白质最常用的方法为

A. 超速离心法   B. 低速离心法

C. 高速离心法   D. 选择性沉淀法

E. 凝胶过滤法

7. 粗提 γ – 球蛋白最简便的方法是

A. 盐析法   B. 凝胶过滤法

C. 离子交换层析法   D. 亲和层析法

E. 超速离心法

8. 根据抗原分子量进行分离纯化的方法是

A. 盐析法   B. 凝胶过滤法

C. 离子交换层析法   D. 亲和层析法

E. 超速离心法

9. 根据抗原分子电荷不同进行分离纯化的方法是

A. 盐析法   B. 凝胶过滤法

C. 离子交换层析法   D. 亲和层析法

E. 超速离心法

10. 根据生物分子间所具有的专一性亲和力而设计的蛋白质抗原纯化方法是

A. 盐析法   B. 凝胶过滤法

C. 离子交换层析法   D. 亲和层析法

E. 超速离心法

11. 需经福氏完全佐剂乳化后进行免疫接种的抗原为

A. O 抗原   B. H 抗原

C. 菌毛抗原   D. SRBC

E. 人血清

12. 与不完全福氏佐剂相比，完全福氏佐剂含有

A. BSA   B. BCG

C. PEG   D. TPA

E. OA

13. 制备人血清蛋白与福氏完全佐剂的乳化抗原时，两者比例最好为

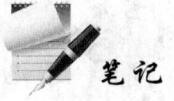

A. 1∶1   B. 2∶1

C. 3∶1   D. 4∶1

E. 0.5∶1

14. 具有免疫原性的佐剂为

  A. 脂多糖   B. 氢氧化铝

  C. 石蜡油   D. 羊毛脂

  E. 多聚核苷酸

15. 免疫接种后易引起局部持久溃疡和形成肉芽肿的佐剂为

  A. 细胞因子佐剂   B. 福氏不完全佐剂

  C. 福氏完全佐剂   D. 内毒素

  E. 多聚核苷酸

16. 可有效激发机体抗肿瘤效应的佐剂为

  A. 福氏佐剂   B. 胞壁肽

  C. 细胞因子   D. 羊毛脂

  E. 多聚核苷酸

17. 提取高纯度特异性 IgG 的方法为

  A. 亲和层析   B. 离子交换层析

  C. 凝胶过滤   D. 超速离心法

  E. 血清区带电泳

（二）B 型题

（1~4 题备选答案）提取以下抗原成分时最适合采用哪种方法

A. 超速离心法   B. 盐析法

C. 聚乙二醇沉淀法   D. 核酸沉淀法

1. 免疫复合物

2. 核酸

3. γ - 球蛋白

4. 载脂蛋白 A

（三）X 型题

1. 可用于破碎细胞制备可溶性抗原的方法有

  A. 超声破碎法   B. 冻融法

  C. 超速离心法   D. 酶处理法

  E. 表面活性剂处理法

2. 提纯蛋白质抗原的选择性沉淀法包括

  A. 盐析法   B. 聚合物沉淀法

  C. 有机溶剂沉淀法   D. 核酸沉淀法

  E. 醋酸沉淀法

3. 提纯可溶性蛋白质抗原的技术有

  A. 选择性沉淀   B. 超速离心

  C. 凝胶层析   D. 离子交换层析

  E. 亲和层析

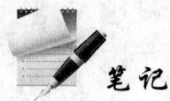

4. 纯化抗原的鉴定包括

    A. 含量鉴定　　　　　　　　　B. 理化性质鉴定

    C. 纯度鉴定　　　　　　　　　D. 免疫活性鉴定

    E. 效价鉴定

5. 从组织细胞中提取某可溶性抗原，一般需经过下列哪些步骤

    A. 破碎细胞　　　　　　　　　B. 选择性沉淀

    C. 亲和层析　　　　　　　　　D. 与载体偶联

    E. 纯度鉴定

二、判断题（对：用 T 表示，错：用 F 表示）

1. 卡介苗为非免疫原性佐剂。

2. 外源基因真核表达系统的最大特点是具有蛋白质翻译后的加工修饰系统。

3. 蛋白质分子量越大，被沉淀所需的聚乙二醇浓度越高。

4. 颗粒性抗原一般不用佐剂即可取得较好的免疫效果。

5. 合成肽抗原可以代替天然蛋白质作为免疫原用于制备相应的特异性抗体。

三、填空题

1. 抗原具有＿＿＿＿和＿＿＿＿两种免疫性能。

2. 抗原表位按被 T、B 细胞识别不同分为＿＿＿＿和＿＿＿＿；按结构不同分为＿＿＿＿和＿＿＿＿。

3. 按诱导免疫应答的特点可将抗原分为＿＿＿＿、＿＿＿＿和＿＿＿＿。

4. 按抗原的免疫原性可将抗原分为＿＿＿＿和＿＿＿＿。

5. 福氏佐剂由＿＿＿＿、＿＿＿＿、＿＿＿＿混合而成。

6. 盐析法最常用的盐溶液是33% ~50% 饱和度的＿＿＿＿。

7. 佐剂与抗原混合乳化的方法有＿＿＿＿和＿＿＿＿。

8. ＿＿＿＿是目前合成肽抗原的常用方法。

四、名词解释

1. antigen or immunogen

2. immunogenicity

3. immunoreactivity

4. epitope or antigenic determinant

5. adjuvant

6. Freund adjuvant

五、简答题

1. 常用的破碎细胞方法有哪些？

2. 制备可溶性蛋白质抗原时可选用的选择性沉淀法有哪些？

3. 纯化抗原的鉴定主要包括哪些内容？

4. 佐剂增强免疫应答的机制是什么？

5. 简述制备重组蛋白质抗原的一般流程。

六、问答题

试述天然可溶性抗原的一般制备流程。

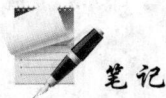

第四部分 强化训练参考答案

一、选择题

（一）A 型题

1. A 2. E 3. B 4. A 5. A 6. A 7. A 8. B 9. C 10. D 11. E 12. B 13. A 14. A 15. C 16. C 17. A

（二）B 型题

1. C 2. D 3. B 4. A

（三）X 型题

1. ABDE 2. ABCD 3. ABCDE 4. ABCD 5. ABCE

二、判断题

1. F 2. T 3. F 4. T 5. T

三、填空题

1. 免疫原性，免疫反应性。

2. T 细胞表位（T 细胞决定簇），B 细胞表位（B 细胞决定簇），线性表位（连续表位），构象表位（不连续表位）。

3. 胸腺依赖抗原（TD－Ag），胸腺非依赖抗原（TI－Ag），超级抗原（SAg）。

4. 完全抗原，不完全（半）抗原。

5. 石蜡油，羊毛脂，卡介苗。

6. 硫酸铵。

7. 研磨法，搅拌混合法。

8. 固相多肽合成技术。

四、名词解释

1. 抗原：能刺激机体免疫系统发生免疫应答，并产生抗体和（或）致敏淋巴细胞，并能与相应抗体和（或）致敏淋巴细胞特异性结合的物质。

2. 免疫原性：抗原刺激机体发生免疫应答的能力。

3. 免疫反应性：抗原与抗体或效应 T 细胞发生特异性结合的能力。

4. 表位（抗原决定簇）：抗原分子中能被抗体、BCR 及 TCR 识别的部位。

5. 免疫佐剂：那些与抗原一起或先于抗原注入机体后可增强机体对该抗原的免疫应答能力或改变免疫应答类型的物质。

6. 福氏佐剂：分为福氏不完全佐剂和福氏完全佐剂，福氏不完全佐剂是羊毛脂与液体石蜡油的混合物，福氏完全佐剂由福氏不完全佐剂加卡介苗组成。福氏佐剂是免疫动物时最常用的佐剂。

五、简答题

1. 常用的破碎细胞方法有：①超声破碎法；②反复冻融法；③酶处理法；④表面活性剂处理法。

2. 常用的选择性沉淀法有：①盐析法；②聚合物沉淀法；③有机溶剂沉淀法；④核酸沉淀剂法。

3. 纯化抗原的鉴定主要包括含量鉴定、分子量鉴定、纯度鉴定和免疫活性鉴定等。

4. 佐剂增强免疫应答的机制有：①改变抗原物理性状，延缓抗原降解和排除，从而延长抗原在体内滞留时间，避免频繁注射从而更有效地刺激免疫系统，有利于高亲和力抗体的产生；②刺激单核-吞噬细胞系统，增强其处理和提呈抗原的能力；③刺激淋巴细胞增殖和分化，可提高机体初次和再次免疫应答的滴度；④改变抗体产生的类型以及产生迟发型变态反应。

5. 将蛋白质抗原在合适的外源表达系统中大量表达，再通过一定的纯化处理就可以相对容易地大量获得高纯度的重组蛋白质抗原。天然蛋白质抗原的一级结构，即其氨基酸序列的确定是制备重组蛋白质抗原的第一步。在明确了蛋白质抗原的氨基酸序列后，利用基因克隆技术将目的蛋白质抗原的编码序列连接到合适的表达质粒上构建重组质粒，再将该重组质粒导入对应的表达宿主中，在合适的生长环境或诱导剂存在的条件下，即可实现蛋白质抗原的高效重组表达，最后选用合适的蛋白质纯化技术得到大量重组蛋白质抗原。

六、问答题

制备可溶性抗原时，首先需将组织和细胞破碎。对于新鲜或低温保存的组织，采用匀浆机制备组织匀浆，组织匀浆经 $2000\sim3000r/min$ 离心后上清液含所需的目的蛋白。将上清液再经高速离心，去除微小的细胞碎片及组织后即可作为提取可溶性抗原的原料。对于细胞抗原的制备首先也需用超声破碎法、反复冻融法、酶处理法、表面活性剂处理法等将细胞破碎以获得细胞匀浆。

上述获得的组织细胞粗提液中除了含有目标抗原外，还含有其他蛋白质、多糖、脂类和核酸等成分，需进一步提取和纯化。常用的提纯方法包括以下五种。

①超速离心法：超速离心法分为差速离心法和密度梯度离心法。此法适用于少数大分子抗原（IgM、C1q、甲状腺球蛋白等）以及某些比重较轻的抗原（载脂蛋白 A、B 等）的分离。

②选择性沉淀法：利用各种蛋白质理化特性的差异，采用不同的沉淀剂或改变某些条件，促使某一蛋白质抗原成分沉淀，从而达到纯化的目的。选择性沉淀法又分为盐析法、聚合物沉淀法、有机溶剂沉淀法、核酸沉淀剂法。

③凝胶过滤法：也叫分子筛层析，通过凝胶的分子筛作用，样品中的蛋白质分子由大到小依次分离，通过分段收集，达到纯化目的。

④离子交换层析法：由于各种蛋白质等电点不同，所带电荷量不同，故与纤维素或凝胶结合的能力也有差别，从而洗脱时得以分离。

⑤亲和层析法：是利用生物分子间所具有的专一性亲和力而设计的层析技术，例如抗原和抗体、酶和酶抑制剂、DNA 和 RNA、激素和受体等之间有特殊的亲和力，在一定条件下，将对应的两个分子中的一方偶联于不溶性支持物上，就可从溶液中专一性地分离和提纯另一方。

（杜晶春）

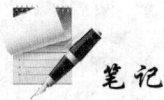

第四章 抗体制备技术

第一部分 目的要求

1. **掌握** 多克隆抗体和单克隆抗体制备的原理、基本流程及各自特点；掌握 HAT 培养基的选择原理和杂交瘤细胞克隆化的方法。
2. **熟悉** 多克隆抗体和单克隆抗体的纯化、鉴定和保存的常用方法。
3. **了解** 基因工程抗体的种类及制备技术，了解核酸适配体的基本概念。

第二部分 学习指导

一、学习提要

抗体作为免疫学技术中的重要原料，其质量好坏直接关系到技术的应用及效果。目前使用的特异性抗体主要有三种类型，多克隆抗体（polyclonal antibody，PcAb）、单克隆抗体（monoclone antibody，McAb）和基因工程抗体（genetic engineering antibody）。

（一）多克隆抗体的制备

多克隆抗体主要通过以特异性抗原免疫动物，经过一定时间后，采集动物血液，再分离含有抗体的血清并加以提纯的方法获得，也可以通过采集恢复期感染患者或免疫接种人群的血清而获得。

1. 制备原理

抗体主要由活化的 B 淋巴细胞即浆细胞合成。每个 B 细胞表面均表达一种特异性的抗原识别受体（B cell receptor，BCR），当抗原初次进入动物机体后，抗原分子上不同的表位（epitope）可选择性地激活带有相应 BCR 的 B 细胞克隆，其中，一部分 B 细胞直接转化为产生不同类型抗体的浆细胞，另一部分 B 细胞经历抗体亲和力成熟及类别转换后，最终分化为记忆 B 细胞。当同一抗原再次进入机体后，由记忆 B 细胞迅速启动次级应答，产生高亲和力的 IgG 型抗体。因此，将抗原按一定的程序免疫动物后，所获得的抗体实际上是不同的 B 细胞克隆被激活后产生的针对同一抗原多个表位的混合抗体，故称为多克隆抗体。由于这些多克隆抗体存在于免疫动物血清中，故又称为免疫血清（immunoserum）或抗血清（antiserum）。

2. 技术要点

免疫动物选择：用于多克隆抗体制备的动物主要有哺乳类和禽类。常用的有家兔、绵羊、大/小鼠、鸡等。选择动物时应考虑如下因素。①抗原与免疫动物的种属关系：抗原的来源与免疫动物种属关系差异越远，免疫原性越强，免疫效果也越好；②动物的个体状况：应选择适龄、健康、体重合适的动物；③抗原的性质：不同性质的抗原，适用的免疫动物也有所不同，如酶类宜选用豚鼠、甾体激素宜选用家兔作为免疫动物；④多克隆抗体的用途：多克隆抗体可

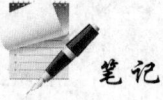

分为 R 型和 H 型。R 型是以家兔为代表的动物免疫后产生的抗体，具有较宽的抗原抗体反应等价带，适用于作为诊断试剂；H 型是以马为代表的动物免疫后产生的抗体，抗原抗体反应等价带较窄，一般用于免疫治疗。

免疫方法：应根据抗原的性质综合考虑以下因素。①抗原的剂量：剂量过低或过高都有可能引起免疫耐受。在一定的范围内，抗体的效价随抗原注射剂量和免疫次数的增加而增高；②免疫途径：其选择取决于抗原特性和免疫动物的种类，主要途径有皮内、皮下、肌肉、静脉、腹腔、淋巴结等；③免疫间隔时间：初次免疫后，应间隔 2 周再进行第二次免疫，两次以后每次免疫的间隔一般为 7~10 天，整个免疫过程一般接种 5~8 次。

动物采血方式：动物免疫 3~5 次后，应采血测试抗血清的效价。效价合格后，应在末次免疫后一周内及时采血。常用的动物采血方法有以下几种。①动脉采血法；②静脉采血法；③心脏采血法。

抗体纯化：制备的免疫血清中混有杂抗体时，为了得到特异性抗体，可采用亲和层析法和吸附法除去无关的抗体。免疫血清经特异性纯化后，还须采用盐析法、凝胶过滤法、离子交换层析法、亲和层析法提纯 IgG 类抗体。

多克隆抗体的特点：质地不均一，特异性不高，易引起交叉反应，同一批次或不同批次制备的抗体，其特异性和亲和力都有一定差异，且来源有限；但其制备方法相对简单，周期较短，能与抗原多个表位结合，故亲合力高。

(二) 单克隆抗体的制备

单克隆抗体是采用杂交瘤技术，将抗原致敏的 B 淋巴细胞和骨髓瘤细胞融合而成杂交瘤细胞，经克隆化培养、增殖，形成单个 B 细胞克隆后所获得的只识别单一抗原表位、理化性状高度均一、具有高度特异性的同源抗体。

1. 制备原理

杂交瘤技术是在细胞融合技术的基础上，将能够产生抗体，但在体外不能进行无限繁殖的 B 淋巴细胞与能在体外进行无限繁殖，但不能产生抗体的骨髓瘤细胞融合成杂交瘤细胞。这种杂交瘤细胞具有两种亲本细胞的特性：既能够分泌特异性的抗体，又能够在体外长期繁殖。杂交瘤细胞经过筛选、克隆化培养后成为单个细胞克隆，分泌的抗体即为针对抗原分子上单一表位的单克隆抗体。

2. 技术要点

亲本细胞选择：包括致敏 B 细胞和骨髓瘤细胞。致敏 B 细胞通常来源于免疫 BALB/c 小鼠的脾细胞。骨髓瘤细胞应该具备以下特点。①细胞株稳定，易于传代培养；②本身不分泌免疫球蛋白或细胞因子；③属次黄嘌呤鸟嘌呤磷酸核糖转换酶（hypoxanthine guanine phosphoribosyl transferase，HGPRT）缺陷的细胞株，此种骨髓瘤细胞不能在 HAT（hypoxanthine - aminopterin - thymidine）选择培养基中生长；④与 B 细胞融合率高。

细胞融合：是杂交瘤技术中的关键环节。最常用的融合方法为化学方法，通常采用相对分子量为 1~2KD、浓度为 30%~50% 的 PEG 作为融合剂。

杂交瘤细胞的选择培养：HAT 选择培养基中含有三种关键成分，即次黄嘌呤（hypoxan-thine，H）、氨基蝶呤（aminopterin，A）、胸腺嘧啶（thymidine，T）。细胞的 DNA 合成通常有两条途径：一条是主要途径，叶酸作为重要的辅酶参与这一合成过程，氨基蝶呤是叶酸的拮抗剂，能阻断该合成途径。另一条为替代途径，当叶酸代谢被阻断时，细胞可以次黄嘌呤和胸腺嘧啶为原料，在 HGPRT 或胸腺嘧啶激酶的催化下合成 DNA。由于 HAT 培养基中含有叶酸拮抗剂氨基蝶呤，故所有细胞 DNA 合成的主要途径均被阻断，只能通过替代途径合成 DNA。而用来融合的骨髓瘤细胞是经含 8 - AG 的培养基选择得到的 HGPRT 缺陷株，故不能利用次黄嘌呤，

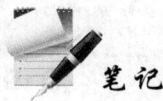

从而不能合成完整的 DNA，导致未融合的骨髓瘤细胞及骨髓瘤细胞与骨髓瘤细胞的融合体在 HAT 培养基中不能增殖而死亡。而杂交瘤细胞由于从脾细胞中获得 HGPRT，可以通过替代途径合成 DNA，同时又继承了骨髓瘤细胞在体外无限生长繁殖的特性。因此，只有杂交瘤细胞能够在 HAT 培养基中得以生存而被筛选出来。

阳性杂交瘤细胞的筛选和克隆化：方法有以下几种。①有限稀释法；②显微操作法；③软琼脂培养法；④荧光激活细胞分选仪分选法。其中有限稀释法不需特殊设备，克隆出现率高，是实验室最常用的方法。

获得稳定的杂交瘤细胞株后，应立即扩大培养并大量制备单克隆抗体。制备方法主要有两种，一种是动物体内诱生法，另一种是体外培养法。

3. 单克隆抗体的特点

①高度特异性：单克隆抗体只针对一个表位，发生交叉反应的机会很少；②高度均一性；③弱凝集反应和不呈现沉淀反应；④对环境敏感。

（三）抗体的鉴定与保存

免疫血清的鉴定包括抗体效价、特异性、纯度和亲和力鉴定。

单克隆抗体的鉴定包括以下方面：①特异性鉴定；②效价测定；③Ig 类型鉴定；④识别抗原表位能力的测定；⑤亲和力测定；⑥染色体分析。

保存抗体的方法主要有三种：①4℃ 保存：保存期限为 3～6 个月；②冷冻保存：是常用的抗体保存方法，将抗体保存于 −20℃～−70℃，可保存 2～3 年，但要避免反复冻融；③真空干燥保存：可保存 4～5 年。

（四）基因工程抗体

基因工程抗体是应用基因工程技术对编码抗体基因按不同需要进行改造和装配，并克隆到表达载体中，在适当的宿主中表达并折叠成有功能的新一代抗体。

目前基因工程抗体主要有两大类，一是应用 DNA 重组和蛋白质工程技术对已有的鼠单克隆抗体进行改造后获得的重组抗体，如人源化抗体、小分子抗体、抗体融合蛋白、双价特异性抗体；二是通过抗体库技术筛选获得的新抗体。另外通过构建人 Ig 基因小鼠也是未来制备基因工程抗体的新方向。

近 20 年来，一种被称为"化学抗体"的核酸适体（aptamer）的问世和发展，开辟了生物诊断技术的新领域。核酸适体是通过模拟自然进化过程的指数富集配体系统进化技术筛选得到的具有识别功能的新型核酸分子，其本质为 RNA 或单链 DNA 片段，这些片段在遇到靶标分子时，可形成口袋、发卡、G - 四聚体等各自独特的三维结构与靶分子结合，类似于抗体特异性识别相应抗原表位的过程。

二、本章重难点

（一）重点

1. 多克隆抗体的制备原理及特点

归纳总结：多克隆抗体主要通过以特异性抗原免疫动物，经过一定时间后，采集动物血液，再分离含有抗体的血清并加以提纯的方法获得。所获得的抗体实际上是不同的 B 细胞克隆被激活后产生的针对同一抗原多个表位的混合抗体，因此其特点是抗体质地混杂、不均一，特异性不高，易引起交叉反应，同一批次或不同批次制备的抗体，其特异性和亲和力都有一定差异，且来源有限；但其制备方法相对简单，周期较短，能与抗原多个表位结合，故亲合力高。

笔记

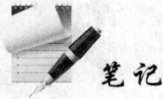

2. 单克隆抗体的制备原理及特点

归纳总结：单克隆抗体是采用杂交瘤技术，将抗原致敏的 B 淋巴细胞和骨髓瘤细胞融合而成杂交瘤细胞，这种杂交瘤细胞具有两种亲本细胞的特性：既能够分泌特异性的抗体，又能够在体外长期繁殖。杂交瘤细胞经过筛选、克隆化培养后成为单个细胞克隆，分泌的抗体即为针对抗原分子上单一表位的单克隆抗体。因此单克隆抗体具备以下特点。①高度特异性：单克隆抗体只针对一个表位，发生交叉反应的机会很少；②高度均一性；③弱凝集反应和不呈现沉淀反应；④对环境敏感。

（二）难点

本章学习的难点为杂交瘤细胞选择性培养的原理。

学习思路：致敏 B 细胞与骨髓瘤细胞的融合过程是随机的，除了有我们需要的致敏 B 细胞与骨髓瘤细胞融合而成的杂交瘤细胞外，还可能出现其他几种形式的细胞。在这些细胞中，多细胞融合体因染色体不稳定容易死亡，B 细胞与 B 细胞的融合体及未融合的 B 细胞在体外仅能存活 5～7 天，无需特别筛选。而骨髓瘤细胞与骨髓瘤细胞的融合体及未融合的骨髓瘤细胞在体外能够无限繁殖，会影响杂交瘤细胞的生长，需要筛选去除。其筛选是通过 HAT 选择性培养基进行的，要求结合 HAT 培养基的关键成分、细胞 DNA 合成的两条途径来充分理解掌握 HAT 培养基的选择原理。

第三部分　强化训练（测试习题）

一、选择题

（一）A 型题

1. 因发明杂交瘤技术制备单克隆抗体而获得诺贝尔医学奖的学者是

   A. Kohler & Milstein
   B. Rosalyn Yalow
   C. Berson
   D. Halman
   E. van Weeman

2. 制备抗绵阳红细胞抗体时，免疫方法通常采用

   A. 淋巴结注射
   B. 静脉注射
   C. 加佐剂皮内注射
   D. 肌肉注射
   E. 加佐剂腹腔注射

3. 可溶性抗原首次免疫接种后，最好间隔多久再进行第二次免疫

   A. 1 周内
   B. 2 周左右
   C. 3 周以上
   D. 3 个月
   E. 6 个月

4. 第二次免疫接种后，免疫接种的间隔时间一般为

   A. 1 周内
   B. 10～20 天
   C. 7～10 天
   D. 20～30 天
   E. 30 天以上

5. 下列哪项是多克隆抗体的特性

   A. 质地均一
   B. 特异性高
   C. 亲合力高
   D. 不易引起交叉反应

E. 可大量制备

6. 现需制备针对某抗原的抗血清 10ml，最好选择下列哪种动物进行免疫
   A. 家兔
   B. 小白鼠
   C. 马
   D. 绵羊
   E. 猴

7. 动物采血应在末次免疫后
   A. 1~3 天
   B. 5~7 天
   C. 7~10 天
   D. 10~20 天
   E. 20 天以上

8. 关于单克隆抗体的描述，正确的是
   A. 效价高
   B. 可识别多个表位
   C. 活化的 B 细胞产生
   D. 质地均一
   E. 与抗原结合可发生明显的沉淀反应

9. 能阻断细胞 DNA 合成的化合物是
   A. 次黄嘌呤
   B. 胸腺嘧啶核苷
   C. 叶酸
   D. 聚乙二醇
   E. 氨基蝶呤

10. 能在 HAT 选择培养基中存活的细胞是
    A. 脾 - 瘤融合细胞
    B. 瘤 - 瘤融合细胞
    C. 脾 - 脾融合细胞
    D. 细胞多聚体
    E. 单倍体细胞

11. 杂交瘤细胞株最好保存在
    A. 室温
    B. -4℃
    C. -20℃
    D. -70℃
    E. 液氮

12. 关于杂交瘤细胞克隆化，下列哪项描述不正确
    A. 选择抗体阳性孔的杂交瘤细胞进行克隆化
    B. 克隆化是指单个杂交瘤细胞的培养
    C. 最常用的克隆化方法是有限稀释法
    D. 克隆化时可加入小鼠腹腔巨噬细胞
    E. 经过一次克隆化过程可获得同源性的杂交瘤细胞克隆

13. 为保持小鼠骨髓瘤细胞株缺乏 HGPRT，应在培养基中定期加入
    A. 8 - 氮鸟嘌呤
    B. 胸腺嘧啶核苷
    C. 氨基蝶呤
    D. 次黄嘌呤
    E. 鸟嘌呤

14. 下列哪项不是判断抗体质量的参数
    A. 特异性
    B. 敏感性
    C. 亲和力
    D. 效价
    E. 结合价

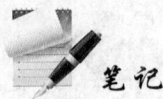

15. 动物体内诱生法制备单克隆抗体时，杂交瘤细胞接种小鼠前一周，现行腹腔注射降植烷的目的是
    A. 免疫动物
    B. 抑制克隆细胞生长
    C. 促进抗体分泌
    D. 促进腹腔液的渗出
    E. 提高抗体分泌物的纯度

16. 从免疫血清中粗提 γ - 球蛋白最简便的方法为
    A. 亲合层析
    B. 离子交换层析
    C. 凝胶过滤
    D. 超速离心
    E. 饱和硫酸铵盐析

17. 提取高纯度特异性 IgG 的方法为
    A. 亲和层析
    B. 盐析
    C. 凝胶过滤
    D. 超速离心
    E. 血清区带电泳

18. 基因工程抗体是
    A. 应用 DNA 重组技术制备的抗体
    B. 基于抗体库技术获得的新抗体
    C. 对鼠单抗改造后获得的重组抗体
    D. 人源化抗体是基因工程抗体的一种
    E. 以上均是

19. 人 - 鼠嵌合抗体是
    A. 人 IgV 区与鼠 IgC 区连接
    B. 人 IgC 区与鼠 IgV 区连接
    C. 人 Ig 与鼠 Ig 重组
    D. 鼠 IgV 区与人 IgV 区重组
    E. 以上都是

20. 有关小分子抗体的说法不正确的是
    A. 免疫原性低
    B. 易于穿透血管到达靶细胞部位
    C. 具有抗原结合功能的小分子片段
    D. 含 Fc 段，可以与带有 Fc 受体的细胞结合
    E. 半衰期短，有利于中和并及时清除靶抗原

（二）B 型题

（1 ~ 4 题备选答案）关于各种基因工程抗体对应的描述为
A. 人源化抗体
B. 小分子抗体
C. 抗体融合蛋白
D. 双特异性抗体

1. 将抗体的不同片段与其他生物活性蛋白融合后得到的基因工程抗体是

2. 降低了对人体的免疫原性但保留了抗体完整结构的单克隆抗体是

3. 相对分子质量较小但具有抗原结合功能的基因工程抗体是

4. 可以同时与两种不同的抗原结合的基因工程抗体是

（5 ~ 9 题备选答案）如下各成分与制备单克隆抗体有何关联
A. 次黄嘌呤、胸腺嘧啶
B. 氨基蝶呤
C. HGPRT
D. NS - 1、SP2/0

E. 8 – 氮鸟嘌呤（8 – AG）

5. 用于融合的骨髓瘤细胞是经含何种物质的培养基筛选得到的 HGPRT 缺陷株

6. 常用的骨髓瘤细胞株是

7. HAT 培养基中含有阻断 DNA 合成主要途径的物质是

8. 杂交瘤细胞可利用 HAT 培养基中何种物质通过替代途径合成 DNA

9. 次黄嘌呤鸟嘌呤磷酸核糖转换酶是

（三）X 型题

1. 杂交瘤技术中用来与 B 淋巴细胞融合的骨髓瘤细胞，其特点是

   A. 稳定和易培养　　　　　　　　B. 自身无分泌功能

   C. 改变细胞恶性变化　　　　　　D. 融合度高

   E. HGPRT 缺陷

2. 关于单克隆抗体的描述正确的是

   A. 生物活性专一　　　　　　　　B. 纯度高

   C. 特异性高　　　　　　　　　　D. 可识别多个表位

   E. 可用于诊断和治疗

3. 免疫血清制备的过程涉及

   A. 选择免疫动物　　　　　　　　B. 免疫方法

   C. 动物采血　　　　　　　　　　D. 免疫血清的纯化

   E. 免疫血清的鉴定

4. 单克隆抗体的应用包括

   A. 肿瘤的诊断　　　　　　　　　B. 肿瘤的治疗

   C. 血清电解质含量测定　　　　　D. 激素水平测定

   E. 细胞受体测定

5. 免疫小鼠的采血方法常为

   A. 静脉采血法　　　　　　　　　B. 心脏采血法

   C. 颈动脉放血法　　　　　　　　D. 断尾法

   E. 摘除眼球法

6. 多克隆抗体的来源主要是

   A. 免疫动物血清　　　　　　　　B. 杂交瘤细胞培养上清

   C. 免疫接种人群的血清　　　　　D. 恢复期感染者血清

   E. B 细胞培养上清

7. 关于多克隆抗体的描述，正确的是

   A. 存在于免疫动物血清中

   B. 抗原的来源与免疫动物种属差异越远，免疫效果越好

   C. 制备酶类抗体宜选用豚鼠作为免疫动物

   D. 制备甾体激素宜选用家兔作为免疫动物

   E. H 型抗体等价带范围宽，适用于作为诊断试剂

8. 多克隆抗体的特点包括

   A. 特异性强　　　　　　　　　　B. 亲合力高

   C. 均一性好　　　　　　　　　　D. 纯度高

E. 制备周期短

二、判断题（对：用 T 表示，错：用 F 表示）

1. 单克隆抗体与多克隆抗体在理化性状上有本质的区别。

2. 多克隆抗体分 R 型和 H 型，R 型用于诊断试剂，H 型用于免疫治疗。

3. 多克隆抗体发生交叉反应的机会很少。

4. 从培养液或腹水中获得的单克隆抗体，不需纯化即可用于临床检验诊断。

5. 杂交瘤细胞克隆化的目的是获得稳定分泌单克隆抗体的杂交瘤细胞株。

三、填空题

1. 制备单克隆抗体，克隆化方法有_____、_____、_____、_____。

2. HAT 培养基的 3 种成分为_____、_____和_____。

3. 目前常用的动物采血方法有_____、_____和_____。

4. 抗血清鉴定的主要内容包括_____、_____、_____和_____等四个方面。

5. 单克隆抗体的批量生产方法主要有_____和_____。

四、名词解释

1. polyclonal antibody

2. 杂交瘤细胞

3. 基因工程抗体

4. monoclonal antibody

五、简答题

1. 简述单克隆抗体的特点。

2. 用于杂交瘤技术的骨髓瘤细胞应该具备哪些特性？

3. 简述单克隆抗体制备的流程。

4. 基因工程抗体有哪些类型？

5. 简述抗体的保存方法。

六、问答题

1. 为什么只有杂交瘤细胞才能在 HAT 选择培养基中存活？

2. 何谓多克隆抗体？试述其制备原理。

第四部分 强化训练参考答案

一、选择题

（一）A 型题

1. A 2. B 3. B 4. C 5. C 6. A 7. B 8. D 9. E 10. A 11. E 12. E 13. A 14. B 15. D 16. E 17. A 18. E 19. B 20. D

（二）B 型题

1. C 2. A 3. B 4. D 5. E 6. D 7. B 8. A 9. C

（三）X 型题

1. ABDE 2. ABCE 3. ABCDE 4. ABDE 5. DE 6. ACD 7. ABCD 8. BE

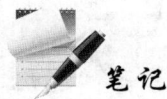

二、判断题

1. F　2. T　3. F　4. F　5. T

三、填空题

1. 有限稀释法，显微操作法，软琼脂培养法，荧光激活细胞分选法。

2. 次黄嘌呤，氨基蝶呤，胸腺嘧啶核苷。

3. 动脉采血法，静脉采血法，心脏采血法。

4. 抗体效价，抗体特异性，抗体纯度，抗体亲和力。

5. 动物体内诱生法，体外培养法。

四、名词解释

1. 多克隆抗体：是将抗原按一定的程序免疫动物后，所获得的抗体实际上是不同的 B 细胞克隆被激活后产生的针对同一抗原多个表位的混合抗体，故称为多克隆抗体。由于这些多克隆抗体存在于免疫动物血清中，故又称为抗血清。

2. 杂交瘤细胞：淋巴细胞与骨髓瘤细胞融合保持双亲特性的单克隆细胞。

3. 基因工程抗体：是应用基因工程技术对编码抗体基因按不同需要进行改造和装配，并克隆到表达载体中，在适当的宿主中表达并折叠成有功能的新一代抗体。

4. 单克隆抗体：是采用杂交瘤技术，将抗原致敏的 B 淋巴细胞和骨髓瘤细胞融合而成杂交瘤细胞，经克隆化培养、增殖，形成单个细胞克隆后所获得的只识别单一抗原表位、理化性质高度均一、具有高度特异性的同源抗体。

五、简答题

1. 高度特异性；高度均一性；弱凝集反应和不呈现沉淀反应；对环境敏感。

2. 稳定，易培养；自身无分泌功能；融合率高；HGPRT 缺陷。

3. 经免疫的脾细胞加骨髓瘤细胞→细胞融合→HAT 筛选→克隆化→再次克隆化→扩大培养→动物接种，收集腹水→制备单克隆抗体。

4. 目前基因工程抗体主要有两大类，一是应用 DNA 重组和蛋白质工程技术对已有的鼠单克隆抗体进行改造后获得的重组抗体，如人源化抗体、小分子抗体、抗体融合蛋白、双特异性抗体；二是通过抗体库技术筛选获得的新抗体。另外通过构建人 Ig 基因小鼠也是未来制备基因工程抗体的新方向。

5. 保存抗体的方法主要有三种。①4℃保存：保存期限为三个月至半年；②冷冻保存：是常用的抗体保存方法，将抗体保存于 −20℃ ～ −70℃，可保存 2～3 年，但要避免反复冻融；③真空干燥保存：可保存 4～5 年。

六、问答题

1. 致敏 B 细胞与骨髓瘤细胞的融合过程是随机的，除了有我们需要的致敏 B 细胞与骨髓瘤细胞融合而成的杂交瘤细胞外，还可能出现其他几种形式的细胞。在这些细胞中，多细胞融合体因染色体不稳定容易死亡，B 细胞与 B 细胞的融合体及未融合的 B 细胞在体外仅能存活 5～7 天，无需特别筛选。而骨髓瘤细胞与骨髓瘤细胞的融合体及未融合的骨髓瘤细胞在体外能够无限繁殖，会影响杂交瘤细胞的生长，需要筛选去除。

HAT 培养基中含有三种关键成分：次黄嘌呤（hypoxanthine，H）、氨基蝶呤（aminopterin，A）、胸腺嘧啶（thymidine，T）。细胞的 DNA 合成通常有两条途径：一条是主要途径，叶酸作为重要的辅酶参与这一合成过程，氨基蝶呤是叶酸的拮抗剂，能阻断该合成途径。另一条为替代途径，当叶酸代谢被阻断时，细胞可以次黄嘌呤和胸腺嘧啶为原料，在 HGPRT 或胸腺嘧啶激酶的催化下合成 DNA。由于 HAT 培养基中含有叶酸拮抗剂氨基蝶呤，故所有细胞 DNA 合成的主要途径均被阻断，只能通过替代途径合成 DNA。而用来融合的骨髓瘤细胞是经含 8 – AG

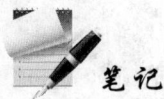

的培养基选择得到的 HGPRT 缺陷株，故不能利用次黄嘌呤，从而不能合成完整的 DNA，导致未融合的骨髓瘤细胞及骨髓瘤细胞与骨髓瘤细胞的融合体在 HAT 培养基中不能增殖而死亡。而杂交瘤细胞由于从脾细胞中获得 HGPRT，可以通过替代途径合成 DNA，同时又继承了骨髓瘤细胞在体外无限生长繁殖的特性。因此，只有杂交瘤细胞能够在 HAT 培养基中得以生存而被筛选出来。

2. 抗体主要由活化的 B 淋巴细胞即浆细胞合成。每个 B 细胞表面均表达一种特异性的抗原识别受体（B cell receptor，BCR），当抗原初次进入动物机体后，抗原分子上不同的表位（epitope）可选择性地激活带有相应 BCR 的 B 细胞克隆，其中，一部分 B 细胞直接转化为产生不同类型抗体的浆细胞，另一部分 B 细胞经历抗体亲和力成熟及类别转换后，最终分化为记忆 B 细胞。当同一抗原再次进入机体后，由记忆 B 细胞迅速启动次级应答，产生高亲和力的 IgG 型抗体。因此，将抗原按一定的程序免疫动物后，所获得的抗体实际上是不同的 B 细胞克隆被激活后产生的针对同一抗原多个表位的混合抗体，故称为多克隆抗体。由于这些多克隆抗体存在于免疫动物血清中，故又称为免疫血清或抗血清。

（徐　霞）

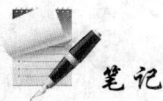

第五章　凝集反应

第一部分　目的要求

1. 掌握　凝集反应的概念、常用凝集反应的类型及临床应用。

2. 熟悉　直接凝集反应和间接凝集反应的原理，抗人球蛋白试验的技术类型。

3. 了解　直接凝集反应和间接凝集反应的特点，抗人球蛋白试验的临床应用。

第二部分　学习指导

一、学习提要

（一）直接凝集反应

颗粒性抗原（细菌、螺旋体和红细胞）在适当电解质参与下直接与相应抗体结合出现肉眼可见的凝集现象，为直接凝集反应。可用于抗原或抗体的定性检测，鉴定抗原或抗体，如血型鉴定、细菌鉴定和分型等。也可用于抗体效价的半定量检测，临床上可用该法测定患者血清中有无针对某种病原体的特异性抗体及其效价，辅助诊断疾病或进行流行病学调查。

（二）间接凝集反应

适当大小的非免疫相关颗粒表面吸附或偶联可溶性抗原或抗体，然后与相应抗体（或可溶性抗原）作用，在适当条件下可出现特异的凝集现象，为间接凝集反应。

1. 基本类型

间接凝集反应分为如下四类。①正向间接凝集试验：用已知抗原致敏载体以检测标本中的相应抗体；②反向间接凝集试验：用已知特异性抗体致敏载体以检测标本中的相应抗原；③间接凝集抑制试验：以已知抗原致敏的颗粒载体及相应的抗体为诊断试剂，检测标本中是否存在和致敏抗原相同的抗原；④协同凝集试验：利用细胞壁含有 A 蛋白（SPA）的金黄色葡萄球菌为载体的反向间接凝集试验。

2. 临床应用

应用反向间接凝集试验可检测病原体的可溶性抗原和各种蛋白质成分。用特异性抗体致敏胶乳颗粒，与患者标本中分离出的病原体的可溶性抗原作用，鉴定相应抗原，从而对病原体进行鉴定和分型。间接凝集反应可用于检测细菌、病毒、螺旋体、寄生虫等感染后产生的抗体，还可用于自身免疫病患者血清自身抗体及变态反应性疾病相关抗体测定。

（三）抗人球蛋白试验

机体受到某些抗原刺激可产生特异的不完全抗体，用抗人球蛋白抗体作为第二抗体，连接与红细胞表面抗原结合的特异性抗体，发挥桥联作用而使红细胞凝集。分为两种：直接抗人球蛋白试验用于检测结合在红细胞上的不完全抗体。间接抗人球蛋白试验用于检测血清中游离的不完全抗体。

对献血员或需要输血的患者进行不规则抗体筛查，有助于防止溶血性输血反应的发生。检测患儿红细胞上结合的不完全抗体，可辅助诊断新生儿溶血症。对有输血史、妊娠史或短期内需要接受多次输血的孕妇进行血清不规则抗体的筛查，可积极预防新生儿溶血症的发生。检查获得性溶血性贫血患者红细胞是否被抗体致敏，或血清中有无针对自身红细胞的抗体存在。

二、本章重难点

（一）重点

本章学习的重点为凝集反应的基本原理、类型和应用。

归纳总结：凝集反应是指颗粒性抗原或覆盖了可溶性抗原（或抗体）的致敏载体颗粒与相应抗体（或抗原）结合后，在适宜的电解质条件下出现肉眼可见的凝集现象。颗粒性抗原直接参与的反应为直接凝集反应，可溶性抗原（或抗体）通过致敏载体颗粒参与的凝集反应为间接凝集反应。根据原理不同，间接凝集反应可有多种类型，常用的正向间接凝集试验、反向间接凝集试验、间接凝集抑制试验和协同凝集试验等。凝集反应是一种定性的检测方法，即根据凝集现象的出现与否判定结果阳性或阴性；也可进行半定量检测，即将标本作一系列倍比稀释后进行反应，以出现阳性反应的最高稀释度作为滴度。抗人球蛋白试验是属于特殊的间接凝集反应，直接法检测红细胞上结合的不完全抗体，间接法检测血清中不完全抗体。

（二）难点

本章学习的难点为凝集反应的方法学拓展及应用评价。

学习思路：凝集反应的观察现象是颗粒的凝集，但并非只能检测颗粒性抗原，可溶性抗原或抗体通过致敏载体颗粒参与反应，也可呈现凝集。常用作载体的颗粒有动物或人的红细胞、细菌和多种惰性颗粒（如聚苯乙烯胶乳、明胶颗粒、活性炭、火棉胶、离子交换树脂）等，因此根据载体不同，间接凝集反应又可形成不同的技术类型，如间接血凝试验、胶乳凝集试验等。由于载体颗粒增大了可溶性抗原（或抗体）的反应面积，其敏感性要高于沉淀试验。其他技术的融合也使得凝集反应的方法有了更多的拓展，如：微柱凝胶技术与抗人球蛋白试验结合建立的凝胶抗人球蛋白试验，引入纳米微球的免疫微球凝集技术等。随着各种新型免疫标记技术的发展，检测各类微量抗原的敏感度不断提高，因此，凝集反应的应用应取决于临床的实际需要，并通过质量控制保证试验结果的可靠性。

第三部分 强化训练（测试习题）

一、选择题

（一）A 型题

1. 以下物质属于颗粒性抗原的是

    A. 白喉棒状杆菌和青霉素　　　　　　B. SRBC 和伤寒沙门菌

    C. SRBC 和白喉外毒素　　　　　　　D. 破伤风杆菌及其外毒素

    E. 糖蛋白和脂蛋白

2. 不能产生凝集反应的抗原是

    A. 细菌　　　　　　　　　　　　　　B. 螺旋体

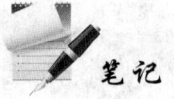

C. 绵羊红细胞 D. 可溶性抗原

E. 抗原致敏的载体颗粒

3. IgG 抗体难以直接与红细胞发生原因是 IgG

A. 抗体亲和力不够 B. 不能结合抗原

C. 分子量太小 D. 抗体分子数量太少

E. 特异性不强

4. 下列试验不属于凝集试验的是

A. ABO 血型鉴定 B. E 花环形成试验

C. Coombs 试验 D. 细菌菌种鉴定

E. 肥达反应

5. 直接凝集反应与间接凝集反应的根本区别是

A. 参与反应 pH 不同

B. 前者采用颗粒性抗原，后者是将可溶性抗原或抗体吸附于载体颗粒上

C. 参与反应介质中电解质的浓度不同

D. 判断结果是在抗原抗体反应的不同阶段

E. 参与反应介质中的电解质不同

6. 以下哪个因素不影响凝集反应的发生

A. 温度 B. 搅拌

C. 酸碱度 D. 离子强度

E. 湿度

7. 玻片凝集试验

A. 能检测抗原，不能检测抗体 B. 能检测抗原，也能检测抗体

C. 只能检测抗体，不能检测抗原 D. 是定量试验

E. 不能用于 ABO 血型鉴定

8. 试管凝集试验的效价判断标准是依据出现肉眼可见的以下程度的凝集现象

A. + B. + 或 + +

C. + + D. + + +

E. + + + +

9. 关于试管凝集法，下列说法错误的是

A. 用已知抗原作为诊断菌液来检测未知抗体

B. 由于电解质浓度和 pH 不适当等，可出现假阳性及假阴性反应

C. 该方法为半定量试验方法

D. 必须在实验室设立阴、阳性对照

E. 以产生凝集现象的最低稀释度为血清中抗体的效价

10. 临床中进行交叉配血试验最常采用的方法是

A. 玻片凝集法 B. 试管凝集法

C. 间接凝集试验 D. 间接凝集抑制试验

E. 协同凝集试验

11. 间接血凝试验阳性时，可观察到的现象是

A. 红细胞溶解　　　　　　　　　B. 红细胞不溶解

C. 红细胞凝集　　　　　　　　　D. 红细胞不凝集

E. 乳胶颗粒不凝集

12. SPA 协同凝集试验中的抗体类别是

A. IgM　　　　　　　　　　　　B. IgG

C. IgA　　　　　　　　　　　　D. IgE

E. IgD

13. 协同凝集试验所用的载体是

A. 人 O 型红细胞　　　　　　　　B. 洗涤红细胞

C. 醛化人红细胞　　　　　　　　D. 明胶颗粒

E. 含 SPA 的金黄色葡萄球菌

14. 临床中，不能用直接 Coombs 试验进行检测的疾病是

A. 新生儿溶血症　　　　　　　　B. 缺铁性贫血

C. 自身免疫性溶血症　　　　　　D. 检测母体 Rh（D）抗体

E. 药物诱导溶血

15. 间接 Coombs 试验用于检测

A. ABO 血型　　　　　　　　　　B. 结合于红细胞表面的不完全抗体

C. 游离在血清中的不完全抗体　　D. 血清中伤寒沙门菌抗体

E. 凝血因子

16. 协同凝集反应与间接凝集反应的原理类似，只不过前者的载体颗粒是

A. 聚苯乙烯胶乳制作的

B. 鞣化了的动物红细胞

C. 一种含 A 蛋白的金黄色葡萄球菌

D. 用明胶制备的

E. 聚氯乙烯胶乳制作的

17. 关于直接凝集反应下述错误的是

A. 可用于检测抗原　　　　　　　B. 可用于检测抗体

C. 可用于检测补体　　　　　　　D. 也可用试管法

E. 为定性试验

18. 间接血凝试验的滴度判断标准是出现如下凝集现象

A. "－"　　　　　　　　　　　　B. "＋"

C. "＋＋"　　　　　　　　　　　D. "＋＋＋"

E. "＋＋＋＋"

19. 间接 Coombs 试验是用于检测

A. 血清中游离的完全抗体　　　　B. 血清中游离的不完全抗体

C. 红细胞表面结合的完全抗体　　D. 红细胞表面结合的不完全抗体

E. IgM 类抗体

20. 关于正向间接凝集抑制试验，正确的是

A. 用抗体致敏载体　　　　　　　B. 主要用于抗体的检测

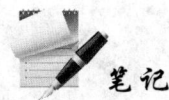

C. 出现凝集现象为阳性结果　　　D. 不出现凝集说明标本中有待测抗原

E. 以上均不正确

（二）B 型题

（1~5 题备选答案）下列试验属于正确叙述的是

A. 间接免疫凝集试验　　　　　　B. 直接免疫凝集试验

C. 间接免疫凝集抑制试验　　　　D. 协同免疫凝集试验

E. 反向间接凝集抑制试验

1. 肥达试验属于

2. Coombs 试验属于

3. ABO 血型鉴定常用的是

4. 梅毒甲苯胺红不加热血清试验是

5. 外斐试验属于

（6~10 题备选答案）下列试验是用于诊断或辅助诊断病原或抗体的方法

A. 外斐试验　　　　　　　　　　B. 肥达试验

C. Coombs 试验　　　　　　　　 D. 冷凝集试验

E. 凝集溶解试验

6. 可辅助诊断由肺炎支原体引起的原发性非典型性肺炎

7. 是用于辅助诊断伤寒、副伤寒的方法

8. 是钩端螺旋体病的血清学辅助检查方法

9. 可用于辅助诊断斑疹伤寒

10. 是检测抗红细胞不完全抗体的方法

（三）X 型题

1. 下列有关协同凝集试验的叙述中，正确的是

　　A. 属于直接凝集反应

　　B. 以金黄色葡萄球菌作为颗粒性载体

　　C. 菌体的细胞壁中含有 SPA，可与 IgG 特异性结合

　　D. IgG 通过其 Fab 段结合菌体

　　E. IgG 通过其 Fc 段结合菌体

2. 下列哪些是为促进凝集现象的出现而采取的措施

　　A. 增加溶液的离子强度　　　　B. 用胰酶或神经氨酸酶处理

　　C. 增加试液的黏度　　　　　　D. 增加蛋白质或电解质

　　E. 离心使复合物沉淀

3. 下列关于 Coombs 试验，正确的表达有

　　A. 可分为直接 Coombs 试验和间接 Coombs 试验

　　B. 又叫血凝抑制试验

　　C. 检测的是红细胞表面的完全抗体

　　D. 主要用于诊断新生儿溶血症

　　E. 可应用于不相容输血后抗体测定

4. 关于间接凝集抑制试验，以下正确的是

　　A. 诊断试剂为抗原致敏的载体及相应的抗体

　　B. 试验时将待检血清、试剂抗体和抗原混合后，37℃孵育

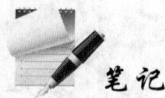

C. 出现凝集现象结果为阴性

D. 用于检测标本中的抗原

E. 用于检测标本中的抗体

5. 将红细胞悬液分别加到血型卡的两个区域内，再分别加入抗"A"和抗"B"血清，检测结果：血"AB"型。以下描述错误的是

A. 属于直接凝集反应   B. 属于间接凝集反应

C. 红细胞为颗粒性抗原   D. 红细胞是凝集素

E. 抗血清是凝集原

6. 有关协同凝集试验，以下叙述正确的是

A. 载体为 SPA

B. SPA 具有与 IgG 的 Fc 段结合的特性

C. 其原理为抗体致敏的颗粒载体检测抗原

D. 其原理为抗原致敏的颗粒载体检测抗体

E. 常用于细菌、病毒感染的快速检测

二、判断题（对：用 T 表示，错：用 F 表示）

1. 在临床凝集试验主要是用于检查细菌等颗粒性抗原的一项技术。

2. Coombs 试验可检测药物诱导的溶血。

3. 不完全抗体与抗原结合不出现凝集现象。

4. IgM 类抗体在凝集试验中常出现不完全反应。

5. 直接凝集反应可检测标本中的细胞性抗原及抗体。

6. 间接凝集反应在临床上仅用于检测病原体感染的特异性抗体。

三、填空题

1. 间接凝集反应的类型包括：_____、_____、_____和_____四种类型。

2. 直接 Coombs 试验用于检测_____的不完全抗体；间接 Coombs 试验用于检测_____的不完全抗体。

3. 正向间接凝集试验是用已知_____致敏载体以检测标本中的相应_____；反向间接凝集试验是用已知_____致敏载体以检测标本中的相应_____。

4. 间接凝集抑制试验以_____和_____为诊断试剂，检测标本中是否存在_____的抗原。

5. 参与凝集反应的抗原称为_____，抗体称为_____。

四、名词解释

1. agglutination test

2. titer

3. indirect agglutination test

4. direct agglutination test

五、简答题

1. 简述凝集反应的基本原理。

2. 简述凝集反应的主要影响因素。

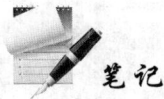

六、问答题

试述 Coombs 试验的原理、类型及其临床应用。

第四部分　强化训练参考答案

一、选择题

（一）A 型题

1. B　2. D　3. C　4. B　5. B　6. E　7. B　8. C　9. A　10. B　11. C　12. B　13. E　14. B　15. C　16. C　17. C　18. C　19. B　20. D

（二）B 型题

1. B　2. A　3. B　4. A　5. B　6. D　7. B　8. E　9. A　10. C

（三）X 型题

1. BCE　2. BCDE　3. ADE　4. ABCD　5. BDE　6. ABCE

二、判断题

1. F　2. T　3. T　4. F　5. F　6. F

三、填空题

1. 正向间接凝集试验，反向间接凝集试验，间接凝集抑制试验，协同凝集试验。

2. 结合于红细胞表面，游离在血清中。

3. 抗原，抗体，特异性抗体，抗原。

4. 已知抗原致敏的颗粒载体，相应的抗体，和致敏抗原相同。

5. 凝集原，凝集素。

四、名词解释

1. 凝集反应：颗粒性抗原（细菌、螺旋体、红细胞）或表面包被可溶性抗原（或抗体）的颗粒性载体，与相应抗体（或抗原）发生特异性反应，在适当电解质存在下，出现肉眼可见的凝集现象。

2. 效价：受检血清进行一系列倍比稀释，与定量已知颗粒性抗原进行反应，产生明显凝集现象的血清最高稀释度。亦称为滴度。

3. 间接凝集反应：将可溶性抗原（或抗体）预先吸附或偶联于与免疫无关、大小适当的颗粒性载体表面，使之成为抗原（或抗体）致敏颗粒，然后与相应抗体（或抗原）作用，在适宜电解质存在的条件下，可出现肉眼可见特异性凝集现象。

4. 直接凝集反应：颗粒性抗原（细菌、螺旋体、红细胞）在适当电解质参与下直接与相应抗体结合出现肉眼可见的凝集现象。

五、简答题

1. 细菌、螺旋体或红细胞等颗粒性抗原在悬液中带负电荷，周围吸附一层与之牢固结合的正离子，外面排列了一层松散的负离子层，构成双层粒子云。在粒子云内界和外界之间的电位差形成 Z 电位。溶液中负离子强度愈大，Z 电位也就愈大。Z 电位使得各颗粒相互排斥。当特异性抗体与相应抗原颗粒互补结合时，抗体的桥联作用克服了颗粒表面的 Z 电位而使颗粒聚集在一起。凝集现象的发生分为抗原抗体特异性结合阶段和可见的凝集反应阶段。

2. 试验过程中，反应时间、温度、酸碱度、离子强度、振荡等因素都可能对结果造成影响。试验应在室温 23℃ ~ 29℃ 的条件下进行，反应时间不得少于 10 分钟，以免较弱的凝集不易出现，造成假阴性。反应 pH 一般为 6 ~ 8，如 pH 达到或接近抗原等电点时，即使无相应抗

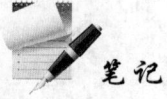

体存在，也会引起颗粒性抗原非特异性的凝集，造成假阳性反应。试验中需要混匀时，注意勿混用混匀器械（如牙签），以免产生错误结果。反应过程中应静置，以利于凝集团块的形成。观察结果时切勿先振荡试管，以免破坏试管内上清液的透明度和凝集块的大小与性状，影响结果判定。判断结果时，细菌或胶乳凝集试验应在暗背景下透过强光检查。白的背景看红细胞凝集较好。

为促使肉眼可见凝集现象出现，可采用如下措施：增加电解质或蛋白质，以降低溶液离子强度，缩短颗粒间的距离；增加反应溶液的黏滞度，如加入右旋糖酐或葡聚糖等；用胰酶或神经氨酸酶处理，改变细胞表面化学结构；以离心方法克服颗粒间排斥力等。

在免疫测定中，必须严格按照相应的标准操作程序进行操作。同时可利用阴阳对照血清、标准抗原和参考血清，设立试验对照进行室内质量控制，与临床标本的测定同时进行，以保证检测方法的有效性。

六、问答题

原理为不完全抗体多半是 7S 的 IgG 类抗体，可以与相应抗原牢固结合，但一般不能出现肉眼可见的反应，利用抗球蛋白抗体作为第二抗体，连接与红细胞表面抗原结合的特异性不完全抗体，从而使红细胞凝集。有两种类型：直接 Coombs 试验用于检测结合于红细胞表面的不完全抗体；间接 Coombs 试验用于检测游离在血清中的不完全抗体。

临床应用：对献血员或需要输血的患者进行不规则抗体筛查，有助于防止溶血性输血反应的发生；检测患儿红细胞上结合的不完全抗体，可辅助诊断新生儿溶血症；对有输血史、妊娠史或短期内需要接受多次输血的孕妇进行血清不规则抗体的筛查，可积极预防新生儿溶血症的发生；检查获得性溶血性贫血患者红细胞是否被抗体致敏，或血清中有无针对自身红细胞的抗体存在。

（蒋红梅　谷俊莹）

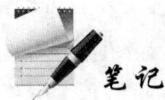

第六章 沉淀反应

第一部分 目的要求

1. **掌握** 沉淀反应的概念，免疫扩散试验的基本类型和原理，免疫固定电泳技术的检测原理。
2. **熟悉** 免疫固定电泳的临床应用和双向免疫扩散的实际应用。
3. **了解** 单向免疫扩散、对流电泳和免疫电泳的应用。

第二部分 学习指导

一、学习提要

（一）沉淀反应的概念和特点

沉淀反应是指可溶性抗原与相应的抗体在适当条件下特异性结合并出现可见沉淀物的现象。主要包括单向免疫扩散试验、双向免疫扩散试验以及与电泳技术结合的对流免疫电泳、免疫电泳和免疫固定电泳，主要用于抗体效价的初步判断和血清球蛋白测定等，具有快速、微量、简便等特点。

（二）免疫扩散试验

1. 基本类型

主要包括单向免疫扩散试验、双向免疫扩散试验和对流免疫电泳。

2. 基本原理

单向免疫扩散试验：将一定量的抗体混于琼脂凝胶中，使待测抗原从凝胶孔中向含有相应定量抗体的凝胶四周自由扩散，在一定区域内形成可见的沉淀环。沉淀环直径与待测标本内抗原含量的关系有两种计算方法。①Mancini 曲线：适用于处理大分子抗原（如 IgM）和长时间扩散（>48 小时）的结果；②Fahey 曲线：适用于处理小分子抗原和扩散时间较短（24 小时）的结果。

（1）双向免疫扩散试验：将抗原和抗体溶液分别置于同一凝胶的对应孔中，让抗原抗体在凝胶中各自向对方自由扩散，在浓度比例适当处，抗原与抗体相遇形成可见的白色沉淀线。根据沉淀线的位置、形状及对比关系，可对抗原或抗体进行定性分析。

（2）对流免疫电泳：在电场作用下，抗原和抗体在凝胶中定向、加速的双向免疫扩散技术。在 pH8.6 的琼脂凝胶电场中，大部分蛋白质抗原泳向正极、而抗体泳向负极，在抗原抗体浓度比例合适时形成肉眼可见的沉淀线，根据沉淀线相对于抗原抗体两孔的位置判断抗原抗体的比例关系。

3. 实际应用

常用于抗原或抗体的性质、效价、纯度和相对分子量的测定和鉴定。

（三）免疫固定电泳技术

1. 基本类型

免疫固定电泳技术是将区带电泳与自由免疫扩散相结合的一项免疫化学分析技术。免疫固定电泳技术具有特异性高和高分辨率、快速等特性。此项分析技术主要包括免疫电泳和免疫固定电泳。

2. 基本原理

（1）免疫电泳：基本原理是将区带电泳与双向免疫扩散相结合的一种免疫化学分析技术。先将抗原在凝胶中进行区带电泳，根据其所带电荷、分子量和构型不同分成不可见的若干区带。停止电泳后，沿电泳方向挖一与之平行的抗体槽，加入相应抗血清进行双向免疫扩散，抗原抗体比例合适处形成肉眼可见的弧形沉淀线。根据沉淀线的数量、形状和位置，可分析、鉴定样品中所含抗原的成分及性质。

（2）免疫固定电泳：基本原理是区带电泳和沉淀反应相结合的一种免疫化学分析技术。先将血清或血浆在琼脂糖凝胶介质上作区带电泳，将蛋白质分离成不同区带。再将抗血清加于蛋白质区带表面，抗原与相应抗体发生沉淀反应，形成的免疫复合物嵌于固相支持物中。洗去游离的抗原和抗体，形成的抗原抗体复合物则保留在凝胶中，染色观测结果，对样品中所含成分及其性质进行分析鉴定。

3. 临床应用

免疫电泳主要用于纯化后的抗原或抗体成分和正常及异常体液蛋白的检测、分析和鉴定。目前，免疫固定电泳常用于 M 蛋白的鉴定和分型、并已成为临床实验室作为测定 M 蛋白的常规检测方法。

二、本章重难点

（一）重点

本章学习的重点为沉淀反应的基本原理、类型和主要应用。

归纳总结：沉淀反应指可溶性抗原与相应抗体在适当条件下发生特异性结合而出现可见的沉淀现象。根据试验中使用介质、试验原理和方法的不同，可将沉淀反应分为液相沉淀反应、凝胶中沉淀反应和免疫浊度检测三种技术类型。

凝胶中沉淀试验可分为自由免疫扩散和定向免疫扩散。自由免疫扩散主要包括单向免疫扩散试验和双向免疫扩散试验，而对流免疫电泳是双向免疫扩散和电泳相结合的定向免疫扩散技术。免疫固定电泳技术是电泳分析与沉淀反应的结合产物。免疫电泳将区带电泳与双向免疫扩散相结合，免疫固定电泳是区带电泳结合沉淀反应技术。

经典的沉淀反应均可用于抗原或抗体的性质、效价、纯度及相对分子量和浓度等的定性、半定量和定量分析，但目前在临床检测中的实际应用已逐渐减少，而基于沉淀反应的免疫电泳技术在临床与科研检测中正得到广泛应用，尤其是免疫固定电泳技术因其分辨率强，敏感度高和结果易于分析的特点，临床最常用于 M 蛋白的鉴定和分型，已成为临床实验室的常规检测。

（二）难点

本章学习的难点为沉淀反应的方法学拓展及应用评价。

学习思路：沉淀反应是指可溶性抗原（如血清蛋白、细胞裂解液或组织液等）与相应特异性抗体在适当条件下（有电解质存在，抗原抗体浓度比例合适）发生特异性结合并出现可见的

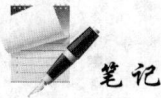

沉淀现象（即形成免疫复合物）。可用于抗原或抗体的定性、半定量和定量分析检测。自由免疫扩散试验灵敏度不高，反应时间较长，在一定程度上限制了它的临床应用。免疫电泳技术则将电泳分析与沉淀反应相结合，既加快了沉淀反应的速度，也可以利用不同蛋白组分带电荷的不同而将其先分开，再分别与抗体反应，以此做更细微的分析，在临床与科研检测中正得到广泛应用，尤其是免疫固定电泳技术因其分辨率强，敏感度高和结果易于分析的特点，临床最常用于 M 蛋白的鉴定和分型，已成为临床实验室诊断多发性骨髓瘤（MM）的常规检测。

第三部分　强化训练（测试习题）

一、选择题

（一）A 型题

1. 在双向免疫扩散试验中，沉淀线靠近并弯向抗体是因为
   A. 抗体分子量较大，含量高　　　　B. 抗体分子量较小，含量低
   C. 抗体分子量较大，含量低　　　　D. 抗体分子量较大，含量高
   E. 不一定

2. 哪种沉淀试验常用于两种抗原的性质分析
   A. 单向扩散试验　　　　　　　　　B. 环状沉淀试验
   C. 双向扩散试验　　　　　　　　　D. 絮状沉淀试验
   E. 对流免疫电泳

3. 双向免疫扩散试验是一种
   A. 直接凝集试验　　　　　　　　　B. 沉淀试验
   C. 中和试验　　　　　　　　　　　D. 补体结合试验
   E. 间接凝集试验

4. 比较两种抗原异同时，常选用的双向免疫扩散试验模式为
   A. 单孔型　　　　　　　　　　　　B. 双孔型
   C. 三角孔型　　　　　　　　　　　D. 双排孔型
   E. 梅花孔型

5. 单向免疫扩散试验出现双重沉淀环现象是因为
   A. 两种抗原　　　　　　　　　　　B. 两种抗体
   C. 抗原为多价抗原　　　　　　　　D. 抗体为多价抗体
   E. 抗原为扩散率不同但性质相同的两个组分

6. 双向免疫扩散试验中分析抗原或抗体相对浓度是根据下列哪项
   A. 沉淀线的数量　　　　　　　　　B. 沉淀线的形态
   C. 沉淀线的位置　　　　　　　　　D. 沉淀线弯曲的方向
   E. 以上均不是

7. 关于免疫电泳，下列说法错误的是
   A. 区带电泳和双向免疫扩散的结合　B. 可用于分析抗原的纯度
   C. 可用于分析抗体的纯度　　　　　D. 定性试验
   E. 不会出现沉淀线重叠

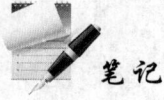

8. 临床上最常用于鉴定多发性骨髓瘤的免疫电泳技术是
    A. 免疫电泳　　　　　　　　　　B. 对流免疫电泳
    C. 火箭免疫电泳　　　　　　　　D. 免疫固定电泳
    E. 以上都可以

9. 双向扩散试验中当两个抗原完全不同时，沉淀线出现
    A. 两条弧线完全吻合　　　　　　B. 两条沉淀线平行
    C. 两条沉淀线相切　　　　　　　D. 两条沉淀线交叉
    E. 两条沉淀线不连接

10. 对流免疫电泳中，抗体向负极移动是因为
    A. 抗体带正电荷　　　　　　　　B. 抗体带负电荷
    C. 电泳力大于电渗力　　　　　　D. 电渗力大于电泳力
    E. 抗原带正电荷

11. 用于分析两种抗原的相关性的方法是
    A. 双向免疫扩散试验　　　　　　B. 免疫电泳
    C. 单向免疫扩散试验　　　　　　D. ELISA
    E. 免疫固定电泳

12. 可用来进行定量测定的试验是
    A. 双向扩散试验　　　　　　　　B. 单向扩散试验
    C. 免疫电泳　　　　　　　　　　D. 对流免疫电泳
    E. 抗人球蛋白试验

13. 双扩试验平板法中，抗原含量较大，则反应沉淀线应
    A. 靠近抗原孔　　　　　　　　　B. 靠近抗体孔
    C. 在两孔中点　　　　　　　　　D. 呈多条沉淀线
    E. 无沉淀线

14. 三角孔型双向琼脂扩散试验，若沉淀线完全融合，说明
    A. 抗原完全相同　　　　　　　　B. 抗原完全不同
    C. 抗原部分相同　　　　　　　　D. 抗体完全不同
    E. 抗体部分相同

15. 鉴定抗体效价，常采用下列哪一种方法
    A. 间接凝集试验　　　　　　　　B. 单向免疫扩散法
    C. 双向免疫扩散法　　　　　　　D. 免疫亲和层析法
    E. 聚丙烯酰胺凝胶电泳法

（二）B 型题

（1～5 题备选答案）下列学者分别创立了如下传统的抗原抗体反应技术
A. 抗原与其相应抗体浓度、比例合适　　B. 待测抗原与标准抗原为同种抗原
C. 待测抗原与标准抗原有相同部分　　　D. 待测抗原与标准抗原完全不同
E. 血清浓度逐渐降低

1. 双向免疫扩散试验中，如出现白色沉淀线，表明

2. 双向免疫扩散试验分析血清效价时，如白色沉淀线颜色逐渐变浅，表明

3. 双向免疫扩散试验比较抗原差异时，如两沉淀线独自形成并形成交叉，表明

4. 双向免疫扩散试验比较抗原差异时，如融合性沉淀弧出现支线，表明

5. 双向免疫扩散试验比较抗原差异时，如出现融合性沉淀弧，表明

（6~8题备选答案）下列各种电泳技术的原理

A. 区带电泳与免疫沉淀反应相结合的技术

B. 区带电泳与双向免疫扩散相结合的技术

C. 单向免疫扩散与电泳相结合的技术

D. 双向免疫扩散与电泳相结合的技术

6. 对流免疫电泳

7. 免疫电泳

8. 免疫固定电泳

（9~10题备选答案）免疫扩散试验的应用

A. 双向免疫扩散试验

B. 单向免疫扩散试验

9. 抗体组分分析

10. 血清中 IgG 含量测定

（11~12题备选答案）沉淀环直径与待测标本内抗原含量的关系应选用的坐标曲线

A. Mancini 曲线   B. Fahey 曲线

C. 抛物线   D. 直线

11. 适用于小分子抗原和短时间扩散的结果处理

12. 适用于大分子抗原和长时间扩散的结果处理

（三）X 型题

1. 双向琼脂扩散试验可用于

    A. 抗原或抗体的定量

    B. 鉴定抗原或抗体的纯度

    C. 分析抗原或抗体的相对分子量

    D. 分析抗原的性质

    E. 抗体效价的滴定

2. 鉴定抗原或抗体纯度时，可选用下列哪些模式的双向琼脂扩散试验

    A. 单孔型   B. 双孔型

    C. 三角孔型   D. 双排孔型

    E. 梅花孔型

3. 双向琼脂扩散试验中，双孔型模式常用于下面那些检测

    A. 定量抗原或抗体   B. 测定未知抗原或抗体

    C. 检查抗原或抗体的纯度   D. 比较两种抗原的异同

    E. 滴定抗血清的效价

4. 下列抗原抗体反应属于沉淀反应的是

    A. 单向扩散试验   B. 免疫电泳

    C. 免疫固定电泳   D. 双向扩散试验

    E. 肥达反应

5. 关于免疫固定电泳，下列说法正确的是

A. 分辨率高   B. 敏感性低

C. 用于微量蛋白测定   D. 常用于迁移率相近的蛋白鉴定

E. 用于补体裂解产物测定

6. 免疫固定电泳技术应包括下列哪几项组合

A. 区带电泳   B. 区带电泳后沉淀反应

C. 自由免疫扩散   D. 对流电泳

E. 单向免疫扩散

二、判断题（对：用 T 表示，错：用 F 表示）

1. 单向免疫扩散常用来比较抗原差异。

2. 双向免疫扩散可根据沉淀线的位置、数量、形状以及对比关系，对抗原抗体进行定性分析。

3. 双向免疫扩散试验可以延长温育时间，增加结果的准确性。

4. 凝集反应和沉淀反应都可用于检测免疫血清的效价。

5. 双向免疫扩散试验中的抗原主要是颗粒性抗原。

6. 对流免疫电泳时，抗原孔应置于靠近负极一侧，抗体孔置于靠近正极一侧。

7. 免疫电泳主要用于纯化后抗原或抗体成分的分析及粗略分析其纯度。

8. 免疫固定电泳临床最常用于多发性骨髓瘤 M 蛋白的鉴定及分型。

三、填空题

1. 双向琼脂扩散试验检测抗原或抗体的含量时，如果沉淀线靠近抗原孔，表明_____较高；靠近抗体孔时表明_____；如果不出现沉淀线，表明_____。

2. 免疫沉淀反应是_____与_____特异性结合，在适当条件下出现沉淀物的现象。

3. 双向免疫扩散试验通常分为_____和_____两种。

4. 凝胶内沉淀试验常用的凝胶有_____、_____、_____等。

5. 根据抗原－抗体反应的方式和特性不同，凝胶沉淀试验可分为_____和_____。

四、名词解释

1. precipitation

2. double immunodiffusion

3. immunoelectrophoresis，IEP

五、简答题

1. 在双向免疫扩散试验中，如何分析抗原或抗体的相对分子量大小？

2. 简述如何判定双向免疫扩散试验的结果？

3. 简述免疫电泳技术的原理及主要类型？

4. 简述免疫沉淀反应的主要临床应用？

六、问答题

1. 试述双向免疫扩散试验操作过程中的注意事项？

2. 双向免疫扩散试验有哪些主要应用？

3. 沉淀反应与凝聚反应有哪些异同？

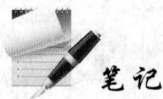

第四部分　强化训练参考答案

一、选择题

（一）A 型题

1. C　2. C　3. B　4. C　5. E　6. C　7. E　8. D　9. D　10. D　11. A　12. B　13. B　14. A
15. C

（二）B 型题

1. A　2. E　3. D　4. C　5. B　6. D　7. B　8. A　9. A　10. B　11. B　12. A

（三）X 型题

1. BCDE　2. BD　3. BC　4. ABCD　5. ACDE　6. ABC

二、判断题

1. F　2. T　3. F　4. T　5. F　6. T　7. T　8. T

三、填空题

1. 抗体含量，抗原含量较高，无对应的抗原和抗体。

2. 可溶性抗原，相应抗体。

3. 平板法，试管法。

4. 琼脂糖，葡聚糖，聚丙烯酰胺。

5. 单向免疫扩散试验，双向免疫扩散试验。

四、名词解释

1. 沉淀反应：是指可溶性抗原与相应的抗体在适当条件下特异性结合并出现可见沉淀物的现象。主要包括单向免疫扩散试验、双向免疫扩散试验以及与电泳技术结合的对流免疫电泳、免疫电泳和免疫固定电泳，具有快速、微量、简便等特点。

2. 双向免疫扩散试验：又称凝胶扩散，是将可溶性抗原与相应抗体分别放入凝胶内，两者自由扩散，在比例合适处形成肉眼可见的沉淀物。

3. 免疫电泳：将区带电泳与双向免疫扩散相结合的一项免疫化学分析技术。

五、简答题

1. 双向免疫扩散试验中，抗原或抗体的扩散速度受分子量影响。分子量大，则抗原抗体扩散速度慢、扩散圈的半径小、局部浓度较大，形成的沉淀线弯向分子量大的一方。如果抗原抗体分子量相当，则形成直线。抗体多为 IgG 类，分子量约 150 000，据此可粗略估计未知抗原的分子量。

2. 双向免疫扩散试验中，出现沉淀线表明存在相应的抗原、抗体，不出现沉淀线则表明缺乏特异性抗原或抗体。沉淀线的形成是根据抗原抗体两者比例所致，沉淀线靠近抗原孔，提示抗体含量高；靠近抗体孔，提示抗原含量较多。

3. 免疫电泳技术是将电泳分析和沉淀反应相结合，在电场作用下进行凝胶扩散试验，它将抗原抗体反应的高度特异性与电泳技术的高分辨率及快速、微量等特性相结合，主要包括对流免疫电泳、免疫电泳和免疫固定电泳等。

4. 经典的沉淀反应均可用于抗原或抗体的性质、效价、纯度及相对分子量和浓度等的分析，但目前在临床检测中的实际应用已逐渐减少。随着现代科学技术和各种自动化分析仪的发展，基于沉淀反应的免疫电泳技术在临床上正得到广泛应用，尤其是免疫固定电泳技术因其分辨率强，敏感度高和结果易于分析等特点，线常用于具有近似迁移率的多种蛋白或其他体液中微量蛋白的检测与鉴定，临床最常用于 M 蛋白的鉴定和分型，已成为临床实验室的常规检测。

六、问答题

1. 双向免疫扩散试验操作过程中需注意以下几点：（1）浇制琼脂板时，一次性迅速完成，防止形成气泡或在移液管中凝固；（2）打孔要圆整光滑，避免产生裂缝；（3）加样时应尽量避免产生气泡或加到孔外，每加一样品都需更换滴管；（4）温育时间要适宜，不可时间过长，否则沉淀线易解离导致假阴性结果；（5）37℃孵育后，置冰箱放置一定时间后再观察结果，可使沉淀线更加清晰。

2.（1）抗血清或抗体效价滴定：以出现沉淀线的最高抗体稀释度为该抗体的效价。

（2）抗原和抗体相对浓度和分子量的初步分析：浓度大，扩散快，扩散距离远，所以沉淀线靠近浓度低的一方；分子量大扩散慢，扩散圈小，形成的沉淀线弯向分子量大的一方。如二者分子量大致相等，则沉淀线呈直线。

（3）分析抗原的纯度和性质：用混合抗原或抗体鉴定相应抗体或抗原的纯度，如果仅出现一条沉淀线，提示待测抗原或抗体纯；若出现多条沉淀线，则说明抗原或抗体不是单一成分；

两种待检抗原的性质有完全相同、部分相同或完全不同三种情况。根据临近孔沉淀线之间出现的方式如吻合、相切或交叉等现象可对抗原抗体的反应性进行初步分析和判断。

3. 相同点：都是抗原抗体的特异性反应；都分抗原抗体特异结合和出现可见复合物两个阶段；有相同的反应机制和影响因素。

不同点：参与凝集反应的主要是颗粒性抗原或可溶性抗原致敏颗粒，反应时间短，几分钟到十几分钟，以出现凝集块判断结果；参与沉淀反应的主要是可溶性抗原，反应时间较长，数小时至几天，以出现沉淀物（沉淀环/沉淀线）判断结果。

（朱一蓓　李　覃）

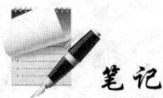

第七章 免疫比浊技术

第一部分 目的要求

1. **掌握** 免疫比浊技术的原理、技术类型、技术要点及临床应用。
2. **熟悉** 免疫比浊技术分析条件优化的选择。
3. **了解** 免疫比浊技术的抗体选择、纳米微球的选择及致敏方法。

第二部分 学习指导

一、学习提要

(一) 免疫比浊技术概述

免疫比浊技术是将液相中沉淀反应与现代光学仪器和自动分析技术相结合的一项免疫分析技术。当可溶性抗原与相应抗体特异性结合，且在二者比例合适时，在特殊的缓冲液中快速形成一定大小的抗原抗体复合物，反应液出现浊度，利用现代光学测量仪器对浊度进行测定从而获得待测抗原含量。与经典沉淀法相比，免疫比浊技术具有操作简便、灵敏度高、重复性好且能自动化等优点，目前主要用于免疫球蛋白、补体、急性时相蛋白及药物浓度等的测定。

(二) 免疫比浊的技术类型

根据光学仪器检测器的位置及其所检测的光信号性质不同，免疫比浊技术主要分为透射免疫比浊法和散射免疫比浊法两种类型。当形成的免疫复合物分子较小很难形成浊度或待测抗原分子大小极度不一致无法被检测时，又发展建立了胶乳颗粒增强免疫比浊法。

1. 透射免疫比浊法 是测定溶液中通过抗原抗体复合物对透射光衰减的光量，一般在180°角即直射角度上测定透射光强度。透射免疫比浊法是检测抗原抗体反应的第二阶段，需在抗原抗体反应达到平衡后进行，耗时较长。由于检测抗体的分子小或数量少，形成的抗原抗体复合物较小时，对光通量影响不大，故灵敏度偏低。

2. 散射免疫比浊法 是测量通过抗原抗体复合物对入射光呈适宜角度散射的光量，一般在光路的5°~96°角的方向上测量。散射比浊法又分为终点散射比浊法和速率散射比浊法。终点散射比浊法测定的是抗原抗体反应的第二阶段，需时较长。速率散射比浊法检测的是抗原抗体反应的第一阶段，需时较短，定量准确。

3. 胶乳颗粒增强免疫比浊法 是在高分子胶乳颗粒的表面交联单克隆抗体或抗原，当交联有抗体或抗原的颗粒与待测抗原或抗体相遇后，短时间内会迅速凝聚在一起，从而改变反应液的散光性能和透光性能。反应液的散光性能或透光性能的改变与待测抗原或抗体的浓度有较强的相关性，在一定范围内可以反映待测物质的浓度。胶乳颗粒增强比浊法分为透射免疫增强比浊和散射免疫增强比浊两种。

（三）免疫比浊的技术要点

免疫比浊技术的基础是抗原抗体反应形成免疫复合物，使液相介质的浊度发生改变，通过现代光学测量仪器对浊度进行测定从而获得待测抗原的含量。因此，要选择相应类型的抗体。

1. 抗体的选择

抗体的质量和类型对方法学的灵敏度和特异性极为重要，通常选择特异性强，效价高，亲和力强的 R 型抗体。

2. 纳米微球的致敏

纳米微球的致敏是利用各种功能性微球作为载体，与免疫活性物质（抗原或抗体）进行连接或耦合形成免疫微球复合物。在各类免疫微球中，聚苯乙烯胶乳微球具有表面积大、单分散性良好、生物相容性优异、易于分离纯化等优点，宜用于抗原/抗体分子的负载，在生物医药领域得到广泛应用。目前常用制备致敏免疫微球的方法有物理吸附法和共价偶联法。

3. 分析条件的优化

免疫比浊分析条件的优化基于四方面：其一，合适的抗原和抗体比例是浊度形成的关键因素，抗原和抗体必须保持在适当比例时才会出现最高结合率；其二，抗原抗体反应的溶液，最适 pH 值为 6.5 ~ 8.5，超过此限度则不易形成复合物，甚至可引起复合物解离，离子的种类也可影响免疫复合物的形成，常使用磷酸盐缓冲液作为免疫比浊的反应液；其三，应用增浊剂加速反应，为了提高抗原抗体复合物形成的速度，可在反应体系中加入增浊剂，常用的增浊剂为聚乙二醇；其四，高血脂的标本会引起非特异性反应，为减少血脂对检测结果的影响，实验检测的标本经加盖密封、高速离心后、应吸取下层血清进行检测。

（四）免疫比浊技术的临床应用

免疫比浊技术早期主要用于血清、尿和脑脊液中某些特种蛋白质含量的测定，用于一些慢性疾病如慢性肾病、糖尿病和风湿类疾病等的诊断。近年来随着技术的不断发展、完善，免疫比浊技术可进行多种蛋白质的检测，可用于感染、心血管、类风湿、神经系统、血液系统和肝脏系统等多种疾病的诊断以及免疫功能、肾脏功能、营养功能、过敏状态和药物浓度的监测。

二、本章重难点

（一）重点

1. 免疫比浊技术的原理

归纳总结：透射免疫比浊法是测定溶液中通过抗原抗体复合物对透射光衰减的光量，检测的是抗原抗体反应的第二阶段，需在抗原抗体反应达到平衡后进行。散射免疫比浊法是测量通过抗原抗体复合物对入射光呈适宜角度散射的光量。终点散射比浊法测定的是抗原抗体反应的第二阶段，需时较长。速率散射比浊法检测的是抗原抗体反应的第一阶段，需时较短，并可对微量抗原实施定量检测。

2. 免疫比浊技术的类型

归纳总结：根据检测光信号性质的不同，免疫比浊技术的类型分为透射比浊法和散射比浊法两型，散射比浊法又分为终点散射比浊法和速率散射比浊法。

3. 免疫比浊技术的临床应用

归纳总结：免疫比浊技术主要用于糖尿病、类风湿、感染、心血管疾病及神经系统、血液系统、肝脏系统、免疫功能、营养功能、过敏状态和药物浓度方面的监测。

（二）难点

1. 胶乳颗粒增强免疫比浊法的技术特点

学习思路：胶乳颗粒增强免疫比浊法是在高分子胶乳颗粒的表面交联单克隆抗体或抗原，

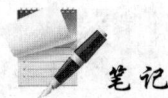

当交联有抗体或抗原的颗粒与待测抗原或抗体相遇后，短时间内会迅速凝聚在一起，从而改变反应液的散光性能或透光性能，反应液的散光性能或透光性能的改变与待测抗原或抗体的浓度有较强的相关性，在一定范围内可以反映待测物质的浓度。目前主要用于人体血清、血浆、尿液及脑脊液中特殊蛋白抗原或抗体的测定。

2. 技术特点的要求

学习思路：①胶乳颗粒直径，一般原则是胶乳颗粒直径（大小）要稍小于入射光的波长。目前多用 200nm 的胶乳颗粒和 340nm 的入射光波长；②胶乳颗粒的均一性，直接影响光散射结果，实验中需要选择均匀一致的胶乳颗粒；③常用的胶乳颗粒是聚苯乙烯胶乳，其带有负电荷能物理性吸附蛋白质，为提高稳定性，保存时要使用洁净器皿和保护剂，以避免杂质颗粒的干扰。

第三部分　强化训练（测试习题）

一、选择题

（一）A 型题

1. 下列技术中不属于免疫比浊技术的是
　　A. 荧光免疫比浊技术　　　　　　　　B. 终点散射比浊技术
　　C. 速率散射比浊技术　　　　　　　　D. 透射比浊技术
　　E. 胶乳颗粒增强比浊技术

2. 1959 年 Schultze 和 Schwick 等利用血浆蛋白与其特异抗体结合后形成的复合物能引起液体浊度改变，用减少透射光的方法测定的原理建立的免疫技术是
　　A. 放射免疫技术　　　　　　　　　　B. 酶免疫技术
　　C. 荧光免疫技术　　　　　　　　　　D. 免疫透射比浊技术
　　E. 免疫散射比浊技术

3. 透射比浊技术测定的是
　　A. 透射光强度　　　　　　　　　　　B. 散射光强度
　　C. 折射光强度　　　　　　　　　　　D. 反射光强度
　　E. 入射光强度

4. 散射比浊技术测定的是
　　A. 透射光强度　　　　　　　　　　　B. 散射光强度
　　C. 折射光强度　　　　　　　　　　　D. 反射光强度
　　E. 入射光强度

5. 散射比浊测定中，最理想的光源是
　　A. 荧光　　　　　　　　　　　　　　B. 激光
　　C. 碘钨光　　　　　　　　　　　　　D. 日光
　　E. 镁光

6. 胶乳颗粒增强比浊法中，应用最为广泛的制备微球的载体是
　　A. 二氧化硅　　　　　　　　　　　　B. 氧化铝
　　C. 三聚氰胺　　　　　　　　　　　　D. 聚苯乙烯微球
　　E. 聚甲基丙烯酸甲酯微球

7. 免疫比浊技术的基础是

   A. 免疫沉淀反应   B. 直接免疫凝集反应

   C. 间接免疫凝集反应   D. 中和反应

   E. 溶血反应

8. 透射免疫比浊法中，测定透射光强度的角度为

   A. 30°   B. 60°

   C. 90°   D. 180°

   E. 270°

9. 透射免疫比浊技术中，常用的检测波长为

   A. 450nm   B. 340nm

   C. 492nm   D. 630nm

   E. 500nm

10. 目前主要用于人体血清、尿液及脑脊液中的特殊蛋白抗原或抗体的测定方法为

   A. 胶乳颗粒增强免疫比浊法   B. 终点散射免疫比浊法

   C. 速率散射免疫比浊法   D. 免疫透射比浊法

   E. 荧光免疫检测法

11. 透射比浊法下述正确的是

   A. 测量 Rayleigh 散射光强度   B. 测量 Mie 散射光强度

   C. 测量吸光度   D. 多采用前向散射角测量

   E. 需专用特定蛋白分析仪测量

12. 速率散射比浊法提示抗原过量的是

   A. 有双峰出现   B. 无双峰出现

   C. 抗原超过阈值   D. 预反应阶段信号强度超过临界值

   E. 预反应阶段信号强度小于临界值

13. 对于免疫透射比浊分析，以下哪种说法不正确

   A. 反应的抗原抗体复合物的分子要尽可能的小

   B. 选择高亲和力的抗体，并保证抗体过量

   C. 反应时间要充分

   D. 依据溶液中颗粒形成或增加而使透射光减弱的原理来定量检测抗原

   E. 与散射比浊法的根本区别是测定角与正前主夹角为 0°

（二）B 型题

（1~4 题备选答案）下列学者分别创立了如下的免疫比浊技术

A. Schultze 和 Schwick   B. Ritchie

C. Sternberg   D. Bordet

E. Oudin

1. 透射比浊技术

2. 散射比浊技术

3. 速率散射比浊技术

4. 终点散射比浊技术

（5~8 题备选答案）免疫比浊法常用于补体 C3、C4 的测定，下列疾病分别对应补体的临床表现的是

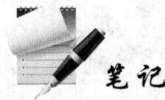

A. 慢性活动性肝炎　　　　　　B. 活动性红斑狼疮

C. 儿童营养不良　　　　　　　D. 心肌炎

E. 补体缺陷性疾病

5. 补体合成减少

6. 补体消耗过多或丢失过多

7. 补体合成原料不足

8. 先天性补体缺乏

（9～12 题备选答案）应用免疫比浊技术检测各种疾病对应的检测项目为

A. 感染性疾病　　　　　　　　B. 心血管疾病

C. 类风湿疾病　　　　　　　　D. 血液系统疾病

E. 肝脏疾病

9. α1 – 酸性糖蛋白，抗胰蛋白酶，纤维蛋白原，血清淀粉样蛋白 A 等

10. 载脂蛋白 A1，超敏 C 反应蛋白，肌红蛋白，同型半胱氨酸等

11. 类风湿因子，C – 反应蛋白，抗链球菌溶血素 O 等

12. 抗凝血酶Ⅲ，铜蓝蛋白，补体 C3、C4，IgA、IgM 等

（三）X 型题

1. 免疫比浊技术包括

    A. 荧光免疫技术　　　　　　B. 终点散射比浊技术

    C. 速率散射比浊技术　　　　D. 透射比浊技术

    E. 胶乳颗粒增强比浊技术

2. 散射比浊技术中，根据免疫复合物颗粒直径与入射光波长的关系，散射光可分为

    A. Rayleigh 散射　　　　　　B. Rayleigh – Debye 散射

    C. Mie 散射　　　　　　　　D. 前向散射

    E. 侧向散射

3. 免疫比浊检测技术具有如下特点

    A. 操作简便　　　　　　　　B. 灵敏度高

    C. 重复性好　　　　　　　　D. 可自动化

    E. 定量检测

4. 适用于散射比浊法的光源是

    A. 荧光　　　　　　　　　　B. 激光

    C. 碘钨光　　　　　　　　　D. 日光

    E. 镁光

5. 终点散射比浊法中，为保证检测时所获取的信号峰值确由被检抗原产生，可采取如下措施

    A. 保持抗体过量　　　　　　B. 保持抗原过量

    C. 对抗原过量进行阈值限定　D. 对抗体过量进行阈值限定

    E. 可适当延长反应时间

6. 免疫透射比浊反应体系中，加入非离子型聚合物增浊剂的作用是

    A. 降低抗原抗体复合物的溶解度　B. 加快复合物的形成速度

    C. 增加反应液的浊度　　　　D. 提高检测的灵敏度

    E. 增加检测的特异度

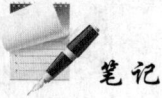

二、判断题（对：用 T 表示，错：用 F 表示）

1. 免疫比浊技术是将液相中沉淀反应与现代光学仪器和自动分析技术相结合的一项免疫分析技术。

2. 散射免疫比浊法是测量通过抗原抗体复合物对入射光呈适宜角度散射的光量，一般在光路的 180°角的方向上测量散射光的强度。

3. 透射比浊法中，通常选择 290~410nm 范围的波长的光线测定透射光强度。

4. 终点散射比浊法和速率散射比浊法检测的都是抗原抗体反应的第一阶段。

5. 胶乳颗粒增强比浊法中，一般要求胶乳颗粒直径要稍小于入射光的波长。

三、填空题

1. 免疫比浊技术分为_____和_____两种，散射比浊法又分为_____和_____。

2. 透射免疫比浊法是测定溶液中通过抗原抗体复合物对_____衰减的光量，一般在 180°角上测定_____强度；散射免疫比浊法是测量通过抗原抗体复合物对_____呈适宜角度散射的光量。

3. 速率散射比浊法测定的是抗原抗体反应的第一阶段，检测不必等到抗原抗体反应达到平衡，因此检测时间短，速度快。测定的速率散射信号理论上不受本底散射信号的干扰，_____，_____，检测范围宽，可自动化，但存在_____。

4. 胶乳颗粒增强免疫比浊法又称为_____，目前主要用于人体血清、_____、_____及脑脊液中的特殊蛋白抗原或抗体的测定。

5. 免疫比浊技术中抗原抗体反应液的最适 pH 值为_____，一般常使用_____。

6. 目前制备免疫胶乳微球的主要方法有物理吸附法、共价偶联法、亲和素－生物素桥联法、直接组合法及多肽桥连接法等，其中以_____和_____为最常用方法。

四、名词解释

1. immunoturbidimetric assay
2. immunomicrosphere technique

五、简答题

1. 免疫比浊技术主要包括哪些？
2. 免疫比浊技术在体外主要分为几个阶段？
3. 透射比浊法的技术要点有哪些？
4. 胶乳颗粒增强比浊法的技术要点有哪些？
5. 免疫比浊技术临床常应用于哪些项目的测定？

六、问答题

免疫比浊技术包括哪些技术类型？并以其中一种技术为代表阐述其原理及临床应用。

第四部分　强化训练参考答案

一、选择题

（一）A 型题

1. A　2. D　3. A　4. B　5. C　6. D　7. A　8. D　9. B　10. A　11. C　12. B　13. A

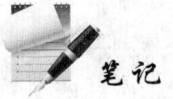

（二）B 型题

1. A　2. B　3. C　4. B　5. A　6. B　7. C　8. E　9. A　10. B　11. C　12. E

（三）X 型题

1. BCDE　2. ABC　3. ABCDE　4. ABC　5. AC　6. ABCD

二、判断题

1. T　2. F　3. T　4. F　5. T

三、填空题

1. 透射比浊法，散射比浊法，终点散射比浊法，速率散射比浊法。

2. 透射光，透射光，入射光。

3. 灵敏度高，特异性强，钩状效应。

4. 免疫胶乳比浊测定法，血浆，尿液。

5. 6.5～8.5，磷酸盐缓冲液。

6. 物理吸附法，共价偶联法。

四、名词解释

1. 免疫比浊技术：是将液相中沉淀反应与现代光学仪器和自动分析技术相结合的一项免疫分析技术。

2. 免疫微球技术：是以免疫微球进行免疫、靶向或其他生物学检测的一项技术。

五、简答题

1. 包括透射比浊法、散射比浊法和胶乳颗粒增强免疫比浊法，散射比浊法又分为终点散射比浊法和速率散射比浊法。

2. 在体外主要分为两个阶段，第一阶段为快速反应阶段，此时发生单价的抗原与双价的抗体特异性结合，仅需几秒或几分钟，肉眼不可见，在此阶段测定免疫复合物形成的动态速率，称为速率法；在电解质、pH、温度和适当震荡等条件下，特异性结合的抗原抗体形成可见的复合物，为第二阶段，在此阶段终末测定结果，为终点法。

3. ①由于抗原抗体复合物颗粒大小多在 35～100 nm 之间，被近紫外光线照射可获得最大吸收峰，故多选用 340 nm 的光波；②检测抗体的分子需足够大或抗体的数量必须足够多；③在待测反应液中可加入非离子型聚合物增浊剂，提高检测的灵敏度。

4. ①胶乳颗粒直径，一般原则是胶乳颗粒直径要稍小于入射光的波长；②胶乳颗粒的均一性，直接影响光散射结果，试验中需要选择均匀一致的胶乳颗粒；③常用聚苯乙烯胶乳，保存时要使用洁净器皿并加保护剂，以避免杂质颗粒的干扰，提高稳定性。

5. 血清免疫球蛋白及补体测定（人 γ - 球蛋白）、急性时相反应蛋白（补体系统蛋白、凝血纤溶系统蛋白）、药物浓度测定（地高辛，卡马西平，巴比妥，茶碱，庆大霉素等）等。

六、问答题

免疫比浊技术包括透射比浊法、散射比浊法和胶乳颗粒增强免疫比浊法。以胶乳颗粒增强免疫比浊法为例，其基本原理是在高分子胶乳颗粒的表面交联单克隆抗体或抗原，当交联有抗体或抗原的颗粒与待测抗原或抗体相遇后，短时间内会迅速凝聚在一起，从而改变反应液的散光性能或透光性能，反应液的散光性能或透光性能的改变与待测抗原或抗体的浓度有较强的相关性，在一定范围内可以反映待测物质的浓度。目前已经用于多种蛋白的定量分析，如甲胎蛋白（AFP）、血清脂蛋白 Lp（a）、血清高敏 C - 反应蛋白（hs - CRP）以及血清半胱氨酸蛋白酶抑制剂（Cystatin C）等。

（裘宇容　李海侠）

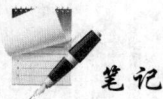

第八章 补体参与的溶血试验

第一部分 目的要求

1. **掌握** 血清总补体溶血活性测定的原理和技术要点。
2. **熟悉** 补体结合试验的原理和技术要点，CH_{50}检测的临床应用。
3. **了解** 血清总补体溶血活性测定和补体结合试验的方法评价。

第二部分 学习指导

一、学习提要

补体（complement，C）指存在于人或动物血清中的一组具有酶样活性、不耐热的蛋白质。通常分为三大类：①补体固有成分，C1～C9；②补体调节蛋白，如C1抑制物、膜协同因子蛋白等；③补体受体，如C1qR、C5aR等。补体可通过经典途径（CP）、旁路途径（AP）和凝集素途径（MBLP）被激活，具有介导细胞溶解、调理吞噬、清除免疫复合物以及参与炎症反应引起机体免疫损伤等一系列重要的生物学效应。在疾病情况下，补体含量、活性、功能等会出现相应变化，故对其含量等进行检测有助于临床对某些疾病的诊断、疗效观察和发病机制的研究。

（一）血清总补体溶血活性测定

目前已建立的血清总补体活性检测方法（total complement activity assay）主要以红细胞溶解为指示，以50%溶血为判定终点，故称CH_{50}。因补体旁路途径溶血活性（$AP-CH_{50}$）检测尚未列入临床常规检验，MBL途径溶血活性的检测暂未建立可靠方法，故临床总补体活性常规检测项目CH_{50}，通常系指基于经典途径的$CP-CH_{50}$。

1. 测定原理

绵羊红细胞（SRBC）与相应抗体（溶血素）结合后，形成免疫复合物，可激活血清中的补体，引起红细胞肿胀而发生溶血。当红细胞与溶血素的量一定时，补体的量及活性与溶血程度呈正相关，但非直线关系。以溶血百分率为纵坐标，相应补体含量为横坐标作图可得到一典型的"S"形曲线。在50%溶血附近，"S"形曲线最陡，接近一条直线，此时，补体活性稍有变动，溶血程度就有明显变化，故以50%溶血作为判定终点比以100%溶血作为终点更为敏感，以引起50%溶血的最小补体量为一个CH_{50}单位，计算出待测血清中总的补体溶血活性，以CH_{50} U/ml 表示。

2. 技术要点

准备新鲜1:20稀释待检血清，配制2%绵羊红细胞（SRBC）悬液、2U溶血素、50%溶血

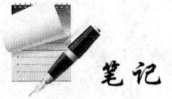

标准管、pH7.4巴比妥缓冲液（BBS）。在一系列试管中，依次递增加入1:20稀释血清和缓冲液、等量2U溶血素、等量2%SRBC，孵育，将各管2500r/min离心5分钟，目测比色，选与50%溶血标准管相近的两管，分别测定其OD$_{542}$值（即A$_{542}$值），以与标准管OD值最接近者为终点管，按公式：血清总补体活性（CH$_{50}$ U/ml）=1/血清用量×稀释倍数，计算CH$_{50}$值。参考区间：50~100 U/ml。

3. 方法评价

CH$_{50}$检测方便、快速，但灵敏度和精密度均较差，受血清新鲜程度、反应体积、缓冲液、SRBC数量、反应温度等多种因素影响。该法主要检测经典途径总补体溶血活性，反映补体C1~C9等9种成分的综合水平，但不能测定补体蛋白的绝对值。

4. 临床应用

CH$_{50}$检测，临床主要用于一些疾病的辅助诊断。CH$_{50}$增高常见于急性炎症、组织损伤、恶性肿瘤等；CH$_{50}$降低常见于系统性红斑狼疮、类风湿性关节炎、强直性脊柱炎、急性肾小球肾炎、严重肝病等。

（二）补体结合试验

1. 测定原理

补体结合试验（complement fixation test，CFT）是利用抗原抗体复合物可激活补体，以溶血素致敏的绵羊红细胞为指示系统，来检测反应系统中有无抗原抗体特异性结合的试验。该试验有5种成分参与，分属于3个系统：①反应系统的已知抗原或抗体与待测的抗体或抗原；②补体系统；③指示系统的绵羊红细胞与溶血素（即致敏绵羊红细胞）。试验中先加入反应系统和补体，若待测标本中无相应抗原或抗体，则补体游离与后加入的指示系统结合引起溶血，为补体结合试验阴性。若待测标本中存在相应的抗原或抗体，即与已知抗体或抗原形成抗原抗体复合物而固定补体，因无游离补体的存在，则不能使后加入的指示系统溶血，为补体结合试验阳性。

2. 技术要点

正式试验前必须对各种反应成分进行滴定，确定各成分的合适比例，以确保试验结果的正确性。①补体滴定：在一系列试管中，依次递增加入1:30稀释补体、缓冲盐溶液、2U抗原，孵育，再加入2U溶血素致敏绵羊红细胞，温育，以引起完全溶血的补体最少用量为1个单位（1U）的补体。正式试验中用2个单位（2U）的补体；②指示系统：SRBC悬液浓度一般为1%~2%。溶血素滴定常采用等倍交叉法将溶血素稀释成一系列倍数，加入补体、SRBC悬液等，孵育，以能完全溶解红细胞的溶血素最高稀释倍数为1个单位（1U）的溶血素，正式试验时用2个单位（2U）的溶血素；③抗原抗体的滴定：多采用方阵滴定，以抗原与抗体均呈强阳性反应（100%溶血）的最高稀释倍数为抗原和抗体的效价（或单位），正式试验中，抗原一般用2~4个单位，抗体用4个单位；④正式试验：将56℃30分钟加热处理的待检血清（原液或倍比稀释），加入补体、抗原或抗体（均为2U），并设待检血清、抗原或抗体、补体、致敏SRBC对照，孵育，加入致敏SRBC，孵育。待检血清（不稀释）管完全不溶血为补体结合试验阳性；或以待检血清（倍比稀释）出现完全不溶血的最高稀释度为抗体或抗原的效价。

3. 方法评价

补体结合试验无需特殊仪器、应用面广，不同性状的抗原、抗体均可检测，灵敏度较高，特异性强，结果明显，易于观察。但参与反应的成分多，影响因素复杂，操作步骤繁琐且要求严格，补体性质不稳定，难以标准化，故临床已很少采用。

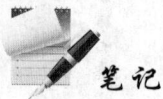

二、本章重难点

（一）重点

1. 血清总补体溶血活性测定（CH_{50}试验）原理

归纳总结：SRBC（E）＋溶血素（A）＋补体（C）→溶血。当 E 与 A 的量固定时，C 的剂量与溶血程度呈正相关，两者关系最为敏感的区域在 30%～70% 溶血之间，换句话说，此阶段补体活性稍有变动，溶血程度就有明显变化，故取其中点 50% 溶血作为判定终点，计算待测血清中总补体活性，以 CH_{50} U/ml 表示。

2. 血清总补体溶血活性测定技术要点

归纳总结：依据试验原理分析如下。①主要材料：抗原，2% SRBC 悬液；抗体，2U 溶血素；补体，1:20 稀释待检血清；标准管，50% 溶血标准管；试剂，pH7.4 巴比妥缓冲液（BBS）；②基本步骤：在稀释待检血清中，加溶血素及 SRBC，孵育，离心，测 OD_{542}（A_{542}）值；③结果计算：CH_{50}（U/ml）＝1/血清用量×稀释倍数，参考区间：50～100 U/ml。

（二）难点

1. 血清总补体溶血活性测定（CH_{50}试验）原理

学习思路：补体的固有成分可被抗原抗体复合物激活引起溶血，通过补体的溶血试验可反映补体的量和活性；当抗原抗体的量固定时，溶血程度与补体量间的量比关系，借助实验中溶血百分率和补体含量"S"形曲线图而分析在何时段两者的关系最为密切；最后充分理解为什么要以 50% 溶血作为判定终点比以 100% 溶血作为判定的终点更为敏感，及 CH_{50} 的含义。

2. 补体结合试验（CFT）原理

学习思路：第一明确补体的溶血性质（见 CH_{50} 测定学习思路）；第二分清本试验 5 种成分 3 个系统的组成；第三参照教材中补体结合反应示意图分析 3 个系统在试验中的反应关系，反应系统和指示系统在何种情况下可以固定并激活补体，出现或不出现溶血现象，借此判断试验结果。

3. 补体结合试验（CFT）技术要点

学习思路：结合 CFT 原理从 3 方面了解其技术要点。第一实验前滴定与单位的确立：因该试验的影响因素较多，故在试验前须做充分的准备。主要是对各种反应成分包括补体、溶血素、抗原抗体等进行滴定，以确定补体溶血单位、溶血素单位和抗原抗体单位等，从而获得反应的最适比，确保结果的正确性。为此，应明确 1U 的补体、1U 的溶血素、抗原和抗体效价（或单位）的含义及其应用；第二正式试验分两步：首先加入反应系统和补体，其次加入指示系统，同时设置各种反应成分对照；第三结果判定：根据红细胞是否溶血或溶血程度对待检抗原或抗体做出定性或效价（半定量）的判断。

第三部分 强化训练（测试习题）

一、选择题

（一）A 型题

1. 有关补体的叙述正确的是
   - A. 仅存在于正常人的血清中
   - B. 具有酶样活性
   - C. 耐热
   - D. 成分单一
   - E. 白蛋白

2. 临床获得补体的常用方法是
    A. 外周血抗凝取血浆
    B. 组织匀浆离心取上清
    C. 外周血凝固分离血清
    D. 经 56℃ 30 分钟处理后的血清
    E. 全溶血后离心取上清液

3. CH$_{50}$ 试验中形成抗原抗体复合物的成分是
    A. 溶血素与补体
    B. 绵羊红细胞与待检血清
    C. 待检血清与溶血素
    D. 绵羊红细胞与钙、镁离子
    E. 溶血素与绵羊红细胞

4. CH$_{50}$ 试验中作为抗体的是
    A. 待检血清
    B. SRBC
    C. 溶血素
    D. 补体
    E. 溶血素与 SRBC

5. CH$_{50}$ 试验中具有溶血作用的是
    A. 补体
    B. SRBC
    C. 溶血素
    D. 钙、镁离子
    E. 溶血素 + 补体

6. CH$_{50}$ 试验中，补体活性与溶血程度关系敏感的阶段在
    A. 50% 溶血处
    B. 50% ±10 溶血区域
    C. 50% ±20 溶血区域
    D. 50% ±30 溶血区域
    E. 50% ±40 溶血区域

7. 血清总补体溶血活性测定中含量固定的是
    A. 溶血素
    B. 补体与溶血素
    C. 绵羊红细胞
    D. 溶血素与绵羊红细胞
    E. 补体与绵羊红细胞

8. 临床血清总补体溶血活性测定，补体来自
    A. 健康者混合血清
    B. 豚鼠混合血清
    C. 绵羊混合血清
    D. 待检血清
    E. 兔混合血清

9. 下列叙述正确的是
    A. 补体加热 37℃ 30 分钟即被灭活
    B. CH$_{50}$ 试验也可检测单个补体溶血活性
    C. CH$_{50}$ 试验中的溶血素需先行灭活补体
    D. CH$_{50}$ 检测值与反应体积呈正相关
    E. 血清中补体均无活性，故需激活方可发挥作用

10. 配制 50% 溶血标准管不需要哪一步
    A. 取 2% SRBC 悬液 0.5ml
    B. 加 2.0ml 蒸馏水
    C. 加 2.0ml 1.8% NaCl 溶液
    D. 加 2% SRBC 悬液 0.5ml
    E. 加 2.0ml 巴比妥缓冲液

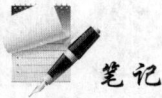

11. 溶血素效价滴定中，1 个单位是指
    A. 100% 溶血时的溶血素最高稀释度
    B. 50% 溶血时的溶血素最高稀释度
    C. 50% 溶血时的溶血素最低稀释度
    D. 100% 溶血时的溶血素最低稀释度
    E. 完全不溶血时的溶血素最高稀释度

12. 有关补体结合试验正确的是
    A. 利用补体的调理作用
    B. 反应系统为未知抗原与待测抗体
    C. 指示系统为溶血素致敏的 SRBC
    D. 溶血为试验阳性
    E. 不溶血为试验阴性

13. CFT 补体效价滴定中，1 个单位的补体是指
    A. 完全溶血时的补体最高用量
    B. 完全溶血时的补体最少用量
    C. 50% 溶血时的补体最少用量
    D. 50% 溶血时的补体最高用量
    E. 完全不溶血时的补体最高用量

14. CFT 中抗原抗体效价的确定是以
    A. 100% 溶血时两者的最高稀释倍数
    B. 70% 溶血时两者的最高稀释倍数
    C. 50% 溶血时两者的最高稀释倍数
    D. 30% 溶血时两者的最高稀释倍数
    E. 不溶血时两者的最高稀释倍数

15. 在补体结合试验中不发生溶血的对照管是
    A. 抗原对照管   B. 抗体对照管
    C. 待测血清对照管   D. 指示系统对照管
    E. 补体对照管

（二）B 型题

（1~6 题备选答案）下列免疫技术常用于检测

A. 补体结合试验   B. CH_{50} 试验
C. 免疫固定电泳   D. 间接免疫荧光试验
E. 免疫印迹试验

1. M 蛋白的鉴定与分型首选

2. ANA 的筛选

3. 血清总补体活性检测

4. HIV 确认试验

5. 曾用于梅毒诊断的华氏反应

6. 抗核抗体的确认试验

（7～11题备选答案）补体结合试验各试管分别表示

表 8-1 补体结合试验（剂量单位：ml）

管号	待检样品	抗原或抗体	补体	缓冲盐溶液	致敏红细胞
A.	0.1	0.1	0.2	–	0.2
B.	0.1	–	0.2	0.1	0.2
C.	–	0.1	0.2	0.1	0.2
D.	–	0.1	0.1	0.2	0.2
E.	–	–	–	0.4	0.2

7. 待测血清对照管

8. 抗原或抗体对照管

9. 待检系统管

10. 指示系统对照管

11. 补体对照管

（三）X 型题

1. 有关补体特性的叙述正确的是

    A. 56℃30 分钟失去活性   B. 需免疫复合物激活

    C. 激活后具有溶解细胞的作用   D. 含量及活性相对稳定

    E. 有三条独立的激活途径

2. CH_{50} 试验

    A. 测定血清中总补体活性

    B. 补体的量及活性与溶血程度呈正比关系

    C. 以 50% 溶血作为判断终点

    D. 以引起 50% 溶血的最高补体量为一个 CH_{50} 单位

    E. 表示单位为 U/ml 或 kU/L

3. 有关 CH_{50} 溶血程度与补体含量的关系图叙述正确的是

    A. 以溶血百分率为纵坐标   B. 以补体含量百分率为横坐标

    C. 以补体含量为纵坐标   D. 以 50% 溶血作为该试验的判断终点

    E. 在 50% 溶血附近接近一条直线

4. 有关 CH_{50} 检测技术正确的是

    A. SRBC 悬液浓度常为 10%

    B. 待检血清常做 1∶20 稀释

    C. 常用 1U 溶血素

    D. 各管 37℃水浴 30 分钟后，2 500r/min 离心 5 分钟

    E. 目测溶血程度与 50% 溶血标准管相近的 1 管为终点管

5. 有关 CH_{50} 试验的方法评价及应用正确的是

    A. 检测方便、快速、无需特殊仪器

    B. 灵敏度、精密度不高

    C. 影响因素较多

    D. 主要检测经典途径总补体溶血活性

    E. 反映 C3～C9 的综合水平

6. CH₅₀值增高常见于

A. SLE

B. 急性炎症

C. 组织损伤

D. RA

E. 恶性肿瘤

7. 补体结合试验正确的是

A. 抗原与抗体的滴定多采用方阵滴定

B. 正式试验中,抗原抗体一般均用2单位

C. 待检血清应预先加热56℃30分钟

D. 需设置各种参与成分对照

E. 灵敏度较高、特异性强

8. 有关CFT结果的判定和解释正确的是

A. 待检样品管完全不溶血为补体结合试验阳性

B. 待检样品管完全溶血为补体结合试验阳性

C. 以出现完全不溶血的最高稀释度为待检抗体或抗原的效价

D. 以出现完全不溶血的最低稀释度为待检抗体或抗原的效价

E. 不溶血表明待检样品中无相应的抗体或抗原

9. 有关CFT对照管结果正确的是

A. 抗原对照管完全不溶血

B. 致敏羊红细胞对照管完全不溶血

C. 待检血清对照管完全溶血

D. 补体对照管完全溶血

E. 抗体对照管完全不溶血

10. 有关CH₅₀试验和CFT的叙述不正确的是

A. 均需来自人血清补体的参与

B. 均以50%溶血为判定终点

C. 均利用红细胞溶血为指示

D. 均需将待检血清经56℃30分钟灭活

E. 均可用于血清总补体溶血活性的检测

二、判断题(对:用T表示,错:用F表示)

1. 待检血清预先加热56℃30分钟,其目的是破坏已知抗体。

2. 在CH₅₀检测中,补体的量及活性与溶血程度呈正比关系。

3. 在CH₅₀检测中,补体活性与溶血程度两者关系最敏感的区域在30%~70%。

4. 在CH₅₀检测中,以最接近完全溶血的测定管OD值为终点管。

5. 完全溶血的试管中液体红色透明,离心后无细胞沉降。

6. 不完全溶血的试管中液体较浑浊,离心后上清液无色透明。

7. 在PBS缓冲液或巴比妥缓冲液中,加适量Ca^{2+}和Mg^{2+}可增强补体的活化。

8. CFT可根据红细胞是否溶血对待检抗原或抗体做出定性或效价判断。

9. 补体结合试验既可检测抗原也可检测抗体,既可定性也可半定量。

10. 补体结合试验除了指示系统对照管发生溶血外,其他对照管均不发生溶血。

三、填空题

1. 补体是指存在于人或动物_____中的一组具有_____的_____的蛋白质。

2. 补体通常分为三大类,即_____、_____和_____。

3. 补体激活途径中无需抗体即可激活的途径是_____和_____。

4. 补体具有_____、_____、免疫黏附、中和溶解病毒和_____等生物学作用。

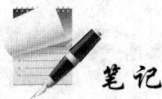

5. CH$_{50}$检测中，含量固定的是_____和_____，呈变量的是_____。

6. 一个CH$_{50}$单位是指引起_____溶血的_____补体量。

7. CH$_{50}$试验中，SRBC悬液的浓度一般为_____，溶血素用_____单位。

8. 观察CH$_{50}$试验结果时，应首先观察_____管，其结果是_____。

9. CH$_{50}$试验用于血清_____溶血活性的检测。若其值为80 U/ml，血清用量为0.25ml，则血清稀释度是_____。

10. 1：40的补体0.2ml为1U，2U则为1：40补体_____ml。若需每0.2ml含2U补体，问需将补体原液作1：_____稀释。

11. 补体结合试验前，须预先对_____、_____、_____等进行滴定。

12. 补体结合试验可分为3个系统，即_____、_____和_____。

13. 1U的溶血素是指_____溶血时溶血素的_____稀释度。

14. 1U的补体是指_____溶血时补体的_____用量。

15. CFT中抗原抗体效价是指_____溶血时抗原与抗体的_____稀释倍数。

四、名词解释

1. complement system

2. complement hemolysis 50%

3. complement fixation test

五、简答题

1. 补体有何生物学活性？CH$_{50}$试验和CFT利用了补体的哪些生物学活性？

2. CH$_{50}$试验经温浴反应结束后如何判定终点管？

3. 补体结合试验中的5种成分3个系统，分别指或包括是什么？

4. 补体的应用应注意哪些事项？为什么？

六、问答题

1. CH$_{50}$试验为什么不以100%溶血作为判定终点？

2. 补体结合试验为什么以溶血为阴性、不溶血为阳性作为判定的依据？

第四部分 强化训练参考答案

一、选择题

（一）A型题

1. B 2. C 3. E 4. C 5. A 6. C 7. D 8. D 9. C 10. E 11. A 12. C 13. B 14. A 15. D

（二）B型题

1. C 2. D 3. B 4. E 5. A 6. E 7. B 8. C 9. A 10. E 11. D

（三）X型题

1. ACD 2. ACE 3. ADE 4. BD 5. ABCD 6. BCE 7. ACDE 8. AC 9. BCD 10. ABDE

二、判断题

1. F 2. F 3. T 4. F 5. T 6. F 7. T 8. T 9. T 10. F

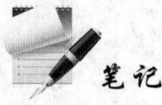

笔记

三、填空题

1. 血清，酶活性，不耐热。

2. 补体固有成分，补体调节蛋白，补体受体。

3. 旁路途径（或 AP），凝集素途径（或 MBLP）。

4. 溶解细胞，调理吞噬，炎性介质。

5. 红细胞，溶血素，补体。

6. 50%，最小。

7. 2%~5%，2。

8. 对照，不溶血。

9. 总补体，1∶20。

10. 0.4，20。

11. 补体，溶血素，抗原抗体。

12. 反应系统，补体系统，指示系统。

13. 完全（或100%），最高。

14. 完全（或100%），最少（或最低）。

15. 100%（或完全），最高。

四、名词解释

1. 补体系统：补体是指存在于人或动物血清中的一组具有酶样活性的不耐热的蛋白质。现已知补体并非单一成分，由补体固有成分、补体调节蛋白和补体受体等30余种可溶性蛋白和膜结合蛋白组成，故又称为补体系统。

2. CH_{50}（补体50%溶血试验）：指利用抗原抗体复合物可激活补体引起红细胞溶血的特性，来测定经典途径血清总补体活性的一类溶血性试验。因溶血程度和相应补体含量在50%溶血附近最为敏感，以50%溶血作为判定终点，计算待测血清中总补体活性最为准确，故名CH_{50}试验。

3. 补体结合试验：指利用补体可被抗原抗体复合物激活引起溶血的特性，以溶血素致敏的绵羊红细胞为指示系统，检测反应系统中有无相应抗原抗体特异性结合的试验。

五、简答题

1. 补体经激活后具有溶解细胞（包括细菌、各类组织细胞等）、调理吞噬、免疫黏附、中和溶解病毒和炎性介质等生物学活性。补体活性测定和补体结合试验利用补体溶细胞、免疫黏附等作用检测补体活性或功能以及抗原或抗体等成分。

2. 温育后，将各管 2 500r/分钟，离心 5 分钟，目测比色，选与50%溶血标准管相近的两管测定其 OD_{542}值（A_{542}值），以与标准管 OD 值最接近者为终点管。

3. 5 种成分指抗原、抗体、补体、溶血素、绵羊红细胞。3 个系统分别如下。①指示系统：绵羊红细胞与溶血素（或致敏绵羊红细胞）；②反应系统：已知抗原或抗体，待测抗体或抗原；③补体系统：C1~C9。

4. 注意事项：①采血后应及时分离血清，最好在当天完成；②必须保存时，可小量分装置–20℃，避免反复冻融；③冻干制品可较长时间（数年）保持活性；④使用前需滴定其效价。

原因：补体性质不稳定，易受各种理化因素影响，在体外极易失活。如加热56℃30min即被灭活，紫外线照射、机械振荡或某些添加剂等理化因素均可能破坏补体。

六、问答题

1. CH_{50}试验是利用补体可被抗原抗体复合物激活引起溶血而设计的一类溶血性试验。该试验将 SRBC（抗原）与溶血素（抗体）的量固定，则补体的量及活性与溶血程度呈正相关，但

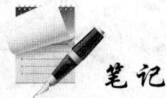

非直线关系。从溶血百分率和相应补体含量曲线图可以看出，两者关系最敏感的阶段在 30% ~ 70% 溶血区域（接近一条直线）而不是 100% 溶血处，在此区域补体活性稍有变动，溶血程度就有明显变化，由此可见，取其中点 50% 溶血作为判定终点计算待测血清中总补体活性比以 100% 溶血作为终点更为准确。故 CH_{50} 试验以 50% 溶血为判定终点而不以 100% 溶血作为判定终点。

2. 补体结合试验分两步，先加入反应系统（即待检抗原或抗体与已知抗体或抗原）和补体，若待测标本中无相应抗原或抗体，反应系统中不形成抗原抗体复合物，则补体游离与后加入的指示系统（溶血素致敏的绵羊红细胞）结合引起溶血；若待测标本中存在相应的抗原或抗体，即与已知抗体或抗原形成抗原抗体复合物而固定补体，此时，因无游离补体的存在，则不能与后加入的指示系统结合而引起溶血。所以，在补体结合试验中溶血为阴性（表明待测标本中无相应抗原或抗体），不溶血为阳性（表明待测标本中存在相应的抗原或抗体）。

（汤建中　沈富兵）

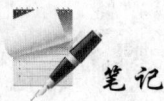

第九章 荧光抗体技术

第一部分 目的要求

1. 掌握 荧光抗体技术的概念、原理、类型、临床应用，常用荧光素的种类、荧光抗体的特点及应用。

2. 熟悉 荧光素应具备的条件，荧光抗体技术的要点，荧光抗体染色及荧光强度判断。

3. 了解 常用荧光素标记抗体的制备，常用荧光素特点及荧光基质片的制备。

第二部分 学习指导

一、学习提要

荧光抗体技术是将抗原抗体反应的特异性与荧光物质检测的敏感性及形态学直观性相结合的标记免疫技术。该技术自 20 世纪 40 年代建立以来已广泛应用于临床各种病原体检测、自身免疫性疾病的诊断及流式细胞术中细胞分选的标记。随着免疫学技术的发展，除了经典的荧光抗体技术以外，荧光芯片技术已逐步应用于临床，并显示广阔前景。

（一）荧光素和荧光标记抗体

荧光抗体技术的关键是选择合适的荧光素、高特异性和高亲和力的抗体及制备优质的荧光标记抗体。

荧光素是能产生明显的荧光并能作为染料使用的有机化合物。作为标记的荧光素应符合相应的条件，常用荧光色素有异硫氰酸荧光素、四乙基罗丹明、四甲基异硫氰酸罗丹明、藻红蛋白等。用于荧光素标记的抗体应具有高特异性和高亲和力，常用的标记方法有搅拌法和透析法两种，荧光素标记抗体完成后还要进行纯化和鉴定，荧光抗体要适当保存，防止抗体失活及荧光淬灭。

（二）荧光抗体技术的类型

荧光抗体技术包括经典荧光抗体技术及荧光抗体芯片技术。

经典荧光抗体技术包括直接法和间接法。直接法是荧光抗体技术最简单、最基本的方法，它通过荧光素标记特异性抗体直接与相应抗原（待检标本）结合，来鉴定未知抗原。间接法是目前最常用的方法，是用已知未标记的抗体（一抗）与待检抗原反应或用未知抗体与已知抗原反应，再与荧光素标记抗球蛋白抗体（抗抗体/二抗）反应而示踪。

荧光抗体芯片技术是将抗原－抗体结合反应的特异性与电子芯片高密度集成原理相结合的一种全新概念的生物芯片检测技术，一次能检测芯片中多种已知抗原（或抗体）。

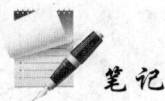

（三）荧光抗体技术的要点

1. 标本制作

标本制作的好坏直接影响到检测结果，标本制片要求尽量薄，以利于抗原抗体接触和镜检。标本中干扰抗原抗体反应的物质要充分洗去。常见组织、细胞和细菌三大类标本分别可制作成切片、印片或涂片。

2. 荧光染色

直接法是将荧光标记的抗体加入到制备好的悬液或基片上，使抗原抗体反应一定时间，相互识别和结合，洗去未结合的荧光抗体，将待检标本在荧光显微镜下观察，有荧光的部位即有相应抗原存在；间接法是先用特异性抗体与相应的抗原结合，洗去未结合的抗体，再用荧光素标记的（抗抗体）与特异性抗体相结合，形成抗原－特异性抗体－抗抗体复合物。

3. 荧光显微镜检查

荧光抗体染色的标本最好在染色当天镜检，以防荧光消退。特异性荧光强度的判断一般用"＋"号表示。"－"为无或仅有极微弱荧光，"＋"为荧光较弱但清楚可见，"＋＋"为荧光明亮，"＋＋＋"为耀眼的强荧光。临床上根据特异性荧光强度达"＋＋"以上判定为阳性，而对照光应呈"－"或"±"。根据呈"＋＋"的血清最高稀释度判定特异性抗体效价。

（四）临床应用

1. 病原体检测

临床上主要用于细菌、梅毒螺旋体、病毒、寄生虫等的检测。

2. 自身抗体检测

目前主要用于检查抗核抗体、抗线粒体抗体、抗平滑肌抗体、抗 dsDNA 抗体、抗甲状腺球蛋白抗体、抗骨骼肌抗体及抗肾上腺抗体等。

3. 淋巴细胞分类计数

荧光抗体技术的一种特殊应用是流式细胞分析，对 T 淋巴细胞进行分类计数，计算各亚型的比例。

（五）免疫病理检测

荧光抗体技术可用于组织中免疫球蛋白、补体、抗原抗体复合物及肿瘤组织中肿瘤相关抗原的检测。

二、本章重难点

（一）重点

本章学习的重点为荧光抗体技术的概念、类型及原理。

归纳总结：荧光抗体技术是将抗原抗体反应的特异性与荧光物质检测的敏感性和形态学直观性相结合的标记免疫技术，包括经典荧光抗体技术及荧光抗体芯片技术。经典荧光技术分为直接法和间接法。直接法是将特异性荧光抗体滴加于待测标本上，直接与相应抗原反应，此法常用于细菌和病毒等病原微生物的快速检测、肾活检及皮肤活检的免疫病理检查。间接法用已知未标记的抗体（一抗）与待检抗原反应，抗体被固定在标本上，标记的抗体（二抗）再与反应形成的抗原抗体复合物中的抗体发生反应，通过二抗的示踪对标本中未知抗原或抗体进行鉴定。

荧光抗体芯片技术将几个、几十个，甚至几万个或更多的抗原（或抗体）高密度排列在一起制成芯片，与待检样品或生物标本同时进行反应，可一次获得芯片中所有已知抗原（或抗体）的检测结果。该技术可采用荧光直接标记待测样本，也可以用荧光标记的抗体示踪芯片上已与待检物质结合的抗体。优点是可以在一张芯片上对两种样品的蛋白表达模式进行比较分析，缺点是直接标记待测样本时易受到高背景的干扰。但免疫芯片技术具有高特异性、高敏感性、可同时定量平行分析大量蛋白质的特点，可以检测出浓度在 1 ng/ml 左右的蛋白质。

（二）难点

本章学习的难点为荧光抗体技术的要点。

学习思路：荧光抗体技术是用荧光素标记抗体/抗抗体以检测未知抗原/抗体的一项实验应用技术，结果受标本制作的质量、荧光抗体染色的时间和环境以及结果观察标准等诸多因素的影响。在标本制作过程中怎样保持抗原的完整性，制作出尽可能薄、干扰抗原抗体反应的物质尽可能少的基片，需要在实践中反复摸索。尤其是不同的标本类型有不同的要求，在染色过程中也是各有其技术特点，因此，要想掌握该技术，除了掌握其原理、特点，还要进行实际操作，在操作过程中积累经验。

第三部分　强化训练（测试习题）

一、选择题

（一）A 型题

1. 荧光抗体技术的实验成功与否不必具备的条件

　　A. 合适的荧光素　　　　　　　　B. 高特异性的抗体

　　C. 高亲和力的抗体　　　　　　　D. 高浓度的抗原

　　E. 优质的荧光标记抗体

2. 常用的荧光素不包括

　　A. 异硫氰酸荧光素　　　　　　　B. 四乙基罗丹明

　　C. 溴甲酚紫　　　　　　　　　　D. 四甲基异硫氰酸罗丹明

　　E. 藻红蛋白

3. 异硫氰酸荧光素呈色为

　　A. 黄绿色荧光　　　　　　　　　B. 橘红色荧光

　　C. 粉红色荧光　　　　　　　　　D. 黄色荧光

　　E. 红色荧光

4. 作为标记的荧光素应符合以下条件，除了

　　A. 标记方法简单、安全无毒

　　B. 与蛋白质的结合物稳定，易于保存

　　C. 与蛋白质结合后，不影响蛋白质原有的生化和免疫性质

　　D. 荧光效率高

　　E. 未结合的荧光素及其降解产物不易去除

5. 用于间接荧光法荧光素标记的相应的抗抗体为

　　A. 抗 IgA 抗体　　　　　　　　　B. 抗 IgM 抗体

　　C. 抗 IgE 抗体　　　　　　　　　D. 抗 IgG 抗体

　　E. 混合抗体

6. Coons 等首次用荧光抗体检测小鼠组织切片中的肺炎球菌多糖抗原的时间

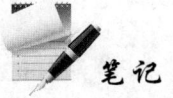

A. 1941 年   B. 1961 年

C. 20 世纪 70 年代   D. 20 世纪 40 年代

E. 21 世纪

7. 特异性荧光强度的判断一般用" + "号表示，判断阳性是根据荧光强度达

A. " + "   B. " + + "以上

C. " + + + "   D. " ± "

E. " – "

8. 如下有关荧光免疫技术完整正确的提法

A. 直观检测抗原和抗体   B. 直观检测抗原

C. 直观检测抗体   D. 间接检测抗原或抗体

E. 间接检测抗原和抗体

9. 荧光素易受温度影响，操作时通常选择较佳的温度

A. 10℃ ~15℃   B. 15℃ ~20℃

C. 20℃ ~25℃   D. 25℃ ~30℃

E. 30℃ ~35℃

10. 荧光抗体保存 3 ~4 年，应选择

A. 小量分装、4℃   B. 瓶分装、4℃

C. 瓶分装、– 10℃   D. 瓶分装、– 20℃

E. 小量分装、– 20℃

11. 下列组成荧光显微镜的结构中，与普通光学显微镜相同的是

A. 光源   B. 聚光器

C. 目镜   D. 物镜

E. 滤光片

12. 荧光抗体染色标本的观察时间

A. 当天   B. 第二天

C. 第三天   D. 7 天内

E. 5 天

13. 荧光抗体间接法应标记

A. 抗原   B. 抗体

C. 补体   D. 抗抗体

E. 抗体及补体

14. 荧光显微技术常用于检验各种自身抗体和病原体抗体的方法是

A. 直接法   B. 间接法

C. 双抗体夹心法   D. 补体法

E. 双标记法

15. 荧光抗体技术的间接法可检测

A. 抗原和蛋白质   B. 抗体和补体

C. 补体和抗原   D. 蛋白质和抗原

E. 抗原和抗体

16. 最适合于时间分辨荧光免疫测定的荧光物质
    A. 异硫氰酸荧光素　　　　　　　　B. 四乙基罗丹明
    C. 四甲基异硫氰酸罗丹明　　　　　D. 藻红蛋白
    E. 镧系稀土元素（Eu^{3+}）

17. 组织细胞标本固定的目的不包括下列哪项
    A. 使细胞脱落　　　　　　　　　　B. 防止细胞自溶
    C. 保持细胞固有形态与结构　　　　D. 使细胞内蛋白质凝固
    E. 保存组织细胞的抗原性

18. 标记抗体的荧光素需具备的条件中哪项与提高观察效果有关
    A. 与蛋白质结合稳定，易保存　　　B. 与蛋白质结合后仍保持较高的荧光效率
    C. 标记方法简单、无毒　　　　　　D. 被标记的蛋白质抗体活性不受影响
    E. 荧光色泽与背景组织的色泽对比鲜明

19. 稀释后荧光抗体在4℃下可保存
    A. 1～3 天　　　　　　　　　　　B. 1～3 周
    C. 1～3 月　　　　　　　　　　　D. 1～3 年
    E. 长期保存

20. 下列荧光寿命较长的是
    A. 异硫氰酸荧光素　　　　　　　　B. 四乙基罗丹明
    C. 藻红蛋白　　　　　　　　　　　D. 镧系稀土元素
    E. 四甲基异硫氰酸罗丹明

21. 激发后呈黄绿色荧光的荧光素是
    A. FITC　　　　　　　　　　　　 B. RB－200
    C. PE　　　　　　　　　　　　　 D. APC
    E. TRITC

（二）B 型题

（1～5 题备选答案）各种荧光抗体技术常用于检验
A. 荧光抗体芯片技术　　　　　　　　B. 荧光抗体技术直接法
C. 组织芯片技术　　　　　　　　　　D. 荧光抗体技术间接法
E. 流式细胞技术

1. 通过荧光素标记特异性抗体来鉴定未知抗原的技术

2. 用已知未标记的抗体与待检抗原反应，再加荧光素标记抗抗体的技术

3. 将抗原－抗体结合反应的特异性与电子芯片高密度集成原理相结合的技术

4. 将不同个体组织标本规则排布于同一载体上，进行同一指标的原位研究的技术

5. 游离淋巴细胞荧光标记后，经单色激光照射激发出的荧光信号折射，将淋巴细胞分类计数观察的技术

（6～9 题备选答案）荧光抗体技术常用荧光色素呈现的颜色
A. 红色荧光　　　　　　　　　　　　B. 黄绿色荧光
C. 橙红色荧光　　　　　　　　　　　D. 橘红色荧光

6. 异硫氰酸荧光素

7. 四乙基罗丹明荧光素

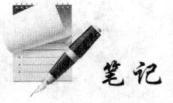

8. 四甲基异硫氰酸罗丹明荧光素

9. 藻红蛋白荧光素

（三）X 型题

1. 经典荧光抗体技术包括

　　A. 直接法　　　　　　　　　　　　B. 间接法

　　C. 组织芯片技术　　　　　　　　　D. 流失细胞术

　　E. 组织微阵列

2. 荧光素标记的抗体，在使用前应加以鉴定，鉴定指标包括

　　A. 荧光素名称　　　　　　　　　　B. 抗体效价

　　C. 抗体的类型　　　　　　　　　　D. 抗体的分子量

　　E. 荧光素与蛋白质结合比率

3. 对荧光素影响的因素有

　　A. pH、温度　　　　　　　　　　 B. 溴化物、碘化物等杂质

　　C. 荧光素的浓度　　　　　　　　　D. 细胞固定剂

　　E. 化合物

4. 荧光显微技术在组织学检查中在荧光显微镜下具有如下优点

　　A. 抗原或抗体的定位　　　　　　　B. 抗原或抗体的定性检查

　　C. 抗原抗体反应的因素少　　　　　D. 荧光标本能持久保存

　　E. 清晰显示其形态、直观性强

5. 间接荧光免疫法的优点是

　　A. 敏感性高于直接法　　　　　　　B. 制备一种荧光抗体即可检测抗原或抗体

　　C. 操作时间较短　　　　　　　　　D. 不易出现非特异荧光

　　E. 反应参与的因素多

6. 荧光免疫显微技术在临床可用于检测

　　A. 血清中自身抗体的检测　　　　　B. 各种微生物的快速检查和鉴定

　　C. 寄生虫感染的诊断　　　　　　　D. 白细胞分化抗原的检测

　　E. HLA 分型检测

7. 异硫氰酸荧光素具有如下的特点

　　A. 纯品为黄色或橙黄色结晶粉末　　B. 易溶于水和乙醇等溶剂

　　C. 对人眼较为敏感　　　　　　　　D. 不溶于水、易溶于乙醇和丙酮

　　E. 质稳定、可长期保存

8. 四乙基罗丹明荧光素具有如下的特点

　　A. 为橘红色粉末　　　　　　　　　B. 易溶于水和乙醇等溶剂

　　C. 对人眼较为敏感　　　　　　　　D. 不溶于水、易溶于乙醇和丙酮

　　E. 质稳定、可长期保存

二、判断题（对：用 T 表示，错：用 F 表示）

1. 用于荧光素标记的抗体应具有高特异性和高亲和力。所用抗血清中不应含有针对标本中正常组织的抗体。

2. 荧光素标记抗体、使用前应进行抗体效价和荧光素与蛋白质结合比率等鉴定。

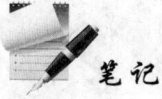

3. 荧光抗体技术检测各种自身抗体采用的是直接法。

4. 组织芯片也称组织微阵列，是生物芯片技术的一个重要分支。

5. 荧光标记抗体的工作浓度的确定方法是以能清晰显示特异性荧光且非特异染色弱的最高稀释度为荧光抗体工作浓度。

6. 应用异硫氰酸荧光素染色优点是对人眼较为敏感和有利于降低背景干扰。

7. 异硫氰酸荧光素纯品为黄色或橙黄色结晶粉末，易溶于水和乙醇等溶剂。

8. 四乙基罗丹明荧光素为橘红色粉末、易溶于水、性质稳定、可长期保存。

9. 荧光素标记抗体后只需一次纯化即可达去除游离的荧光素及过度标记的抗体。

10. 荧光标记抗体的鉴定指标是指抗体效价（抗体活性）鉴定。

三、填空题

1. 用于荧光素标记的抗体应具有_____和_____的特性。

2. 镧系稀土元素中的 Eu^{3+} 螯合物激发光_____、发射光_____、荧光衰变_____，最适合于_____荧光免疫测定。

3. 荧光抗体技术常用于标记的荧光色素有_____、_____、_____和_____等。

4. 荧光抗体技术常用于标记抗体的方法有_____和_____两种。

5. 荧光素标记的抗体在使用前鉴定指标包括_____和_____等。

6. 荧光抗体为防止抗体失活及荧光淬灭小量分装 −20℃ 冻存可放置_____年，4℃ 中可存放_____年，稀释后在 4℃ 条件下只能放置_____天保存。

四、名词解释

1. fluorescent antibody technique

2. fluorescein

3. fluorescent antibody chip technology

五、简答题

1. 简述荧光抗体技术的临床应用。

2. 荧光标记抗体的工作浓度的确定方法。

六、问答题

1. 作为标记的荧光素应符合什么条件？

2. 经典荧光抗体技术直接法和间接法各自的优、缺点？

第四部分　强化训练参考答案

一、选择题

（一）A 型题

1. D　2. C　3. A　4. E　5. D　6. A　7. B　8. A　9. B　10. E　11. D　12. A　13. D　14. B　15. E　16. E　17. A　18. E　19. A　20. D　21. A

（二）B 型题

1. B　2. D　3. A　4. C　5. E　6. B　7. D　8. C　9. A

（三）X 型题

1. AB　2. BE　3. ABCD　4. ABE　5. AB　6. ABCDE　7. ABC　8. ADE

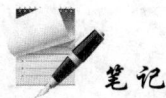

二、判断题

1. T　2. T　3. F　4. T　5. T　6. T　7. T　8. F　9. F　10. F

三、填空题

1. 高特异性，高亲和力。

2. 波长范围宽，波长范围窄，时间长，时间分辨。

3. 异硫氰酸荧光素，四乙基罗丹明，四甲基异硫氰酸罗丹明，藻红蛋白。

4. 搅拌标记法，透析标记法。

5. 抗体效价（抗体活性），荧光素与蛋白质结合比率。

6. 3～4，1～2，1～3。

四、名词解释

1. 荧光抗体技术：是将抗原抗体反应的特异性与荧光物质检测的敏感性和形态学直观性相结合的标记免疫技术。

2. 荧光素：能产生明显的荧光并能作为染料使用的有机化合物称为荧光素。

3. 荧光抗体芯片技术：是将抗原－抗体结合反应的特异性与电子芯片高密度集成原理相结合的一种全新概念的生物芯片检测技术。

五、简答题

1. ①病原体检测，包括：细菌、梅毒螺旋体、病毒以及寄生虫等；②自身抗体的检测，如抗核抗体；③淋巴细胞分类计数；④免疫病理检测等。

2. 将荧光抗体做一系列倍比稀释（1∶4～1∶256），对切片标本作荧光抗体染色，以能清晰显示特异性荧光且非特异染色弱的最高稀释度为荧光抗体的工作浓度。

六、问答题

1. 作为标记的荧光素应符合：①应具有与蛋白质分子形成稳定共价键的化学基团，与蛋白质结合后不易解离，而未结合的荧光素及其降解产物易于去除；②荧光效率高，与蛋白质结合后仍能保持较高的荧光效率；③荧光色泽与背景组织的色泽对比鲜明；④与蛋白质结合后，不影响蛋白质原有的生化和免疫性质；⑤标记方法简单、安全无毒；⑥与蛋白质的结合物稳定，易于保存等。

2. 直接法优点：①由于在反应中只有两种因子参与，结果判断较为简单；②特异性强，与其他抗原交叉染色较少；③操作步骤少、方法简便、省时。缺点：①敏感性较差；②一种标记抗体只能鉴定一种抗原；③不能用于鉴定未知抗体。间接法优点：①敏感性较高，是直接法的5～10倍；②用一种标记的抗体，就能与一种以上的相应的抗体或抗原配合鉴定多种未知的抗原或抗体；③既能鉴定未知抗原，又能鉴定未知抗体。缺点：①在反应中有多种因子参与，容易产生非特异性着色，结果判断有时较困难；②操作步骤多，费时。

（任碧琼）

笔记

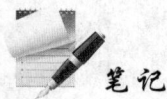

第十章 放射免疫技术

第一部分 目的要求

1. 掌握 放射免疫技术的特点、技术类型及其相应原理，衡量放射性标记物质量的主要指标、均相和非均相免疫分析的概念，固相吸附分离技术的分类。

2. 熟悉 放射免疫技术常用的放射性核素、标记方法及标记物的制备和纯化，放射免疫分析和免疫放射分析的区别，免疫分析常用的分离技术。

3. 了解 放射免疫技术的技术评价和临床应用。

第二部分 学习指导

一、学习提要

（一）放射性核素和放射性标记物

1. 放射性核素

放射性核素选择的原则是应具有高比活度、适宜的半衰期、对抗原或抗体活性没有影响，并容易标记。临床上常用的放射性核素为^{125}I，其优点有：①半衰期适中，能保证一定的有效期，且废物处理相对容易；②它只发射 X 射线和 γ 射线，而无 β 射线，因而辐射自分解少，标记化合物有足够的稳定性。放射性碘适用于蛋白质、肽类、固醇类、核酸类以及环核苷酸衍生物等的标记。

2. 放射性标记物的制备

将放射性核素标记在抗原或抗体分子上即可形成放射性标记物，一般是抗原或抗体的分子结构中某一原子或某些原子被放射性核素原子取代而形成。放射性标记物的制备有直接标记法和间接标记法。①直接标记法是在氧化剂作用下将$^{125}I^-$氧化成中间活性形式I_2或$^{125}I^+$，然后再取代蛋白质分子的酪氨酸残基苯环上羟基邻位的氢，形成单碘酪氨酸或双碘酪氨酸。常用的氧化剂是氯胺 T。②间接标记法是先将^{125}I标记在含酪氨酸残基的载体上，然后再将碘化载体与蛋白质交联。

3. 标记物的评价

评价放射性核素标记物的主要质量指标有放射化学纯度、比放射活性和免疫活性。

（二）放射免疫技术的类型

放射免疫技术的类型包括放射免疫分析（RIA）和免疫放射分析（IRMA）。

1. 放射免疫分析

放射免疫技术其原理是在同一反应体系中，标记抗原（＊Ag）和非标记抗原（待测 Ag）

对限量特异性抗体具有相同的亲和力，形成 $*Ag-Ab$ 和 $Ag-Ab$ 两种复合物，是竞争性结合反应。$*Ag-Ab$ 复合物（B）的放射性强度与待测抗原呈反比函数关系。用已知浓度的 Ag 为标准品，分别与定量的 $*Ag$ 和限量的 Ab 反应，待反应平衡后，分离去除上清液中游离的 $*Ag$（F）和 Ag，测定沉淀于反应管底的 $*Ag-Ab$ 复合物的放射性强度。以放射性强度或结合率为纵坐标，标准品的系列浓度为横坐标绘制标准曲线。标本中待检抗原进行同样操作，即可从标准曲线上查得其浓度。

放射免疫技术要点包括：高亲和力的抗体和标记抗原的制备，确定满足最大灵敏度的抗体浓度和标记抗原浓度，B 和 F 有效的分离。

放射免疫技术其优点是敏感度高，特异性强，重复性好，批间、批内误差小，标本用量少；缺点是放射性核素衰变试剂有效期短，放射性核素易对环境和实验室造成污染。

2. 免疫放射分析

免疫放射分析其原理是以过量放射性核素标记抗体（$*Ab$）与待测抗原（Ag）进行反应，平衡后用固相免疫吸附剂将 $Ag-*Ab$ 复合物（B）和游离标记抗体（F）分离，是非竞争性免疫结合反应。最后测得的标记免疫复合物放射性强度与受检抗原的量呈正比。用已知浓度抗原的系列标准品进行反应，可以得到一条正向剂量反应曲线，将待测样品进行同样操作，则可在反应曲线上查得样品中的抗原浓度。

免疫放射分析技术要点包括：标记抗体、固相抗原或固相抗体的制备、确定满足最大灵敏度的最适标记抗体浓度、B 和 F 分离。

免疫放射分析技术：优点是灵敏度、特异性、反应速率、测定范围均优于 RIA；缺点是 IRMA 抗体用量偏多，而且抗体的纯化较难。

（三）分离技术

放射免疫技术的反应系统中常用的分离方法可分为沉淀分离和固相吸附分离两类。

1. 沉淀分离

沉淀分离主要用于放射免疫分析中，分离的目的是除去游离标记物，主要有吸附法、聚乙二醇沉淀法、双抗体沉淀法、双抗体 – PEG 等。①吸附法：利用多孔性物质的物理吸附作用，将小分子游离抗原吸附，而大分子抗原抗体复合物留在反应液中，离心后分离 B 和 F。常用的吸附剂如葡聚糖包被的活性炭、滑石粉、硅酸盐等；②聚乙二醇沉淀法：聚乙二醇（PEG）可以破坏蛋白质水化膜，非特异性沉淀抗原抗体复合物，离心后弃去上清即可获得结合标记物。适用于抗原的分子量明显低于抗体的免疫反应；③双抗体沉淀法：双抗体沉淀法是第二抗体可特异性结合标记复合物中第一抗体形成沉淀，但不能结合游离标记抗原，离心后即可分离结合标记物。其优点是分离特异性强、重复性好；缺点是第二抗体与第一抗体反应时间较长，第二抗体用量较大增加检测成本；④双抗体 – PEG 法：是目前广泛应用的方法，既保持了双抗体法的特异沉淀作用，又保持了 PEG 法快速沉淀的优点，同时减少第二抗体和 PEG 的用量，有利于节约成本，降低非特异性结合。

2. 固相吸附分离

固相吸附分离主要用于免疫放射分析中，是将抗体或抗原结合在固相载体上，利用固相抗体或抗原分离 B、F。包括固相吸附和洗涤分离两个环节。将抗体或抗原包被在固相载体表面，免疫反应时抗原抗体复合物生成在固相载体表面，反应结束后只需将周围未结合的游离标记物洗去，测定固相载体结合状态的放射性即可反映待测物的浓度。

（四）临床应用

1. 激素水平测定

检测患者体内的肽类激素和非肽类激素。

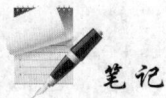

2. 肿瘤标志物测定

检测肿瘤患者的胚胎性肿瘤标志物、糖类肿瘤抗原、蛋白类肿瘤标志物等。

3. 药物浓度测定

地高辛、吗啡、苯巴比妥、苯妥英钠、氯丙嗪和抗生素等。

4. 病原微生物抗原或抗体及其他检测

检测乙型病毒性肝炎患者的抗原或抗体，血液系统疾病检测，肝纤维化的血清标志物等。

二、本章重难点

（一）重点

1. 放射免疫技术的原理

归纳总结：放射免疫技术是将抗原抗体反应的高特异性与放射性核素信号的高灵敏性相结合而建立的一种超微量分析技术。根据放射性核素标记抗原或抗体的不同分为放射免疫分析和免疫放射分析。前者是以标记抗原为特点，属于竞争性免疫分析，基于标记抗原和非标记抗原对同一抗体具有相同亲和力，常采用 PR 法分离 B 和 F，适用于小分子抗原、半抗原的测定。后者是非竞争反应，过量的标记抗体与待测抗原进行非竞争性免疫结合反应，常用固相免疫吸附法分离 B 和 F，测得的标记免疫复合物放射性强度与受检抗原的量呈正比，适用于大分子蛋白的检测。

2. 放射免疫技术的技术类型

归纳总结：根据抗原抗体反应后的检测是否需要将游离标记物和结合标记物分离，可以将免疫分析技术分为均相免疫分析和非均相免疫分析。后者根据分离方法是否使用固相支持物，又分为液相非均相免疫分析和固相非均相免疫分析。非均相免疫分析应用比较广泛，如放射免疫分析、酶免疫测定、化学发光免疫分析等。

（二）难点

本章学习的难点为标记物的主要质量指标，包括放射化学纯度、放射性比活度、免疫活性的概念和计算方法。

学习思路：先理解三个指标的概念，然后即可掌握相应的计算方法。放射性比活度的自身置换法是建立在标记抗原和标准抗原对特异抗体具有相同亲和力的基础之上。标准曲线的反应体系由定量标记抗原、系列的标准抗原和限量抗体组成；自身置换曲线的反应体系由不同剂量的标记抗原和限量抗体组成。无论是标记抗原还是标准抗原，它们与抗体的亲和力相同，而两个反应体系中总的抗原量均大于限量的抗体，这就形成了抗原之间的竞争机制。所不同的是前者反应后形成两种免疫复合物（ $*Ag - Ab$ 和 $Ag - Ab$ ），后者只形成一种免疫复合物（ $*Ag - Ab$ ），因标记抗原与标准抗原具有相同的免疫活性，与抗体的亲和力也相同，所以两条曲线应平行。若从两条曲线上取 B/T% 相同的点，其所对应的抗原剂量也是相等的，即（标记 Ag + 标准品 Ag）$_{标准曲线}$ ＝（标记 Ag）$_{自身取代曲线}$。故由此便可从横坐标上分别查得抗原的化学浓度和放射性活度，并进一步求得比活度。

第三部分　强化训练（测试习题）

一、选择题

（一）A 型题

1. 放射免疫分析的创建者和创建时间

A. Coons 于 1941 年创建　　　　　　B. Berson 和 Yallow 于 1959 年创建

C. Nakene 和 Pierce 于 1966 年创建　　D. Miles 和 Hales 于 1968 年创建

E. Engrall 和 Perlmann 于 1971 年创建

2. 放射免疫技术中用 ^3H 标记比 ^{125}I 标记的优点是

A. 标记方法简便　　　　　　　　　B. 放射性测量方法简便，效率高

C. 易获得高比放射性标记物　　　　D. 标记物保存期较长

E. 放射性废弃物处理较易

3. 下列关于抗体质量指标 K 值的描述，正确的是

A. 抗体 K 值越小，放射免疫分析的灵敏度、精准度和准确度越佳

B. 抗体 K 值越大，放射免疫分析的灵敏度、精准度越佳，但精准度越差

C. 抗体 K 值越大，放射免疫分析的准确度越佳、但灵敏度和精准度越差

D. K 值达到 $10^6 \sim 10^9 mol/L$，才适用于放射免疫技术

E. 放射性标记物、待测抗原和标准品对同一抗体应具有完全相同的 K 值，否则测定结果将失真

4. 关于直接法制备放射性标记结合物，下列说法正确的是

A. 通过小分子载体使 ^{125}I 与蛋白结合

B. 能标记所有蛋白质或多肽

C. ^{125}I 标记对蛋白质的活性影响

D. 常用的氧化剂是氯胺 T

E. ^{125}I 标记物的比放射性低

5. 有关放射免疫分析原理的描述，正确的是

A. Ag 和 *Ag 与相应 Ab 的结合能力不相同

B. *Ag 为限量，待测 Ag 竞争性抑制 *Ag 与 Ab 的结合

C. *Ag Ab 复合物量与待测 Ag 量成正比

D. 反应平衡时，游离放射性强度（F）与待测 Ag 量成正比

E. 标记抗体为过量

6. 结合了特异性和非特异性 B/F 分离技术特点的方法是

A. 活性碳吸附法　　　　　　　　　B. 双抗体法

C. 固相分离法　　　　　　　　　　D. PR 试剂法

E. 化学沉淀法

7. 在放射免疫分析中，与敏感度关系密切的指标是

A. 标记物的放化纯度　　　　　　　B. 标记物的免疫活性

C. 标记物的放射性比活度　　　　　D. 标记率

E. 放射性强度

8. 当放射性标记物脱碘后，发生变化的指标是

A. 放化纯度　　　　　　　　　　　B. 免疫活性

C. 放射性比活度　　　　　　　　　D. 射线类型

E. 放射性强度

9. 限制放射免疫技术应用的主要原因是

A. 灵敏度差　　　　　　　　　　　B. 干扰因素多

C. 特异性差　　　　　　　　　D. 放射性污染

E. 重复性差

10. 免疫放射分析方法创建者为

 A. Coons 于 1941 年创建

 B. Berson 和 Yallow 于 1959 年创建

 C. Nakene 和 Pierce 于 1966 年创建

 D. Miles 和 Hales 于 1968 年创建

 E. Engrall 和 Perlmann 于 1971 年创建

11. 与放射免疫分析相比，免疫放射分析最显著的特点是

 A. 使用单克隆抗体　　　　　　B. 采用固相分离法

 C. 反应属于非竞争性结合　　　D. 可以测定大分子和小分子抗原

 E. 灵敏度较高

12. 关于免疫放射分析的描述，正确的是

 A. 反应体系中，相对于抗原，标记抗体是过量的

 B. 单位点和双位点 IRMA 均采用固相抗体作分离

 C. 抗原与抗体的结合属于竞争性结合

 D. 反应平衡时，游离标记物量与待测抗原量成正比

 E. 反应平衡时，待测抗原量与结合的 ∗ Ag－Ab 成正比

13. 为提高放射免疫分析的检测灵敏度，方法学设计时应注意避免

 A. 制备高比放射性的标记物　　B. 增加抗体的用量

 C. 选用顺序饱和法实验流程　　D. 筛选高亲和力的抗体

 E. 选用特异性 B/F 分离法

14. 在免疫放射分析中，分离结合标记物的方法是

 A. 葡聚糖包被的活性碳吸附法　B. 双抗体沉淀法

 C. 聚乙二醇（PEG）沉淀法　　D. PEG－双抗体法

 E. 固相吸附法

15. RIA 测某种激素在血清的浓度时，其抗原抗体复合物中的放射性强度越大，表明

 A. 该激素在血清中的浓度越高　B. 该激素在血清中的浓度越低

 C. 游离的标记激素的浓度越高　D. 对这种激素的特异性抗体浓度越高

 E. 以上均不对

16. 在 RIA 这一反应体系中，参与反应的有标记抗原，已知抗体和待测抗原，对这三种成分的要求是

 A. 只需固定标记抗原量

 B. 待测抗原的量要先标定

 C. 标记抗原和已知抗体的量都是固定的

 D. 只需固定已知抗体的量

 E. 标记抗原、已知抗体、待测抗原的量均需固定

17. 关于 RIA 正确的描述是

 A. 非竞争性免疫分析　　　　　B. 体系中的抗体过量

 C. 适合测定小分子　　　　　　D. 均相免疫分析

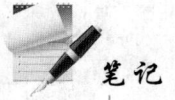

E. 采用固相吸附分离

（二）B 型题

（1~5 题备选答案）放射免疫技术如下的各项指标表示

B. 亲和常数（常用 K 值来表示）　　　C. 交叉反应率

D. 比放射性　　　　　　　　　　　　E. 放射化学纯度

1. 表示抗体的特异性指标是

2. 反应抗体与相应抗原结合能力的指标是

3. 反应标记抗原结合于抗体的放射强度占总放射强度的百分率的指标是

4. 表示单位质量标记物的放射强度的指标是

5. 标记物中结合在抗原/抗体上的放射性强度占该标记物总放射性强度的百分比的指标

（6~7 题备选答案）放射免疫技术中标记物放射性比活度表示

A. B/F　　　　　　　　　　　　　　B. B/T

C. F/B　　　　　　　　　　　　　　D. B/B_0

E. B/B + F

6. 放射免疫分析中，制作标准曲线形状不受放射性标记物的衰变影响的参数是

7. 放射免疫分析中，使标准曲线呈正比例双曲线，横坐标是测定物标准品浓度，纵坐标是

（8~10 题备选答案）放射免疫技术结合标记物的分离方法选择

A. 吸附法　　　　　　　　　　　　　B. PEG 沉淀法

C. 双抗体沉淀法　　　　　　　　　　D. 双抗体 – PEG 沉淀法

E. 固相吸附分离法

8. 分离结合标记物时，同时保持特异性和简便性的方法是

9. 分离结合标记物时成本较低的方法是

10. 在双位点免疫放射分析中，分离结合标记物的方法为

（三）X 型题

1. 释放 γ 射线的核素是

   A. ^{125}I　　　　　　　　　　　　B. ^{51}Cr

   C. ^{60}Co　　　　　　　　　　　　D. ^{14}C

   E. ^{3}H

2. 放射免疫技术中所使用的抗体要求

   A. 高亲和常数　　　　　　　　　　B. 交叉反应率低

   C. 抗体滴度高　　　　　　　　　　D. IgM 类

   E. 单克隆体

3. 用于放射性标记的抗原要求

   A. 抗原纯度高　　　　　　　　　　B. 足够或完整的免疫活性

   C. 完全抗原　　　　　　　　　　　D. 抗原稳定

   E. 基因重组多肽

4. 用于放射性标记的抗原或抗体的质量主要影响方法学的

   A. 灵敏度　　　　　　　　　　　　B. 特异性

   C. 准确度　　　　　　　　　　　　D. 线性范围

   E. 精准度

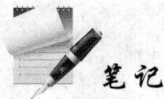

5. 在放射免疫技术中，下列哪方面 ^{125}I 标记优于 ^{3}H 标记
   A. 标记方法简单，易获得高比放射性标记物
   B. 放射性测量方法简单，效率高
   C. 对标记化合物影响较少，不影响抗原免疫学活性
   D. 标记物保存期较长
   E. 放射性废物处理较易

6. 关于间接标记法标记 ^{125}I 的描述，正确的是
   A. 避免氧化剂和蛋白质直接接触，对蛋白质活性影响较小
   B. ^{125}I 通过 SHPP 连接到蛋白质分子表面赖氨酸残基的氨基或蛋白质的活性中心，蛋白质生物活性影响较少
   C. 在蛋白质分子内载体分子引起位阻效应，影响其生活活性，对分子量小的蛋白质影响更明显
   D. 由于标记过程分两步进行，故碘标记蛋白质的放射性和碘的利用率较直接标记法低
   E. 常用的氧化剂是氯胺 T

7. 影响放射性标记物化学纯度的因素有
   A. 被标记物不纯   B. 标记抗原的比放射性过高
   C. 标记后分离纯化不完全   D. 放射性核素的放射性活度过低
   E. 标记化合物贮存过程中碘脱落

8. 理想的分离技术应具备的条件
   A. 简便易行，适于大批量样品分析
   B. 分离完全，快速，非特异结合低
   C. 试剂来源容易，价格低廉，稳定性好，可长期保存
   D. 不受外界因素和样品中其他成分的干扰，对校准品和待测抗原分离效果相同
   E. 适合自动化分析的要求

9. 属于特异性 B/F 分离技术的是
   A. 吸附法   B. 双抗体法
   C. 固相分离法   D. PR 试剂法
   E. 化学沉淀法

10. IRMA 的优点
    A. 敏感性高   B. 特异性强
    C. 准确度好   D. 结果稳定
    E. 用血量少

11. 制作 RIA 标准曲线时，纵坐标的反应参数有
    A. B/F   B. B/T
    C. F/B   D. B/Bo
    E. B

12. 关于 RIA 标准曲线，为使标准曲线呈反比例双曲线，横坐标是测定物标准品浓度，纵坐标是
    A. B/F   B. B/T
    C. F/B   D. B/Bo

E. B

13. 用^{125}I 标记抗原，直接标记法最常用于以下哪些物质的碘化标记

A. 肽类
B. 蛋白质
C. 酶
D. 环核苷酸
E. 甾体类化合物

14. 用于^{125}I 标记物纯化的方法有

A. 凝胶过滤法
B. 离子交换法
C. 超速离心法
D. 高效液相色谱法
E. 聚丙烯酰胺凝胶电泳

15. 下列有关放射免疫分析的叙述中，正确的是

A. 以放射性核素为标记物
B. 是一种定量的检测技术
C. 主要用于检测抗原
D. 最后形成的免疫复合物中的放射性强度与标本中的待测抗原呈正比
E. 定量分析时需同时作标准管

16. 固相吸附分离技术中，理想的固相载体应满足以下条件

A. 吸附牢固，不易脱落
B. 吸附的抗体或抗原量足够
C. 不影响抗体或抗原的免疫活性
D. 非特异结合低
E. 吸附材料具有较好的可塑性便于制成各种形状，且具有较好的透光性

二、判断题（对：用 T 表示，错：用 F 表示）

1. 放射性标记物的放射化学纯度是指结合于抗原上的放射强度占总放射强度的百分率。

2. 免疫放射分析适合测定小分子半抗原。

3. 在 RIA 检测中，结合率用 B/（B + F）表示，其意义是结合态的标记抗原与游离的标记抗原之比。

4. 分离结合态与游离态放射性标记抗原不完全时会增加非特异性结合量。

5. 放射免疫分析中，分离过程应不影响免疫复合物的形成。

6. 继包被之后用高浓度的无关蛋白质溶液再包被的过程称为封闭，其目的是防止干扰物质的吸附。

三、填空题

1. 放射免疫技术主要包括＿＿＿＿和＿＿＿＿两种类型。

2. 放射免疫技术最常用的放射性核素为＿＿＿＿，半衰期为60天，释放＿＿＿＿射线。

3. 衡量放射性核素标记物质量的指标有＿＿＿＿、＿＿＿＿和＿＿＿＿。

4. 最早用于体液超微量物质分析的免疫分析技术是＿＿＿＿。

5. 放射性标记物制备时，常用的标记方法有＿＿＿＿和＿＿＿＿。

6. 据加样顺序不同，RIA 的抗原抗体反应分＿＿＿＿、＿＿＿＿和＿＿＿＿三种反应方式。

7. 根据抗原抗体反应后的检测是否需要将游离的和结合的标记物分离，可以将免疫分析技术分为＿＿＿＿和＿＿＿＿。

8. 放射免疫技术中，常用的将 B 和 F 分离的方法有＿＿＿＿和＿＿＿＿两类。

9. 固相吸附分离技术包括＿＿＿＿和＿＿＿＿两个环节。

四、名词解释

1. radioimmunoassay
2. immunoradiometric assay
3. specific radioactivity
4. radiochemical purity
5. coating
6. homogeneous immunoassay

五、简答题

1. 放射性标记物制备的常用方法有哪些，各有何优点？
2. 试比较 RIA 和 IRMA 的区别。
3. 免疫分析中良好分离方法应具备哪些条件？

六、问答题

论述放射免疫技术的临床应用。

第四部分　强化训练参考答案

一、选择题

（一）A 型题

1. B　2. D　3. E　4. D　5. D　6. D　7. C　8. A　9. D　10. D　11. C　12. A　13. B　14. E　15. A　16. C　17. C

（二）B 型题

1. C　2. B　3. A　4. D　5. E　6. D　7. C　8. D　9. B　10. E

（三）X 型题

1. ABC　2. ABC　3. ABD　4. AB　5. ABE　6. ABCD　7. ACE　8. ABCDE　9. BCD　10. ABD　11. ABCDE　12. ABDE　13. ABC　14. ABDE　15. ABCE　16. ABCDE

二、判断题

1. T　2. F　3. F　4. T　5. T　6. T

三、填空题

1. RIA，IRMA。
2. ^{125}I，γ。
3. 放射化学纯度，放射性比活度，免疫活性。
4. 放射免疫分析。
5. 直接法，间接法。
6. 平衡法，顺序加样法，急诊检测法。
7. 均相免疫分析，非均相免疫分析。
8. 沉淀分离，固相吸附分离。
9. 固相吸附，洗涤分离。

四、名词解释

1. 放射免疫分析，是以放射性核素标记抗原和待测抗原竞争结合一定量的特异性抗体，待测抗原量与抗原抗体复合物放射性强度呈反比，用来测定待测抗原含量的一种竞争免疫学方法。

2. 免疫放射分析，是以放射性核素标记的抗体与待测抗原发生非竞争性免疫结合反应，待测抗原量与抗原抗体复合物放射性强度呈正比，从而测定待测抗原含量的一种非竞争免疫学方法。

3. 放射性比活度是指单位质量标记物的放射性活度，常用 Bq（Becquerel）/μg、Ci（Curie）/μg 或 Ci/mmol 等单位表示。

4. 放射化学纯度是指结合于抗原或抗体上的放射性强度所占总放射性强度的百分率（即碘化蛋白质的放射性强度占总放射性强度的百分率），一般要求大于95%。

5. 包被指将抗体或抗原吸附在固相载体表面的过程。

6. 均相免疫分析是当抗原抗体反应达到平衡后，反应液中结合的标记物与游离的标记物有一种不产生信号（或信号消失），无需将反应液分离即可在溶液中进行测定，故称为均相免疫分析。

五、简答题

1. 有直接标记法和间接标记法

（1）直接标记法是在氧化剂作用下将 $^{125}I^-$ 氧化成中间活性形式 I_2 或 $^{125}I^+$，然后再取代蛋白质分子的酪氨酸残基苯环上羟基邻位的氢，形成单碘酪氨酸或双碘酪氨酸。常用的氧化剂是氯胺 T，此外也可用乳过氧化物酶、氯甘脲等。优点：操作简便、结合效率高、重复性好。缺点：只能标记含酪氨酸的化合物，可能会影响蛋白质的特异性和生物活性。

（2）间接标记法是先将 ^{125}I 标记在含酪氨酸残基的载体（如 N - 羟基琥珀酰亚胺酯）上，然后再将碘化载体与蛋白质交联。优点：对蛋白质活性影响较小；缺点：操作较复杂、标记蛋白质的比放射性显著低于直接法。

2. IRMA 与 RIA 的区别

表 10 - 1　IRMA 与 RIA 的区别

	IRMA	RIA
被标记物质	抗体	抗原
标记物用量	过量	限量
反应速率	快	稍慢
反应方式	直接结合	竞争性结合
特异性	高	稍差
抗原检测浓度范围	宽	较窄
分离方式	固相抗体法	PEG - 双抗体法
应用范围	大分子抗原或抗体	小分子半抗原

3. 理想的分离技术应具备：①简便易行，适用于批量操作；②分离效果完全、快速、非特异结合低；③试剂来源容易、价格低廉、稳定性好、可长期保存；④不受外界因素和样品中的其他组分干扰，对标准品和待测抗原分离效果相同；⑤适合自动化分析。

六、问答题

目前放射免疫技术的临床应用主要有以下几方面。

（1）激素测定　放射免疫技术可用于大多数激素的测定，包括：①蛋白质及肽类激素，如胰岛素、C 肽、胰泌素、促甲状腺激素释放激素、促甲状腺激素、甲状腺素结合球蛋白、生长激素、胃肠激素、促肾上腺皮质激素、降钙素等；②非肽类激素，如甲状腺激素、性激素、醛固酮、皮质醇、儿茶酚胺类等。

（2）肿瘤标志物测定　①胚胎性肿瘤标志物，如癌胚抗原、甲胎蛋白等；②糖类肿瘤抗

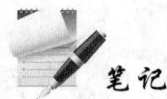

原，如 CA - 50、CA19 - 9、CA - 125 等；③蛋白类肿瘤标志物，如铁蛋白、β_2 - 微球蛋白、α_1 - 微球蛋白等；④其他，如组织多肽抗原、前列腺特异抗原、前列腺酸性磷酸酶、细胞角蛋白 19、神经元特异烯醇化酶等。

（3）药物浓度检测　RIA 可用于药物的吸收、分布和代谢研究，检测违禁药物和监测药物浓度等，如地高辛、吗啡、苯巴比妥、苯妥英钠、氯丙嗪以及一些常用的抗生素等。

（4）其他　用于微生物抗原或抗体检测，如病毒性肝炎各抗原、抗体及系列标志物检测等；血液系统疾病检测，如叶酸、维生素 B_{12}、抗凝血酶Ⅲ；肝纤维化的血清标志物，如Ⅲ型前胶原、Ⅳ型胶原、层粘连蛋白、透明质酸等；也用于维生素、细胞因子、核酸衍生物、受体和配体、血浆蛋白成分及酶等检测。

（王亚飞）

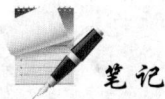

第十一章　酶免疫技术

第一部分　目的要求

1. 掌握　酶联免疫吸附试验、斑点酶免疫印迹试验、酶联免疫斑点试验和酶免疫组织化学技术的原理，酶联免疫吸附试验的方法和类型，常用标记酶及底物的种类。

2. 熟悉　酶联免疫吸附试验、酶联免疫斑点试验的技术评价和临床应用。

3. 了解　酶标记物的制备、纯化、鉴定与保存，酶联免疫吸附试验包被固相载体的种类及方法。

第二部分　学习指导

一、学习提要

酶免疫技术是以酶标记的抗体/抗原作为主要试剂，将抗原抗体反应的特异性与酶高效催化反应的敏感性、专一性相结合的一种免疫检测技术，具有特异性强和敏感性高的特点，可对待检抗原（或抗体）进行定位、定性或定量的分析。

（一）酶和酶标记物

酶免疫技术与荧光免疫技术和放射免疫技术称为经典的"三大标记技术"。按照实际应用的目的不同，酶免疫技术分为酶免疫组织化学技术和酶免疫测定技术；根据抗原抗体反应后进行酶活性检测是否需要将游离的和结合的酶标记物分离，将酶免疫测定技术分为均相酶免疫测定和非均相（或异相）酶免疫测定。

1. 酶的特性

酶具有活性高、可溶性好，催化反应具有较高效率，且在抗原抗体反应的最适条件下，仍保持酶活性稳定；易于结合抗体或抗原且不影响酶活性及抗原/抗体的免疫反应，制备的酶标抗体/抗原性质稳定；专一性强，酶的活性不受样品中其他成分的影响；酶的相应底物理化性质稳定、易于制备和保存，有色产物易于测定，吸光度高；酶催化反应后产生的信号产物易于判定或测量，且方法简单、敏感和重复性好；酶、底物及其辅助因子来源丰富、成本低、安全无毒性。

2. 常用的酶

常用的酶有辣根过氧化酶、碱性磷酸酶、β-D-半乳糖苷酶、脲酶和葡萄糖氧化酶。辣根过氧化酶是从植物辣根中提取的一种过氧化物酶，其分子量小，易渗入细胞内；标记方法简单；稳定易于保存；价格低廉易得；底物种类多；可供不同的实验选择。但叠氮钠可抑制辣根过氧化酶的活性，为防止酶失活，各种缓冲液及标本中应避免使用叠氮钠。

碱性磷酸酶是从牛肠黏膜或大肠埃希菌中提取，肠黏膜来源的活性高于菌源性的。酶活力测定以对硝基苯磷酸盐为底物。无机磷酸盐对碱性磷酸酶是强的抑制剂，因此不能使用磷酸盐缓冲液（PBS）作为洗涤液。其特点：活力高、其敏感性一般高于辣根过氧化物酶系统、空白值比较低，但分子量较大，不易渗入细胞内，很少用于酶免疫组织化学技术。国内 ELISA 测定中一般多采用辣根过氧化酶。

β-D-半乳糖苷酶存在于微生物、动物和植物中，常用于酶免疫技术的是来源于大肠埃希菌。由于人类血液标本中缺乏此酶，以其制备的酶标记物在测定时不易受到内源性酶的干扰，特异性较强，故常用于均相酶免疫测定。

3. 常用酶的底物

辣根过氧化酶的催化反应需要过氧化氢和供氢体作为底物，真正的底物是 H_2O_2。常用的供氢体如下。①邻苯二胺：是辣根过氧化酶最敏感的色原底物之一，也是酶联免疫吸附试验中最早应用的供氢体；其优点是灵敏度高、便于检测，缺点是性质不稳定，配制后溶液稳定性较差，需在 1 小时内使用。强酸中止反应后，显色也不稳定，显色随着时间的延长而加深，是由于反应后剩余的 H_2O_2 继续与邻苯二胺发生氧化反应产生非酶催化的二氨基偶氮苯（DAB）的结果，因此反应结束后要及时进行比色；另一缺点是有致癌作用；②四甲基联苯胺：优点是性质稳定，检测敏感性高，无致癌性，可用于比色仪作定性或定量检测，是目前最常用的底物；缺点是溶解度较低，见光易于分解，应置于黑色瓶中避光保存；③二氨基联苯胺：是免疫组织化学技术的常用底物，也是以膜为载体的酶免疫印迹试验也采用这种供氢体底物。其他常用底物还有 2，2'-氨基-二(3-乙基-苯并噻唑啉磺酸-6）铵盐、5-氨基水杨酸、以及 dicarbox-indine 等。

碱性磷酸酶最常用的显色底物是对硝基苯磷酸盐，β-D-半乳糖苷酶底物常用 4-甲基伞基-β-半乳糖苷，葡萄糖氧化酶的常用底物是葡萄糖，供氢体是对硝基蓝四氮唑，反应产生不溶性蓝色沉淀。

4. 酶标记物

酶通过化学反应，将酶与抗体/抗原形成的结合物称为酶标记物或酶结合物。酶标记物的质量直接影响酶免疫技术的应用效果。酶标记的原则是：①方法简单、标记效率高、重复性好；②对酶和抗体生物活性影响较小；③形成的酶标记物稳定。

酶标记抗体的制备方法目前应用最广的有戊二醛交联法和改良过碘酸钠法。酶标记抗原可根据抗原化学结构不同，用不同的方法与酶结合，如为蛋白质抗原，可使用酶标记抗体的方法。

戊二醛交联法根据试剂加入方法的不同，可分为一步法和二步法。一步法是将标记酶、抗体/抗原及戊二醛一起混合，然后用透析法或凝胶过滤除去未结合的戊二醛就可得到酶结合物。一步法的优点是操作简便、快速、有效、重复性好。缺点是酶标记物容易发生聚合，酶与抗体也易发生自身交联，故酶标记物的产率低，交联后酶与抗体/抗原容易失活，从而影响酶标记物的质量，其结合物分子量较大，穿透力弱。二步法是先用过量的戊二醛与酶作用，使戊二醛上的一个活性醛基先与酶蛋白上的一个氨基结合，避免酶与酶的结合，用葡聚糖凝胶 G-25 过柱法或透析法除去过量戊二醛，再加入抗体/抗原反应，形成酶-戊二醛-抗体/抗原结合物。二步法是目前辣根过氧化酶标记抗体/抗原最常用的方法，此法的效率较一步法高，酶标记物均一，无自身聚合，抗体和酶的活性损失较少，所得酶结合物活性比一步法高，结合物分子量小，穿透力强。

戊二醛交联法是最温和的标记方法之一，适合各种酶的标记，但标记产率较低。

改良过碘酸钠法是应用辣根过氧化酶标记抗原或抗体最常用的方法，此法只适合辣根过氧化酶，应用较为局限，但酶标记物产率较高。

5. 酶标记物的纯化、鉴定与保存

制备的酶标记结合物应予以纯化、以除去未结合的游离酶和抗体/抗原、酶-酶及抗体/抗

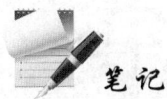

原聚合物。并要进行质量的鉴定，包括标记率、酶结合率、酶活性和抗体/抗原的免疫活性测定。其长期保存采用冰冻干燥保存，但需注意冻干可降低其生物活性；也可保存在33%甘油中0℃～-70℃保存较长时间；或0.1%～0.5%的牛血清白蛋白中，4℃～8℃保存6个月。此外，贮存时在结合物溶液中加入蛋白保护剂、抗生素及防腐剂等也有助于保持结合物的生物活性。

（二）酶联免疫吸附试验

酶联免疫吸附试验（ELISA）基本原理是以抗体或抗原包被（吸附）到固相载体表面，将待检抗原或抗体与酶标记抗体或抗原（标记物）按一定次序与固相载体上的抗原或抗体反应，在固相载体表面形成酶标记免疫复合物；通过洗涤去掉未结合的标记物和其他物质；固相表面的结合标记物经加入底物后显色，根据酶对底物催化的显色反应程度，对待检标本中的抗原或抗体进行定性或定量检测。

ELISA技术可用于检测抗原或抗体。根据检测原理及目的不同可分为四种基本类型：夹心法、间接法、竞争法和捕获法。

1. 夹心法

夹心法包括双抗体夹心法和双抗原夹心法。双抗体夹心法原理是先将特异性抗体包被于固相载体，然后加入含有待测抗原的样品，如待测样品中有相应抗原存在，即可与包被于固相载体上的特异性抗体结合，孵育（反应）足够时间后洗涤，加入酶标记的特异性抗体，在固相载体上形成固相抗体－抗原－酶标记抗体夹心结构的免疫复合物，孵育后再次洗涤去掉未结合的酶标记抗体，加底物显色，根据颜色的深浅对抗原定性或定量测定。常用于检测抗原，适用于检测至少含有两个抗原表位的抗原，一端要与包被于固相载体上的抗体结合，另一端则要与酶标记的特异性抗体结合。因此，此法不适用于分子量小的半抗原测定。

双抗体夹心法最经典的是"两步法"，也有"一步法"。

两步法：先加入标准品或待检抗原孵育，形成固相抗体抗原复合物，洗涤去除未结合物质；然后加入酶标记抗体孵育，酶标抗体与固相抗体抗原复合物，形成双抗体夹心复合物，洗涤去除未结合酶记抗体，加入底物显色，显色后可对待测抗原进行定量或定性测定。

一步法：是应用针对抗原分子上两个不同抗原表位的单克隆抗体分别作为固相抗体和酶标记抗体，测定时可将样本和酶标记抗体同时加入，经过孵育和洗涤后，加入酶底物显色，根据颜色的深浅对抗原定性或定量测定。这种方法简便快速，但需特别注意钩状效应对检测的影响。钩状效应指当样本中待测抗原浓度过高时，过量抗原分别与酶标抗体和固相抗体结合，不能形成上述夹心复合物，所得结果将低于实际含量，钩状效应严重时甚至可出现假阴性结果。当检测出现可疑的阴性结果时，应将待检样本进行适当的稀释后再进行重复测定，以保证检测的准确性。

双抗原夹心法的基本原理与双抗体夹心法类似，所不同之处为包被在固相载体上和酶标记的均为特异抗原。

2. 间接法

间接法其原理是将抗原包被于固相载体上，然后加入待测样本，如含有特异性抗体就会形成固相抗原－抗体复合物，孵育足够时间后洗涤，加入酶标记抗抗体（如酶标记抗人球蛋白IgG），与固相抗原－抗体复合物结合形成固相抗原－待检抗体－酶标二抗的复合物，再次孵育洗涤后，加入底物显色，根据颜色的深浅确定待测抗体的含量。间接法常用于检测抗体，如：人类免疫缺陷病毒（HIV）、丙型肝炎病毒及梅毒螺旋体等IgG类抗体。但在进行测定时常需先将样本做一定的稀释来避免非特异性IgG抗体对检测的干扰。

3. 竞争法

竞争法原理是先用特异抗体包被固相载体，然后同时加入待检样本和酶标抗原，如样本中含有待测抗原，则待测样本中的抗原和酶标抗原竞争与固相抗体结合，待检样本中特异性抗原越多，酶标抗原与固相抗体结合的机会就越少，因此与固相抗体结合的酶标抗原量与受检抗原的量呈反比，显色的深浅与待测抗原的量呈负相关。可用于测定抗原、半抗原和抗体。

4. 捕获法

捕获法原理是将抗人 IgM 抗体包被在固相载体上，然后加入待检血清、如存有 IgM 则被捕获在固相上，洗涤去除未结合物，然后加入特异性抗原试剂，它只和结合于固相上的特异性 IgM 相结合；再洗涤，去除未结合的特异性抗原及杂质，加入针对特异性抗原的酶标抗体，使其与结合在固相上的特异性抗原结合，形成固相抗人 IgM - 特异性 IgM - 抗原 - 特异酶标抗体复合物，洗涤去除未结合酶标抗体及杂质，加入底物，显色的深浅与被捕获的特异性 IgM 抗体的量呈正相关。是目前国际上公认的检测 IgM 抗体最好的方法，常用于检测血清中 IgM 类抗病原体抗体，如：检测抗 HAV - IgM 和抗 HBc - IgM。

5. 包被技术

包被是将抗体（抗原）与固相载体连接的过程称为包被。理想的固相载体应具备如下条件：与抗体（抗原）结合容量大，且结合稳定不易脱落；可结合抗原或抗体及亲和素或链霉亲和素等大分子蛋白质；包被方法应简便易行、快速经济；固相载体是反应杯也是比色杯，要求透光性好，均一。常用固相载体有塑料制品、微颗粒和膜载体，其中以聚苯乙烯最为常用。

塑料制品包括聚苯乙烯、聚氯乙烯等，以聚苯乙烯最为常用。聚苯乙烯的优点是便于批量标本测定，并可在特定的比色计上迅速测定结果，易于自动化仪器配套使用，利于操作步骤的标准化。而缺点是抗体（抗原）结合容量不高，解离及吸附程度不均一，影响测定的灵敏度、精确性及检测范围等。

微颗粒包括由聚苯乙烯高分子单体聚合成的微球、磁性微球等。磁性微球普遍用于荧光酶免疫测定及化学发光酶免疫测定等新技术。

膜载体包括硝酸纤维素膜、玻璃纤维素膜及尼龙膜等。由于吸附能力强，故已广泛应用于定性或半定量斑点 ELISA 的固相载体。

6. 包被方法

包被方法包括直接包被和间接包被。直接包被是经典的包被方法，即将抗体（抗原）直接包被于固相材料表面。间接包被是将抗体分子非特异性固定于塑料表面。

7. 封闭

由于包被的抗原或抗体浓度很低，造成固相载体表面常剩余少量未吸附位点，可非特异地吸附标本中的蛋白质及酶标记物，形成非特异性结合，导致本底偏高。因此需用 1% ~ 5% 牛血清白蛋白或 5% ~ 20% 小牛血清等再包被一次，用高浓度蛋白占据空白位点以消除上述干扰，此过程称为封闭。

8. 确定最佳工作浓度

在 ELISA 试验中，反应试剂多，其工作浓度对结果影响较大，因此，必须对包被抗原（抗体）和酶标抗体（抗抗体或抗原）进行最佳工作浓度的滴定和选择，以达到最佳的测定条件。包括：方阵（棋盘）滴定法选择包被抗原的工作浓度、酶标抗抗体最佳工作浓度的选择、方阵（棋盘）滴定法选择包被抗体和酶标抗体的工作浓度。

9. 临床应用

临床主要用于定性检测，如病毒性肝炎（甲肝抗体、乙型肝炎病毒血清标志物、丙肝抗体、丁肝抗体、戊肝抗体）血清标志物检测、TORCH（风疹病毒，巨细胞病毒，单纯疱疹病毒，弓形体）感染检测、梅毒螺旋体抗体的检测、HIV 感染筛查等；定量检测可用在 FK560、地高辛等药物浓度的监测。乙型肝炎病毒血清标志物的检测目前临床常用方法仍为酶联免疫吸

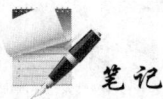

附试验，不同项目采用不同的检测方法。乙肝表面抗原（HBsAg）和乙肝 e 抗原（HBeAg）测定采用双抗体夹心法，乙肝表面抗体（抗 – HBs）测定采用双抗原夹心法，乙肝 e 抗体（抗 – HBe）和乙肝核心抗体（抗 – HBc）测定采用竞争抑制法。

酶联免疫吸附试验操作简单、快速、敏感性高、特异性强、应用范围广、无污染等优点，可对多种物质进行定性、某些微量物质的定量分析。但自身尚存在一定的局限性，所以出现检测结果的假阳性或假阴性是不能完全避免的。

（三）斑点酶免疫印迹试验

斑点酶免疫印迹试验是酶免疫印迹试验的一种类型。酶免疫印迹试验是一种以膜为固相载体将蛋白质抗原直接吸附或通过电转移至膜载体表面，形成固相抗原，加入特异性抗体和酶标记抗抗体，温育后在膜表面形成免疫复合物，加底物显色在膜表面形成有色斑点或条带判定检测结果。包括斑点酶免印迹试验、酶免疫渗滤试验、酶免疫层析试验和（电转移）免疫印迹试验四种类型，其中酶免疫渗滤试验和酶免疫层析试验逐渐被金免疫技术取代。

1. 斑点酶免疫印迹试验

斑点酶免疫印迹试验原理与 ELISA 相同，不同之处在于：①斑点酶免疫印迹试验所用载体为硝酸纤维素膜；②酶作用底物后形成有色的沉淀物，使膜染色。若将膜裁剪为膜条，并在同一张膜条上不同位置点有多种抗原，将整个膜条与同一份血清反应，可同时检测多种成分。包括夹心法测抗原（抗体）、间接法测抗原（抗体）、直接法测抗原（抗体）。

2. 技术要点

膜载体常用微孔滤膜，酶免疫印迹中常用微孔滤膜为硝酸纤维素膜。包被硝酸纤维素膜通过非共价吸附抗体（抗原），吸附能力强，如对大多数抗体（抗原）的吸附近 100%。封闭采用高浓度蛋白封闭空白位点，可应用牛血清白蛋白或脱脂奶，也可采用聚乙烯醇（PVA），室温下封闭过夜。斑点酶免疫印迹试验结果可肉眼观察显色区带直接获得定性结果，如需定量通过图像扫描可定量分析。

3. 临床应用

斑点酶免疫印迹试验灵敏度高，特异性强，适用于微量标本的检测，并可同时检测多种抗体。临床用于自身抗体谱和过敏原检测。

（四）酶联免疫斑点试验

1. 酶联免疫斑点试验

酶联免疫斑点试验（ELISPOT）原理是将特异性的单克隆抗体包被在培养板的底部，在培养板的孔内加入细胞培养基、待检测的细胞以及抗原刺激物进行培养；在特异性抗原或者非特异性的有丝分裂原的刺激下，T 细胞分泌各种细胞因子，特异性细胞因子即时被位于细胞下方的包被在板上的单克隆抗体所捕获；洗去细胞之后，被捕获的细胞因子与生物素标记的第二抗体结合，然后用酶标亲和素再与生物素结合，进行化学酶联显色，即可在膜的局部形成一个个圆形的斑点。每一个斑点对应了当初一个分泌细胞因子的细胞，这些细胞被称为斑点形成细胞。统计膜上的斑点的数目，再除以加入孔内的细胞总数，即可计算出阳性细胞的频率。

2. 技术要点

由于 ELISPOT 检测的超高灵敏度，它的斑点形成容易受到诸多因素的影响，如：细胞状态、内毒素、刺激物、包被抗体和底板材质等。

细胞状态要好、活力高、功能保持完好，才能使检测背景干净，负对照斑点少，实验组的斑点圆润漂亮。实验分为两类细胞，一类是新分离的细胞，另一类是冻存复苏的细胞。新鲜分离的细胞尽量减少机械损伤和有毒的化学物质对细胞的损害。冻存与复苏对细胞损害较大，冻存细胞要求存活率高、生物学活性不改变。

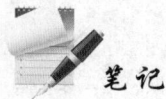

内毒素可以非特异性地刺激 T 淋巴细胞分泌细胞因子，对 ELISPOT 斑点频率有很大的影响。因此选择含内毒素量少的试剂；要严格控制培养基和血清的无菌操作。除了含有内毒素会增加负对照的斑点数目之外，还可能含有其他未知的 ELISPOT 敏感成分，或增加/抑制斑点的生成。

多肽和重组蛋白可作为刺激物，常用的多肽是 T 细胞表位肽和重叠多肽池，是人工合成的。应选择在哺乳动物细胞中表达的蛋白质，它与 ELISPOT 的相容性最佳。

3. 临床应用

临床常将 ELISPOT 技术用于检测 B 细胞分泌抗体或 T 分泌胞因子能力检测，如：临床用于潜伏性结核杆菌感染者的筛选，敏感性优于结核菌素试验，且不受卡介苗接种和其他分枝杆菌感染的影响（除萨斯分枝杆菌、海分枝杆菌、斯氏分枝杆菌等少数分枝杆菌以外），在肺外结核患者诊断中的，敏感性优于结核菌素试验；在肝移植术后、艾滋病、血液肿瘤等免疫抑制患者中，结核感染 T 细胞斑点试验阳性率略低于免疫正常组，但仍具有较高的敏感性，且优于结核菌素试验。

酶免疫斑点试验检测细胞因子具有灵敏度高，检测单个活细胞的功能，操作简便经济，可以进行高通量筛选的优点；缺点是条件严格、容易发生偏差、细胞培养及抗原刺激时易发生细菌污染致实验失败。

（五）酶免疫组化技术

酶免疫组化技术是用酶标记已知的抗体/抗原与组织或细胞中相应的抗原/抗体发生特异性免疫反应，催化底物生成有色的不溶性产物或具有一定电子密度的颗粒，通过光镜或电镜对标本中的抗原或抗体进行定性、定位，也可通过图像分析进行定量。

1. 酶免疫组化技术类型

酶免疫组化技术依其测定原理不同分为酶标记抗体组化技术和酶－抗酶复合物免疫组化技术。

（1）酶标记抗体组化技术

酶标记抗体组化技术是借助交联剂的共价键将酶连接在抗体分子上，形成酶标抗体，酶标抗体与靶抗原反应后，形成抗原－酶标抗体复合物，通过酶对底物的催化作用，生成不溶性有色产物，沉淀于靶抗原的位置，从而对抗原进行定位、定性及定量检测。常用的方法有直接法和间接法。

直接法（一步法）基本原理：用酶标抗体直接与组织细胞中的相应抗原反应，形成抗原－酶标抗体复合物，通过酶对底物的催化作用显色。该方法操作简便、省时，专一性强，非特异染色轻，切片可长时间保存。但敏感性差，一种标记抗体只能检测一种抗原，制备的抗体种类有限。

间接法（二步法）基本原理：用未标记的已知抗体与组织细胞中的相应抗原反应，形成抗原－抗体复合物，再用酶标抗抗体与之反应形成抗原－抗体－酶标抗抗体复合物，加底物显色。方法敏感性较直接法高，只需一种酶标抗抗体即可，但特异性不如直接法，且操作繁琐。

三步酶标间接法是在酶标间接法的基础上再加一步酶标记三抗体，信号进一步放大，使敏感性进一步增加。第三步酶标记三抗必须是抗第二步酶标记二抗的抗体，如第二步酶标记二抗是兔抗鼠，第三步酶标记三抗应该是羊抗兔酶标记抗体。另外，第二步与第三步酶标抗体所用的酶必须是同一种酶。

（2）酶－抗酶复合物免疫组化技术

酶－抗酶复合物免疫组化技术是先用酶免疫动物，使其产生高效价、特异性的抗酶抗体，通过免疫学反应将抗酶抗体与组织抗原联系在一起的一种免疫染色技术。酶－抗酶复合物免疫组化技术有酶桥法、过氧化物酶－抗过氧化物酶（PAP）、双桥过氧化物酶－抗过氧化物酶（PAP）法、碱性磷酸酶－抗碱性磷酸酶（APAAP）法等技术类型。

酶桥法原理是用抗酶抗体作第三抗体，先将特异性抗体（第一抗体）与组织细胞抗原形成抗原－抗体复合物，通过桥抗体（第二抗体）将第一抗体与抗酶抗体（第三抗体）连接起来，再将酶结合在抗酶抗体上，形成抗原－抗体－桥抗体－抗酶抗体－酶复合物，经酶底物显色反应对抗原进行定位、定性和定量；但抗酶抗体必须与待测抗原的特异性抗体为同一种属动物的抗体。该法未经化学交联，省去了酶标记抗体时繁琐的纯化过程，避免了抗体和酶活性的降低，其敏感性较酶标法高，且可节约一抗；但缺点是抗酶抗体不易纯化，操作分四步，较为复杂。

过氧化物酶－抗过氧化物酶（PAP）法基本原理用抗过氧化物酶抗体作为第三抗体，先将其与过氧化物酶结合形成 PAP 复合物，以 PAP 代替酶桥法中的抗酶抗体和酶，把酶桥法中的两部变成一步，通过桥抗体（第二抗体），将特异性抗体（第一抗体）与 PAP 复合物的抗酶抗体连接，通过特异性抗体与组织抗原结合，形成 Ag－Ab1－Ab2－PAP 复合物，最后加入底物显色。该法未经化学交联，省去了酶标记抗体时繁琐的纯化过程，避免了抗体和酶活性的降低。

双桥 PAP 法基本原理在 PAP 法的基础上再次连接桥抗体和 PAP，通过双桥可在抗原－抗体复合物上结合比 PAP 法更多的酶分子，形成 Ag－Ab1－Ab2－PAP－Ab2－PAP 复合物，最好通过 PAP 的酶催化底物显色。该法由于两次连接桥抗体和 PAP，在抗原－抗体复合物上结合比 PAP 法更多的酶分子，这种放大式重复使用桥抗体，对抗原有明显的放大作用，从而进一步提高了检测的敏感性；但操作方法较繁琐。

碱性磷酸酶－抗碱性磷酸酶（APAAP）法酶免疫组化技术中最常用的酶是辣根过氧化物酶（HRP），但由于某些组织细胞中含有内源性过氧化物酶，如骨髓等造血组织内含 APAAP 就是用碱性磷酸酶（AP）代替 HRP。其技术要点与 PAP 法相似。使用 AP 代替 HRP 可减少内源性过氧化物酶的影响，使方法特异性增强；但制备高纯度的 AP 和 APAAP 复合物过程较复杂，且价格较高。

2. 临床应用

酶免疫组化技术具有敏感性高、定位准确、对比度好、可用普通光镜和电镜观察结果、可观察细胞的细微结构、染色标本能长期保存等特点。在临床诊断中可用于提高病理诊断的准确性；用于癌基因蛋白的检测；微小转移灶的检测；对肿瘤细胞增生程度的评价；指导肿瘤治疗，如用酶免疫组化技术检测乳腺癌组织 HER－2 抗原；还可用于免疫性疾病的诊断及病原微生物的检查等。

二、本章重难点

（一）重点

1. 酶联免疫吸附试验的基本原理、方法和类型

归纳总结：酶联免疫吸附试验的基本原理是在保持抗原或抗体免疫活性的前提下将其结合到某种固相载体表面，测定时把待检样本和酶标抗原或酶标抗体按一定顺序与固相载体上的抗原或抗体反应，形成的免疫复合物（结合标记物）存在于固相载体表面，免疫复合物中的酶量与样本中待检抗原或抗体的量成一定的比例，未结合的标记物游离于液相中，用洗涤的方法去掉未结合的标记物和其他物质，加入底物后显色，根据酶对底物催化的显色反应程度，对标本中的抗原（抗体）进行定性或定量测定。酶联免疫吸附试验可用于检测抗原或抗体。根据检测原理及目的不同可分为四种基本类型：夹心法、间接法、竞争法和捕获法。

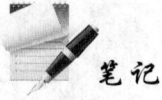

2. 斑点酶免疫印迹试验的基本原理

归纳总结：斑点酶免疫印迹试验是一种经典酶印迹试验。原理与 ELISA 相同，不同之处在于①斑点酶免疫印迹试验所用载体为对蛋白质具有极强吸附力（近100%）的硝酸纤维素膜。②酶作用底物后形成有色的沉淀物，使硝酸纤维素膜染色。

3. 酶联免疫斑点试验的基本原理、影响因素及临床应用

归纳总结：酶联免疫斑点试验其原理是将特异性的单克隆抗体包被在培养板的底部，用以捕获细胞分泌的细胞因子，在培养板的孔内加入细胞培养基、待检测的细胞以及抗原刺激物进行培养；在特异性抗原或者非特异性的有丝分裂原的刺激下，T 细胞分泌各种细胞因子、细胞因子即时被位于细胞下方的包被在板上的单克隆抗体捕获，洗去细胞后，被捕获的细胞因子与生物素标记的第二抗体结合，然后用酶标亲和素与生物素结合，进行化学酶联显色，即可在膜的局部形成一个个圆形的斑点。每一个斑点对应了当初一个分泌细胞因子的细胞，这些细胞被称为斑点形成细胞。统计膜上的斑点的数目，除以加入孔内的细胞总数，即可计算出阳性细胞的频率。临床上常将酶联免疫斑点试验用于检测细胞分泌抗体或细胞因子能力检测，检验项目有 B 细胞分泌抗体功能检测和结核特异性抗原 T 细胞激活试验等。常见的影响因素有细胞状态、内毒素、刺激物、包被抗体和底板材质。

4. 酶免疫组织化学技术的基本原理及常见酶免疫组化技术的原理

归纳总结：酶免疫组织化学技术是用酶标记已知的抗体（或抗原）与组织或细胞中相应的抗原（或抗体）发生特异性免疫反应，催化底物生成有色的不溶性产物或具有一定电子密度的颗粒，通过光镜或电镜对标本中的抗原或抗体进行定性、定位研究，也可通过图像分析进行定量。常见酶免疫组化技术有酶标记抗体组化技术和酶－抗酶复合物免疫组化技术。

5. 常用的标记酶及其底物的种类

归纳总结：常用标记酶有：辣根过氧化酶、碱性磷酸酶、β－D－半乳糖苷酶、脲酶和葡萄糖氧化酶。

辣根过氧化酶的底物：HRP 的催化反应需要过氧化氢（H_2O_2）和供氢体（DH_2）作为底物，真正的底物是 H_2O_2。常用的供氢体有：邻苯二胺、四甲基联苯胺、二氨基联苯胺，其他 HRP 的常用底物还有 2，2'－氨基－二（3－乙基－苯并噻唑啉磺酸－6）铵盐。

碱性磷酸酶的底物：最常用的显色底物是对硝基苯磷酸盐。

其他酶的底物：β－D－半乳糖苷酶底物常用 4－甲基伞基－β－半乳糖苷。

（二）难点

本章学习的难点为酶免疫技术中能影响酶标记物质量的因素。

学习思路：影响酶标记物质量的因素有标记用酶、底物，酶标记物的制备、纯化、鉴定与保存。对标记用酶的特性、常用的标记用酶及其特性、常用酶的底物及其特性、酶标记物的制备方法及优缺点、酶标记物的纯化、鉴定与保存进行总结学习。

第三部分　强化训练（测试习题）

一、选择题

（一）A 型题

1. 用于包被斑点金免疫层析试验载体膜质控条（线）的物质是

   A. 抗免疫金抗体 　　　　　　　　　B. 人白蛋白

   C. 待测抗原标准品 　　　　　　　　D. 胶体金标记抗体

E. 胶体金颗粒

2. ELISA 双抗体夹心法

　　A. 将酶标记特异抗体用于检测抗原

　　B. 先将待测抗原包被于固相载体

　　C. 标记一种抗体可检测多种抗原

　　D. 能用于半抗原的测定

　　E. 将酶标记抗抗体用于抗原检测

3. ELISA 属于

　　A. 均相酶免疫测定　　　　　　　B. 固相酶免疫测定

　　C. 液相酶免疫测定　　　　　　　D. 均相酶免疫组化

　　E. 异相酶免疫组化

4. 关于捕获法测 IgM 抗体下述错误的是

　　A. 捕获 IgM 的目的是消除特异性 IgG 的干扰

　　B. 固相化的抗体是抗人 IgM 抗体

　　C. 酶标抗体是特异性的抗 IgM 抗体

　　D. 待测 IgM 的量与酶活性正相关

　　E. 特异和非特异性 IgM 抗体均被捕获

5. ELISA 中应用最为广泛的标记酶是

　　A. 辣根过氧化物酶　　　　　　　B. 碱性磷酸酶

　　C. 葡萄糖氧化酶　　　　　　　　D. 脲酶

　　E. 半乳糖苷酶

6. 最常用于 IgM 测定的 ELISA 方法是

　　A. 双抗体夹心法　　　　　　　　B. 间接法

　　C. 竞争法　　　　　　　　　　　D. 捕获法

　　E. dot – ELISA 法

7. 关于 ELISA 竞争法下述错误的是

　　A. 可用于抗原检测　　　　　　　B. 也可用于抗体检测

　　C. 检测抗原需用固相抗体　　　　D. 检测抗体需用酶标抗体

　　E. 待测物的量与酶活性正相关

8. 关于 HRP，描述正确的是

　　A. HRP 由具酶活性的蛋白主酶和亚铁血红素辅基构成

　　B. 测定 HRP 的 RZ 值，可判断酶活性的高低

　　C. HRP 对酶催化反应中的受氢体专一性要求不高

　　D. 酶变性后，其 RZ 值不变

　　E. 邻苯二胺底物液被 HRP 催化显蓝色，其最大吸收波长为 492nm

9. 临床实验室测定细胞外可溶性黏附分子的主要方法是

　　A. ELISA　　　　　　　　　　　B. 酶免疫组化法

　　C. 直接荧光免疫法　　　　　　　D. 放射免疫测定法

　　E. 间接荧光免疫法

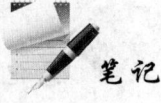

10. 关于 ELISA 间接法下述错误的是

    A. 是检测抗体最常用的方法

    B. 第一试剂为固相抗原

    C. 第二试剂为酶标抗原

    D. 待测抗体量与酶活性正相关

    E. 只需更换固相抗原,即可检测多种抗体

11. ELISA 试验中,若标记酶为碱性磷酸酶(AP),其终止剂为

    A. H_2O_2 B. NaOH

    C. H_2SO_4 D. OPD

    E. Na_2SO_4

12. 辣根过氧化酶(HRP)的酶活性基团是

    A. 糖蛋白   B. 亚铁血红素

    C. 白蛋白   D. 球蛋白

    E. 氨酸

13. ELISA 试验中,易造成空白值增高的原因主要来自于

    A. 加样不准   B. 保温时间短

    C. 洗涤不彻底   D. 比色误差

    E. 包被不好

14. 关于 ELISA 试验中的封闭不正确的论述是

    A. 用 1%~5% 牛血清白蛋白再包被一次

    B. 防止酶标抗体吸附载体

    C. 可消除非特异性显色而导致的本底偏高

    D. 有助于酶与底物的结合

    E. 封闭是为了防止包被液中蛋白质含量太低所致的本底偏高

15. 在 ELISA 中,HRP 催化 OPD,终止反应后的测定波长为

    A. 450nm   B. 570nm

    C. 492nm   D. 630nm

    E. 405nm

(二) B 型题

(1~5 题备选答案)HRP 常用的供氢体底物分别与以下产物显色特点相对应

    A. 二氨基联苯胺   B. 邻苯二胺

    C. 四甲基联苯胺   D. 四甲基联苯胺硫酸盐

    E. 5-氨基水杨酸

1. 灵敏、蓝(黄)色、稳定

2. 灵敏、黄色、不稳定

3. 灵敏、棕色、不稳定

4. 敏感性稍差、棕色,不稳定

5. 灵敏、蓝色、稳定

(6~8 题备选答案)酶免疫测定中常用的标记酶分别与以下底物相对应

    A. 辣根过氧化物酶   B. 碱性磷酸酶

C. β－D－半乳糖苷酶

6. 邻苯二胺

7. 4－甲基伞基－β－半乳糖苷

8. 二氨基联苯胺

（9～12 题备选答案）常用的 ELISA 技术分别与以下哪种检测目的相对应

A. 双抗体夹心法　　　　　　　　B. 间接法

C. 捕获法　　　　　　　　　　　D. 竞争法

9. 目前国际上公认的检测 IgM 抗体最好的方法

10. 常用于检测抗体

11. 常用于检测抗原

12. 可用于测定抗原和半抗原，也可以测定抗体

（13～14 题备选答案）下列与酶标记物的制备方法相对应的是

A. 戊二醛交联法　　　　　　　　B. 改良过碘酸钠法

13. 适合各种酶的标记，但标记产率较低

14. 只适合 HRP，应用较为局限，但酶标记物产率较高

（三）X 型题

1. 用于标记抗原或抗体的酶应具备以下主要特性

　　A. 活性高、可溶性好

　　B. 性质稳定

　　C. 专一性强，产生的信号产物易于判定

　　D. 酶的相应底物性质稳定

　　E. 来源丰富、安全无害

2. 辣根过氧化酶常用的底物有

　　A. 邻苯二胺　　　　　　　　　B. 四甲基联苯胺

　　C. 二氨基联苯胺　　　　　　　D. 对硝基苯磷酸盐

　　E. 4－甲基伞基－β－半乳糖苷

3. 酶标记物的质量鉴定主要包括以下内容

　　A. 标记率　　　　　　　　　　B. 酶结合率

　　C. 酶活性　　　　　　　　　　D. 抗体（抗原）的免疫活性测定

　　E. 标记时的酶量

4. 理想的固相载体应具备以下条件

　　A. 与抗体（抗原）结合容量大

　　B. 可结合抗原或抗体等大分子蛋白质

　　C. 生物大分子固相化后仍保持生物活性

　　D. 包被方法应简便易行

　　E. 固相载体是反应杯也是比色杯

5. 斑点酶免疫印迹试验与 ELISA 原理的主要区别点为

　　A. 常用载体为硝酸纤维素膜

　　B. 常用载体为聚苯乙烯等塑料制品

　　C. 所显示的颜色沉淀在硝酸纤维素膜上

D. 颜色显示于反应杯内

E. 一次反应可同时检测多种成分

6. ELISA 试验对固相载体的基本要求有

A. 吸附性能好   B. 空白值低

C. 孔底透明   D. 孔板间性能相近

E. 参与化学反应

二、判断题（对：用 T 表示，错：用 F 表示）

1. 酶免疫技术主要用于人体血液内成分的生物化学的定量检测。

2. 标记酶的 RZ 值越大，酶的纯度越高。

3. 双抗原夹心法的基本原理与双抗体夹心法类似，所不同之处为包被在固相载体上和酶标记的均为特异性抗原。

4. 酶免疫技术临床上最常用的酶是辣根过氧化酶。

5. 碱性磷酸酶最常用的显色底物是 4 - 甲基伞基 - β - 半乳糖苷和对硝基苯磷酸盐。

6. 碱性磷酸酶最常用的显色底物是对硝基苯磷酸盐。

三、填空题

1. 酶免疫技术按照实际应用的目的不同，将其分为_____和_____两种技术类型。

2. 根据抗原抗体反应后进行酶活性检测是否需要将游离的和结合的酶标记物分离，而分为_____和_____两种类型。

3. 酶免疫技术常用的标记酶有_____、_____和_____等。

4. 捕获法常用来检测_____，此方法需要排除_____的干扰，常见的有_____。

5. 酶免疫技术的技术要点包括：_____、_____、_____和_____的选择。

6. 酶联免疫斑点试验的常见影响因素是：_____、_____、_____、_____和_____。

四、名词解释

1. enzyme immunoassay，EIA

2. coating

3. blocking

五、简答题

1. 简述 ELISA 间接法检测抗体原理。

2. 简述斑点酶免疫印迹试验的原理。

3. 简述 ELISA 竞争法的技术特点。

4. 简述酶联免疫斑点试验的基本原理与特点。

5. 简述酶免疫组织化学技术的基本原理。

六、问答题

1. 酶联免疫吸附实验（ELISA）的基本原理及应用。

2. 试述结核感染 T 细胞斑点试验的临床应用评价。

笔记

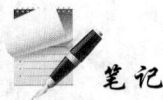

第四部分 强化训练参考答案

一、选择题

（一）A 型题

1. A 2. A 3. B 4. C 5. A 6. D 7. E 8. D 9. A 10. C 11. B 12. B 13. C 14. D 15. C

（二）B 型题

1. C 2. B 3. A 4. E 5. D 6. A 7. C 8. A 9. C 10. B 11. A 12. D 13. A 14. B

（三）X 型题

1. ABCDE 2. ABC 3. ABCD 4. ABCDE 5. ACE 6. ABCD

二、判断题

1. F 2. T 3. T 4. T 5. F 6. T

三、填空题

1. 酶免疫组织化学，酶免疫测定。

2. 均相酶免疫测定，非均相（或异相）酶免疫测定。

3. 辣根过氧化酶，碱性磷酸酶，$\beta-D-$半乳糖苷酶。

4. IgM 抗体，非特异性 IgM，类风湿因子。

5. 包被，封闭，固相载体，最佳工作浓度。

6. 细胞状态，内毒素，刺激物，包被抗体，底板材质。

四、名词解释

1. 酶免疫技术：是以酶标记的抗体/抗原作为主要试剂，将抗原抗体反应的特异性与酶高效催化反应的敏感性、专一性相结合的一种免疫检测技术。

2. 包被：将抗体（抗原）与固相载体连接的过程称为包被。

3. 封闭：在包被之后用高浓度的无关蛋白质溶液占据空白位点再包被的过程。

五、简答题

1. 固相抗原与标本中的抗体特异性结合生成固相化抗原抗体复合物，酶标抗抗体再与复合物中的抗体结合，生成固相化抗原-抗体-酶标抗抗体复合物，加入底物，标记酶催化底物显色。颜色深浅与抗体含量呈正比。

2. 酶免疫印迹试验以膜为固相载体将蛋白质抗原直接吸附或通过电转移方式转移至膜载体表面，形成固相抗原，加入特异性抗体和酶标记抗抗体，温育后在膜表面形成免疫复合物，加底物显色在膜表面形成有色斑点或条带判定检测结果。

3. 技术特点：①酶标记抗原（抗体）与样品或标准品中的非标记抗原（抗体）具有相同的与固相抗体结合的能力；②在反应体系中，固相抗体（抗原）限量且结合位点小于酶标记和非标记抗原（抗体）的总量，确保形成竞争性反应；③免疫反应后，结合于固相载体上复合物中被测定的酶标抗原（抗体）的量（酶活性）与样品或标准品中的非标记抗原（抗体）的浓度呈反比。

4. 原理是将特异性的单克隆抗体包被在培养板的底部，当检测的细胞经培养分泌特异性细胞因子即被位于下方的抗体所捕获；洗去细胞，被捕获的细胞因子与生物素标记的第二抗体结合，酶标亲和素再与生物素结合，进行化学酶联显色，即可在膜的局部形成一个个圆形的斑点。每一个斑点对应了当初一个分泌细胞因子的细胞，这些细胞被称为斑点形成细胞。统计膜

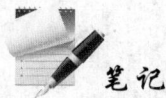

上的斑点数目，再除以加入孔内的细胞总数，即可计算出阳性细胞的频率。简述之：用抗体捕获培养中的细胞分泌的细胞因子，并以酶联斑点显色的方式将其标示出来。特点：细胞培养技术与酶联免疫吸附技术相结合，能够在单细胞水平检测细胞因子的分泌情况。

5. 原理是用酶标记已知的抗体/抗原与组织或细胞中相应的抗原（或抗体）发生特异性免疫反应，催化底物生成有色的不溶性产物或具有一定电子密度的颗粒，通过光镜或电镜对标本中的抗原或抗体进行定性、定位研究，也可通过图像分析进行定量。

六、问答题

1. 原理是以抗体或抗原包被（吸附）到固相载体表面，将待检抗原或抗体与酶标记抗体或抗原（标记物）按一定次序与固相载体上的抗原或抗体反应，在固相载体表面形成酶标记免疫复合物；通过洗涤去掉未结合的标记物和其他物质；固相表面的结合标记物经加入底物后显色，根据酶对底物催化的显色反应程度，对待检标本中的抗原或抗体进行定性或定量检测。

ELISA 是目前临床上应用于感染性疾病定性检测最常用的技术，如病毒性肝炎血清标志物检测、TORCH（风疹病毒，巨细胞病毒，单纯疱疹病毒，弓形体）感染检测、梅毒螺旋体抗体的检测、HIV 感染筛查等，定量检测可用在 FK560、地高辛等药物浓度的监测。

2. 临床应用于以下四个方面。

（1）潜伏性结核杆菌感染者的筛选，敏感性优于结核菌素试验，且不受卡介苗接种影响和较少受到其他分枝杆菌感染影响（除萨斯分枝杆菌、海分枝杆菌、斯氏分枝杆菌等少数分枝杆菌以外）；其阴性预测值高于阳性预测值，排除诊断意义更高。

（2）在肺外结核患者诊断中的敏感性优于结核菌素试验。

（3）在肝移植术后、艾滋病、血液肿瘤等免疫抑制患者中，结核感染 T 细胞斑点试验阳性率略低于免疫正常组，但仍具有较高的敏感性，且优于结核菌素试验。

（4）对小于 4 岁儿童，与结核菌素实验比较敏感性无优势，美国 CDC 更推荐结核菌素实验。

（杨红英　杨　旭）

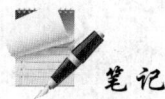

第十二章 发光免疫分析

第一部分 目的要求

1. **掌握** 发光免疫分析的发光剂、主要类型、分析原理、性能特点和临床应用。
2. **熟悉** 主要发光剂及发光原理；以纳米微球为固相材料的性能特点。
3. **了解** 非均相发光免疫分析的洗涤分离方式；均相发光免疫分析的性能特点。

第二部分 学习指导

一、学习提要

发光免疫分析技术与酶联免疫吸附试验相比，前者的特征主要是检测信号和固相载体不同。发光免疫分析以检测"光"信号为特征，光信号可以是化学发光（含电化学发光）或光致发光（荧光）。目前，发光免疫分析包括时间分辨荧光免疫分析、荧光偏振免疫分析、酶促发光免疫分析、化学发光免疫分析、电化学发光免疫分析和活性氧通道均相发光免疫分析六大类型。

发光免疫分析采用的"纳米微球"作为固相载体，与"96 - T 微孔板"相比，纳米磁性微球所具备的优势是直径更小、悬浮性能更强和检测时间更短；因采用三级放大发光系统，所以赋予活性氧途径均相发光免疫分析（LOCI）更高的分析敏感度。

（一）发光信号

1. 光致发光

短波长激发荧光素诱导可见光产生为光致发光，也称荧光。发光免疫分析中时间分辨荧光免疫分析和荧光偏振免疫分析所检测的均为荧光信号。前者采用镧系元素"铕"作为示踪物质，因其具有较长的荧光寿命，可采用延时测定方式来检测特异性荧光信号；后者以异硫氰酸荧光素（FITC）为示踪物质，标记小分子抗原，利用标记小分子抗原与相应抗体结合后，用偏振光激发产生偏振荧光的特性；而未结合（游离）的标记抗原不会产生偏振荧光信号。此外，在酶促发光免疫分析技术中，同样存在产生荧光信号的两种底物，其中 4 - 甲基伞形酮磷酸盐（4 - MUP）是碱性磷酸酶的荧光底物，对 - 羟基苯乙酸（HPA）是辣根过氧化物酶的荧光底物。荧光底物是在酶促反应过程中产生荧光物质，经激发后产生光信号。此种类型需要激发光源，但具有较高的信号检测效率。

2. 化学发光

利用氧化还原反应提供能量诱导产生光学信号，分为直接化学发光和间接化学发光。以吖啶酯作为标记物的属于直接化学发光反应，吖啶酯与过氧化氢在碱性条件下产生光信号（470 nm）。三联吡啶钌为标记物的属于间接化学发光反应，三联吡啶钌与三丙胺在正电极表面经氧化还原反应产生持续光信号（620 nm）。正电极表面的电化学反应是由电场控制，三丙胺溶液

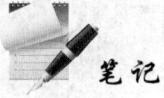

可重复使用，氧化还原反应周而复始，光信号较强、持续时间长，信号容易测量且效率很高。此外，酶促发光也属于间接化学发光，但与其他发光免疫分析不同的是，酶促发光不是以"发光剂"作为示踪物质，而是以"酶"作为示踪物质，此点与酶联免疫吸附试验（ELISA）相同。但是，经典 ELISA 采用显色底物，测量吸光度的变化，而酶促发光免疫分析采用发光底物最终测定光信号强弱。酶促发光底物有两种：一种是荧光底物（上文已介绍），另一种是一般发光底物（常用）：鲁米诺（HRP）和金刚烷（AP）。

此外，本教材还介绍一种新型均相化学发光免疫分析，特征是发光剂不标记在生物分子上，而是标记在固相微球表面。此种化学发光经酰箐活化氧，经氧通道传递能量给二甲基噻吩衍生物，并激发镧系元素铕产生光信号。整个发光过程是三个相互偶联的光激发过程，各级均具有放大效应，如每个供体微球每秒可释放 60 000 个单线态氧离子，经二甲基噻吩衍生物吸收并释放紫外光，激发荧光素铕的逐级光信号的放大。

（二）纳米微球

以"纳米微球"作为固相载体，是发光免疫分析的又一重要特征。与酶联免疫吸附试验所用的微孔板相比，纳米微球具有众多优点，详见教材相关内容。纳米微球提供足够固相面积，可包被足量抗体分子，可有效避免"钩状效应"的产生；此外，从动力学角度分析，纳米微球呈悬浮状态，有利于分子间相互作用，能够缩短检测时间；再次，从生产角度讲，包被磁性微球简单、方便，适合批量制备，可降低试剂盒生产成本等。纳米微球作为固相载体，采用固相吸附方式分离结合标记物和游离标记物。如采用电磁场分离时，采用磁性纳米微球，在电磁场的作用下，微球沉降，吸干上清液，反复重复即可达到分离效果。如采用滤膜分离，采用一般微球，通过过滤进行分离。

（三）生物素-链霉亲和素系统

生物素与链霉亲和素可发生不可逆的特异性结合。一个链霉亲和素可同时结合 4 个生物素分子，同时一个抗体分子可同时标记多个生物素分子，从而可产生多级放大效应。在标记免疫分析中，生物素-亲和素系统一般用于信号放大环节（如 ABC-ELISA），可大幅度提高分析敏感度。但是，在电化学发光免疫分析技术中，采用链霉亲和素包被磁性微球，并作为通用分离固相载体，将生物素-亲和素系统应用于"分离"环节。如此设计可使三联吡啶钌标记抗体和生物素标记抗体完全置于液相中，不仅可维持生物分子（抗体）的天然构象，更重要的是，在液相中与待测抗原相遇的概率远高于固相化的抗体（液相属于三维立体空间，固相-液相属于平面空间）。此种模式抗体利用率最高，抗体与待检抗原迅速达到平衡，可有效缩短检测时间。

（四）分析模式

发光免疫分析模式包括双抗体夹心模式、双抗原夹心模式，已知抗原-待检抗体-标记抗抗体的间接模式和多种形式的竞争反应模式；同时，也可分区为均相反应模式和非均相反应模式等。关于分析模式介绍详见酶免疫技术（第十一章）。

二、重点和难点

（一）重点

1. 常用发光剂及发光原理

归纳总结：常用发光剂及发光原理与相应发光免疫技术的方法学性能密切相关，理解并掌握常用发光剂及其发光原理是本章重点内容之一，建议通过列表方式进行归纳总结并有助于比较和记忆。

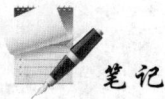

2. 纳米微球作为固相载体所产生积极效果

归纳总结：①纳米微球携带功能基团（氨基或羧基），可直接与蛋白质（抗原或抗体）偶联，且包被过程简单，规模化包被比较容易（与包被微孔板相比），适合工业化生产；②单位体积可容纳数量庞大的微球颗粒，累计微球面积远远超过 96 - T 微孔板单个孔的内壁面积，可包被足量抗体，可以防止因抗体相对不足所导致的"钩状效应"。以纳米微球作为固相载体的分析系统，其有效检测范围更宽；③纳米微球在液相中呈"悬浮"状态，与待检抗原相互碰撞的概率远远高于微孔板（酶免）中液体中抗原与内壁表面抗体相互作用的概率。因此，以纳米微球作为固相载体的分析系统，抗原抗体反应更容易达到平衡，从而节省反应时间；④采用磁性纳米微球为固相载体，可通过电磁场进行分离－洗涤，效率高，容易自动化。

（二）难点

本学科所介绍的标记免疫分析均属于非均相免疫分析，而活性氧通道均相发光免疫分析和荧光偏振免疫分析属于均相免疫分析，特别是活性氧通道均相发光免疫分析为一种新型发光免疫分析，发光反应环节较多，不容易理解，上述内容作为本章学习的难点。

1. 活性氧通道均相发光免疫分析

学习思路：依次理解供体微球和受体微球包含哪些参与发光反应的物质、活性氧为载体的能量传递过程（光诱导的化学发光过程）如何进行和如何实现均相免疫分析（未参与反应的微球无光信号的原因）等三个重要问题。

2. 荧光偏振免疫分析

学习思路：依次理解偏振荧光产生原理如何、竞争性免疫分析体如何（为何待检样本含量与发光信号强度呈反比例关系）和均相发光免疫分析如何（为何不需分离游离标记抗原，同样实现未知抗原的定量分析）等三个重要问题。

第三部分 强化训练（测试习题）

一、选择题

（一）A 型题

1. 时间分辨荧光免疫分析采用的示踪物质是

    A. FITC   B. PE

    C. AMPPD   D. Eu

    E. AE

2. 镧系元素铕具有较长的荧光寿命，时间可持续至

    A. 几纳秒   B. 几十纳秒

    C. 几微秒   D. 几百微秒

    E. 几百毫秒

3. 荧光偏振免疫分析采用的示踪物质是

    A. FITC   B. PE

    C. AMPPD   D. Eu（铕）

    E. Sm（钐）

4. 荧光偏振免疫分析适合检测的物质是

    A. 游离 T_3 B. 促甲状腺素

C. 抗 – TSH 受体　　　　　　　　D. 抗 – TPO

E. 甲状腺球蛋白

5. 辣根过氧化物酶（HRP）的常用发光底物为

A. 邻苯二胺　　　　　　　　　　B. 四甲基联苯胺

C. 鲁米诺　　　　　　　　　　　D. 二氨基联苯胺

E. 金刚烷（AMPPD）

6. 碱性磷酸酶（ALP）的荧光底物为

A. FITC　　　　　　　　　　　　B. PE

C. AMPPD　　　　　　　　　　　D. 4 – MUP

E. Eu（铕）

7. 吖啶酯（AE）经化学发光反应后，最佳测定波长为

A. 615 nm　　　　　　　　　　　B. 470 nm

C. 680 nm　　　　　　　　　　　D. 630 nm

E. 450 nm

8. LOCI 技术的最终测定波长为

A. 615 nm　　　　　　　　　　　B. 470 nm

C. 680 nm　　　　　　　　　　　D. 630 nm

E. 450 nm

9. LOCI 技术的最佳激发波长为

A. 615 nm　　　　　　　　　　　B. 495 nm

C. 680 nm　　　　　　　　　　　D. 360 nm

E. 450 nm

10. 经 N – 羟基琥珀酰亚胺（NSH）修饰后的三联吡啶钌，用于标记抗体所结合的基团是

A. 氨基　　　　　　　　　　　　B. 酮基

C. 醛基　　　　　　　　　　　　D. 羟基

E. 羧基

11. 启动吖啶酯（AE）化学发光反应需要适当酸碱度，最佳酸碱度（pH）为

A. 3.0　　　　　　　　　　　　　B. 5.0

C. 7.0　　　　　　　　　　　　　D. 9.0

E. 12

12. 在 LOCI 技术中，供体和受体微球间能够满足能量传递的最大距离为

A. 200 nm　　　　　　　　　　　B. 400 nm

C. 800 nm　　　　　　　　　　　D. 400 μm

E. 200 μm

13. 在碱性条件下，吖啶酯可发生氧化，需要

A. H_2O　　　　　　　　　　　B. H_2O_2

C. NaCl　　　　　　　　　　　　D. CO_2

E. O_2

14. 在 LOCI 体系中，镧系元素铕标记在

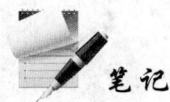

A. 供体微球   B. 单线态氧离子

C. 受体微球   D. 抗原分子

E. 抗体分子

15. 在三联吡啶钌介导的电化学发光过程中，作为电子供体的组分或元件是

A. 三联吡啶钌   B. 阳极

C. 阴极   D. 三丙胺

E. 纳米微球

16. 时间分辨荧光免疫测定信号增强系统使用

A. 电解质增强液   B. 酸性增强液

C. 碱性增强液   D. 弱碱性液体

E. 中性电解质荧光染料

（二）B 型题

（1～4 题备选答案）发光免疫分析各种技术类型的标记物

A. Eu^{3+} B. FITC

C. AE   D. $[Ru(pby)_3]^{3+}$

E. HRP

1. 电化学发光免疫分析的标记物是

2. 直接化学发光免疫分析的标记物是

3. 酶促化学发光免疫分析的标记物是

4. 时间分辨荧光免疫分析的标记物是

（5～8 题备选答案）碱性磷酸酶和发光反应所需的底物及供氢体为

A. 双氧水（H_2O_2）   B. 三丙胺（TPA）

C. 四甲基伞形酮磷酸盐（4 – MUP）   D. 鲁米诺

E. 金刚烷（AMPPD）

5. 碱性磷酸酶（ALP）的荧光底物是

6. 碱性磷酸酶的一般发光底物是

7. 吖啶酯发光反应所需的供氢体为

8. 电化学发光反应所需的电子供体为

（9～12 题备选答案）发光免疫分析各种类型技术的测定波长为

A. 615 nm   B. 425 nm

C. 448 nm   D. 470 nm

E. 620 nm

9. LOCI 技术的测定波长为

10. 时间分辨荧光免疫分析的测定波长为

11. 直接化学发光免疫分析的测定波长为

12. 电化学发光免疫分析的测定波长为

（13～16 题备选答案）均相发光免疫分析中、供体微球及受体微球的发光物质

A. 酞菁   B. 链霉亲和素（SA）

C. 二甲基噻吩衍生物   D. 三丙胺（TPA）

E. 镧系元素（铕）

13. 在活性氧途径均相发光免疫分析中,供体微球的感光物质是

14. 在活性氧途径均相发光免疫分析中,供体微球表面的生物分子是

15. 在活性氧途径均相发光免疫分析中,受体微球的发光物质是

16. 在活性氧途径均相发光免疫分析中,受体微球的化学发光物质是

(17～20 题备选答案)发光免疫分析技术中不同的酶底物也异

A. 鲁米诺   B. 金刚烷(AMPPD)

C. 4 - 甲基伞形酮磷酸盐(4 - MUP)   D. 四甲基联苯胺(TMB)

E. 二氨基联苯胺(DAB)

17. 酶斑点印记试验所采用的辣根过氧化物酶的显色底物是

18. 酶促发光免疫分析所采用的碱性磷酸酶的荧光底物是

19. 酶联免疫吸附试验所采用的辣根过氧化物酶的显色底物是

20. 酶促发光免疫分析所采用的辣根过氧化物酶的发光底物是

(三)X 型题

1. 关于铕描述正确的是

     A. 具有较宽的激发光谱

     B. 与适当螯合剂形成螯合物后荧光信号会减弱

     C. 具有较长的荧光寿命(接近 1000 微秒)

     D. 最大激发光谱和最大发射光谱较为接近

     E. 具有较宽 Stokes 位移

2. 所谓时间分辨荧光免疫分析的含义是

     A. 利用铕长寿命荧光特性,通过延迟测定时间,可扣除非特异性荧光的干扰

     B. 延时测定荧光信号,用来区分特异性免疫反应和非特异性免疫反应

     C. 铕所发出特异性荧光寿命长,体系中非特异荧光寿命短,通过时间可以区分

     D. 分别测定两个时间点的荧光信号,用来减少非特异性免疫反应的干扰

     E. 分别测定两个时间点的荧光信号,减少非特异性荧光信号的干扰

3. 在荧光偏振免疫分析中,叙述正确的包括

     A. 需采用偏振光激发荧光素

     B. 一般标记小分子半抗原

     C. 标记物为异硫氰酸荧光素(FITC)

     D. 标记半抗原 - 抗体复合物可产生偏振荧光

     E. 游离标记半抗原分子产生偏振荧光

4. 属于辣根过氧化物酶(HRP)的发光(含荧光)底物是

     A. 四甲基联苯胺(TMB)   B. 4 - 甲基伞形酮磷酸盐(4 - MUP)

     C. 金刚烷(AMPPD)   D. 异鲁米诺

     E. 鲁米诺

5. 属于碱性磷酸酶(ALP)的发光(含荧光)底物是

     A. 吖啶酯(AE)   B. 4 - 甲基伞形酮磷酸盐(4 - MUP)

     C. 金刚烷(AMPPD)   D. 对硝基苯磷酸盐(p - NPP)

     E. 鲁米诺

6. 关于吖啶酯发光反应叙述正确的包括

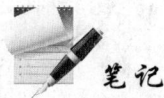

A. 测定光谱为 470 nm
B. 属于间接化学发光类型
C. 需要碱性条件
D. 需要双氧水参与
E. 属于荧光信号

7. 关于电化学发光反应叙述正确的包括

    A. 需要双氧水参与
    B. 需要三丙胺参与
    C. 属于间接化学发光类型
    D. 需要电场激发
    E. 于正极表面进行

8. 关于电化学发光免疫分析，叙述正确的包括

    A. 电化学发光反应于阳极表面循环进行，将产生较强的光学信号
    B. 分离过程与光信号测量同时进行
    C. 分离过程与光信号测量于测量池内分步进行
    D. 在分离过程中，过剩的生物素标记的捕获抗体将被去除
    E. 只有磁性微球 – 亲和素 – 生物素标记捕获抗体 – 待检抗原 – 标记抗体复合物被吸附在电磁场表面

9. 关于活性氧通道均相发光免疫分析的特征，叙述正确的包括

    A. 抗原或抗体不直接标记发光剂
    B. 游离供体微球或受体微球不能产生光信号
    C. 免疫反应导致供体 – 受体微球的连接，实现能量转移
    D. 活性氧是能量转移的载体
    E. 吸收能量的受体微球可产生光学信号

10. 在 LOCI 技术中，所用的受体微球和供体微球的主要特征包括

    A. 受体微球含有二甲基噻吩衍生物和镧系元素铕
    B. 供体微球中的酞菁激发后可激活周围氧产生单线态氧离子
    C. 供体微球可作为通用试剂，与检测项目无关
    D. 供体微球标记有链霉亲和素
    E. 受体微球标记有特异性抗体

11. 属于化学发光现象的是

    A. FITC 在激发光作用下发出荧光
    B. 对 – 羟基苯乙酸被 HRP 氧化而发光
    C. 萤火虫发光
    D. AMPPD 在碱性条件下被 ALP 酶触发光
    E. 吖啶酯在稀碱溶液中发光

二、判断题（对：用 T 表示，错：用 F 表示）

1. 发光免疫分析一定是以发光剂作为示踪物质，用来标记抗原或标记抗体。

2. 与其他荧光素相比，镧系元素铕需要更强的激发光源，且所发射的荧光寿命更短暂。

3. 偏振荧光的强度与分子大小相关，分子越大，其偏振荧光就越强。

4. 小分子半抗原分子因自传速度快，受激发时会产生更强的偏振荧光。

5. 电化学发光体系中的三丙胺，作为电子供体，是发光反应必需的，且为一次性使用。

6. 于阳电极表面进行的电化学发光反应，周而复始，持续时间久，具较高的测量效率。

7. 在电化学发光免疫分析中，通过电磁场吸附和缓冲液冲洗实现游离标记物的分离，随后通电后，于阳极表面发生电化学发光，产生光信号并进行信号测量。

8. 在电化学发光免疫分析中，游离标记物的分离与电化学发光和检测，于测量池内同时进行，不分先后。

9. 在活性氧途径均相发光免疫分析技术中，整个化学发光过程包括三次相互偶联的激发放大过程，赋予此项技术具有非常高的分析敏感度。

10. 在活性氧途径均相发光免疫分析技术中，采用短波长激发，经化学反应产生长波长荧光信号。

11. 荧光偏振免疫分析属于竞争性免疫分析，同时也属于非均相免疫分析。

12. 在发光免疫分析中，普遍采用纳米微球作为固相材料，可包被足量抗体分子，有效减少"钩状效应"。

三、填空题

1. 时间分辨荧光免疫分析采用_____作为标记物，其测定波长为_____nm。

2. 镧系元素"铕"具有_____，通过延时测定时间即可扣除非特异荧光的干扰；同时，具有较宽的_____，采用简单滤片即可有效消除激发光的干扰。

3. 荧光偏振免疫分析属于_____，测定时不需分离结合标记物和游离标记物，主要用于测定_____物质。

4. 电化学发光免疫分析过程，包括：_____、_____和_____。

5. 电化学发光免疫的示踪物质为_____，于阳极表面的发光反应需要_____作为电子供体。

6. 在酶促发光免疫分析技术中，仍然采用_____作为示踪物质，主要包括：辣根过氧化酶和_____。

7. 辣根过氧化物酶（HRP）的发光底物包括_____和_____，后者为荧光底物，需要激发光激发才会产生荧光信号。

8. 碱性磷酸酶（ALP）的发光底物包括_____和_____，后者为荧光底物，需要激发光激发才会产生荧光信号。

9. 直接化学发光免疫分析采用_____为示踪物质，氧化反应需要_____参与，同时需要碱性条件。

10. _____采用三联吡啶钌为示踪物质，_____于阳极表面进行，同时需要三丙胺提供电子。

11. 在活性氧途径均相发光免疫分析技术中，供体微球内含有_____，受到激发后会导致_____活化；同时，通用的供体微球，微球表面需包被_____分子。

12. 在活性氧途径均相发光免疫分析技术中，受体微球内含_____和_____，后者属于荧光素，激活后产生光信号；同时，在双抗体夹心分析模式中，受体微球需包被_____分子。

四、名词解释

1. luminescence immunoassay，LIA

2. time resolved fluorescence immunoassay，TR – FIA

3. fluorescence polarization immunoassay，FPIA

4. enzyme chemiluminescence immunoassay，ECLIA

5. chemiluminescence immunoassay，CLIA

6. electro – chemiluminescence immunoassay，ECLIA

7. luminescent oxygen channeling immunoassay，LOCI

8. fluorescence enzyme immunoassay，FEIA

9. chemiluminescence enzyme immunoassay，CLEIA

五、简答题

1. 发光免疫分析的主要性能特点包括哪些？

2. 在发光酶免疫分析中常用的发光底物有哪些？

3. 与微孔板相比，纳米微球作为固相材料的主要优势包括哪些方面？

4. 与化学发光免疫分析相比，电化学发光免疫分析的具备的优势包括哪些方面？

5. 简述电化学发光反应过程，并说明其主要优势。

6. 在时间分辨荧光免疫分析中，如何实现"特异性荧光信号"的检测？

7. 简述荧光偏振免疫分析的原理和分析性能特点。

8. 简述活性氧途径均相发光免疫分析的化学发光原理。

六、问答题

1. 比较酶促发光免疫分析、吖啶酯化学发光免疫分析和电化学发光免疫分析的主要性能。

2. 发光免疫分析一般采用"单管"纳米磁性微球为固相载体的检测模式，与酶联免疫试验采用的"96-T"微孔板为固相载体的检测模式相比，发光免疫分析所采用的单管分析模式具备哪些优秀方法学性能？

第四部分 强化训练参考答案

一、选择题

（一）A 型题

1. D 2. D 3. A 4. A 5. C 6. D 7. B 8. A 9. C 10. A 11. D 12. A 13. B 14. C 15. D 16. B

（二）B 型题

1. D 2. C 3. E 4. A 5. C 6. E 7. A 8. B 9. A 10. A 11. D 12. E 13. A 14. B 15. E 16. C 17. E 18. C 19. D 20. A

（三）X 型题

1. ACE 2. AC 3. ABCD 4. ADE 5. BCD 6. ACD 7. BCDE 8. AC 9. ABCDE 10. ABCDE 11. BDE

二、判断题

1. F 2. F 3. T 4. F 5. F 6. T 7. T 8. F 9. T 10. F 11. F 12. T

三、填空题

1. 镧系元素（铕），615。

2. 较长的荧光寿命，Strokes 位移。

3. 均相免疫分析技术，半抗原（小分子）。

4. 免疫反应，分离过程，电化学反应与信号测量。

5. 三联吡啶钌，三丙胺。

6. 酶，碱性磷酸酶。

7. 鲁米诺，对-羟基苯乙酸/HPA。

8. 金刚烷/AMPPD，4 – 甲基伞形酮磷酸盐/4 – MUP。

9. 吖啶酯/AE，过氧化氢/H_2O_2。

10. 电化学发光免疫分析，电化学发光反应。

11. 酞箐，氧，链霉亲和素/亲和素。

12. 二甲基噻吩衍生物/发光化合物，铕/镧系元素，特异性抗体。

四、名词解释

1. 发光免疫分析：以测定光学信号为特征，将发光分析的高灵敏性与抗原抗体反应的特异性相结合的一种标记免疫技术。通常情况下以发光剂标记抗体/抗原，通过抗原抗体反应对待测抗原/抗体进行定性、定量分析。

2. 时间分辨荧光免疫分析：以镧系元素标记抗原或抗体，利用镧系元素荧光寿命长的特点和抗原抗体反应的特异性，通过"延迟测定时间"实现对特异性荧光的测定，从而反映抗体或抗原的含量。

3. 荧光偏振免疫分析：一种均相竞争性免疫分析技术，采用 FITC 标记小分子抗原，利用抗原抗体竞争反应原理，根据荧光素（FITC）标记抗原与荧光素抗原 – 抗体复合物之间荧光偏振程度的差异，测定体液中小分子抗原物质的含量。

4. 酶促发光免疫分析：以酶蛋白标记抗原或抗体，利用酶催化发光底物反应产生光信号的特点和抗原抗体反应的特异性，通过测定光信号的强度实现对待测抗体或抗原的定性、定量分析。

5. 化学发光免疫分析：为直接化学发光免疫分析的简称。其特点是以吖啶酯标记抗原或抗体，利用吖啶酯（需过氧化氢为供氢体）可在碱性溶液中产生光信号的特点和抗原抗体反应的特异性，通过检测光信号的强度实现对抗体或抗原的定量分析。

6. 电化学发光免疫分析：以电化学发光剂三联吡啶钌标记抗体/抗原，以三丙胺为电子供体，在电场中因电子转移而发生特异性化学发光反应，通过检测光信号的强度来反映待测抗原/抗体的含量。

7. 活性氧通道均相发光免疫分析：属于均相免疫分析技术，将供体微球（含感光物质）和受体微球（含发光物质）包被亲和素或抗原/抗体，通过光激发供体微球产生能量（单线态氧），该能量可传递给因抗原抗体反应而靠近的受体微球，致使受体微球发出荧光信号，通过检测光信号的强度来反映待测抗原或抗体的含量。

8. 荧光酶免疫分析：以酶蛋白标记抗原或抗体，利用酶催化荧光底物反应产生荧光信号的特点和抗原抗体反应的特异性，通过测定荧光信号的强度实现对待测抗体或抗原的定性、定量分析。

9. 化学发光酶免疫分析：同酶促发光免疫分析，以酶蛋白标记抗原或抗体，利用酶催化发光底物反应产生光信号的特点和抗原抗体反应的特异性，通过测定光信号的强度实现对待测抗体或抗原的定性、定量分析。

五、简答题

1. 要点：①一般以发光剂作为示踪物质，检测光学信号为基本特征，具有很高的分析敏感度；②采用纳米微球作为固相载体，可提高抗体分子数量，较少"钩状效应"产生，并易于分离游离标记物；③发光免疫分析的自动化水平较高。

2. HRP 常用发光底物：鲁米诺和对 – 羟基苯乙酸（荧光底物）；ALP 常用发光底物：AMPPD 和 4 – MUP（荧光底物）。

3. ①纳米微球携带功能基团（氨基或羧基），可直接与蛋白质（抗原或抗体）偶联，且包被过程简单，规模化包被比较容易（与包被微孔板相比），适合工业化生产；②单位体积可容纳数量庞大的微球颗粒，可以防止因抗体相对不足所导致的"钩状效应"，且有效检测范围更宽；③纳米微球在液相中呈"悬浮"状态，与待检抗原相互碰撞的概率远远高于微孔板（酶免）或小试管（放免）中液体中抗原与内壁表面抗体相互作用的概率；④采用磁性纳米微球为固相载体，易于分离和自动化。

4. ①阳电极表面的电化学反应是由电场控制，三丙胺溶液可重复使用，氧化还原反应周而复始，光信号较强、持续时间长，信号容易测量且效率很高；②电化学发光免疫分析的分离洗涤过程于测量室内进行，洗涤过程中测量室的液体处于流动状态，磁性微球－双抗体夹心复合物被吸附在电极表面，游离标记物随流动液体被冲走，此种方式不同于化学发光免疫分析，动态洗涤可获得高效分离效果。

5. 在阳性电极表面，三联吡啶钌和三丙胺（TPA）均失去一个电子，分别形成强氧化剂三联吡啶钌和阳离子自由基 TPA。阳离子自由基 TPA 自发失去电子后形成自由基 TPA，后者释放一个高能电子给强氧化剂三联吡啶钌，使其进入激发态。不稳定的激发态三联吡啶钌回到基态时，发出波长为 620 nm 的光。上述过程周而复始。其优势包括：①三联吡啶钌衍生物含有一个 N－羟基琥珀酰亚胺（NSH）基团，易于标记蛋白，且标记物性质稳定、抗干扰能力强、有效期较长；②阳电极表面的电化学反应是由电场控制，三丙胺溶液可重复使用，氧化还原反应周而复始，光信号较强、持续时间长，信号容易测量且效率很高；③针对双抗体夹心法而言，三联吡啶钌标记抗体和生物素标记抗体完全置于液相中，不仅可维持生物分子的天然构象（固相表面抗体存在空间位阻效应），更重要的是，在液相中与待测抗原相遇的概率远高于固相化的抗体（纯液相属于三维立体空间，固相－液相属于平面空间）。此种模式下抗体利用率最高，抗体与待检抗原迅速达到平衡，可缩短检测时间；④引入生物素－亲和素系统，不仅赋予更高分析敏感度，链霉亲和素预包被的受体微球具有通用性，可适用不同检测指标，作为通用检测试剂，利于工业化生产；⑤电化学发光免疫分析的分离洗涤过程于测量室内进行，洗涤过程中测量室的液体处于流动状态，只有磁性微球－双抗体夹心复合物被吸附在电极表面，游离标记物随流动液体被冲走，此种方式不同于化学发光免疫分析，动态洗涤可获得高效分离效果。

6. 镧系元素的荧光寿命较长（10～1000 μs），而非特异性荧光的寿命不超过 20 ns，据此可通过延长检测时间（> 20 ns）来避免非特异性荧光干扰，实现对"特异性荧光信号"的检测。

7. 荧光物质经单一平面的偏振光激发后，可发出单一平面的偏振荧光。该偏振荧光的强弱与分子的大小呈正相关，所以，结合特异性抗体的荧光素（FITC）标记物可产生偏振荧光，未结合的 FITC 标记物则不会产生荧光。据此，通过 FITC 标记的半抗原与待测抗原共同竞争一定量的特异性抗体，该体系产生的荧光强度与待测抗原的含量呈反比。其特点包括：①均相免疫分析无分离洗涤，也无需固相吸附（包被）。无洗涤过程，操作简单，容易实现分析仪器自动化，也可确保分析精密度；不需固相吸附能够确保抗体分子呈液相中的天然构象，确保其生物活性不受损失；②竞争性反应所需标本量较少，分析速度较快；③此种分析方法是针对检测小分子半抗原设计的，适合血清甾体类激素（甲状腺素）和血液药物（环孢菌素）浓度的定量分析。

8. 在 LOCI 体系中含有供体微球和受体微球。供体微球含有酞箐，可偶联生物分子，如链霉亲和素分子；受体微球含二甲基噻吩衍生物和镧系元素铕，也可偶联生物分子，如抗体分子。当激发光（680 nm）照射供体微球后，其内的酞箐会瞬间产生高能单线态氧，其在液相中扩散距离小于 200 nm。当供体微球和受体微球因抗原抗体反应而相互靠近（< 200 nm）时，受体微球内的二甲基噻吩衍生物可以吸收酞箐产生的单线态氧能量，并产生紫外光，此紫外光可以激发铕产生荧光信号（波长 615 nm）。

六、问答题

1. 要点、酶促发光免疫分析、吖啶酯化学发光免疫分析和电化学发光免疫分析的主要性能如表12-1所示。

表12-1 酶促发光免疫分析、吖啶化学发光免疫分析和电化学发光
免疫分析的主要性能一览表

发光免疫类型	酶促化学发光	吖啶酯化学发光	电化学发光
示踪物质	酶蛋白	吖啶酯	三联吡啶钌
需要发光底物	是	否	否
反应条件	HRP: 鲁米诺和 H_2O_2 ALP: AMPPD	H_2O_2，碱性溶液	三丙胺，阳电极
优点	①成本低 ②操作简便，对检测仪器要求低	①发光反应简单快速 ②AE 易于标记，且标记物稳定 ③背景较低，确保检测灵敏性	①氧化还原反应周而复始，光信号强且稳定，易于检测 ②三联吡啶钌衍生物易于标记，且标记物稳定 ③实现动态洗涤，可获得高效分离效果
缺点	①酶活性易受环境因素影响，有效期短 ②酶结合物不稳定，半衰期短 ③可能存在内源性酶干扰，导致背景高，影响结果特异性 ④酶因空间位阻效应影响半抗原分子的免疫活性	瞬时发光，对检测仪器要求高	①所有标本需按顺序通过蠕动泵进入测量室，以实现分离和测量 ②测量室寿命有限，需定期更换 ③洗涤不彻底会影响之后临近标本的检测结果

2. 本题包括两个问题：其一是固相材料的问题（微孔板和纳米微球），其二是操作方式问题（单管操作和板式操作）。前一个问题已在简答题第3题进行描述，不再进行叙述。

如前文所述，与微孔板作固相材料相比，纳米微球具有明显优势，故在发光免疫分析一般采用纳米微球作为固相材料。但是，作为免疫反应容器既可采用"单管"方式，也可采用"微孔板"方式，二者均有各自优势。采用"单管"方式的优势：单一标本各项目组合灵活，项目间的参数不需一致，同时适合临床"急诊"样本随时操作。而采用96孔的"微孔板"方式的优势表现在：适合批量标本（体检）相同项目检测。

（佘钿田　李会强）

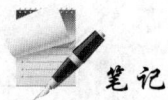

第十三章　生物素-链霉亲和素标记免疫技术

第一部分　目的要求

1. 掌握　生物素-亲和素标记技术的基本类型和原理。

2. 熟悉　生物素-亲和素放大系统的特点；生物素-亲和素系统在免疫技术、亲和组化、亲和层析、基因杂交等方面的应用。

3. 了解　生物素、亲和素、链霉亲和素的理化性质与标记物制备。

第二部分　学习指导

一、学习提要

生物素-亲和素系统（**biotin-avidin system，BAS**）

BAS是以生物素和亲和素具有的独特相互识别和结合特性为基础而发展的一种具有灵敏度高、特异性强和稳定性好等优点的信号放大标记技术。本章主要介绍生物素-链霉亲和素标记免疫技术与酶联免疫吸附试验联合应用的技术类型。生物素-链霉亲和素系统还应用于荧光免疫标记技术、同位素免疫标记技术、发光免疫标记技术、胶体金免疫标记技术等，通过抗原、抗体、蛋白、激素、受体、铁蛋白和核酸系统等多种生物学反应体系联合使用。此外，生物素-链霉亲和素系统也可作为亲和介质用于上述各类反应体系中反应物的分离、纯化，如采用"纳米微球"作为固相载体，与亲和素结合，可制备成亲和素致敏纳米微球。

（一）生物素及其衍生物

1. 生物素

生物素（biotin，B）的基本结构为双环构成，Ⅰ环为咪唑酮环，是与亲和素结合的部位；Ⅱ环为噻吩环，含一个戊酸侧链，其羧基需经活化修饰后才能偶联各种其他生物大分子（形成生物素标记抗原、抗体、酶及荧光素等），修饰后的生物素称为活化生物素，也称生物素衍生物。难溶于水，易溶于二甲基酰胺。

2. 生物素的衍生物

N-羟基丁二酰亚胺酯（BNHS）、生物素酰肼（BHZ）及肼化生物素（BCHZ）可与蛋白质糖基、醛基、巯基结合；生物素对硝基酚酯（pBNP）、BNHS、活化长臂生物素（BCNHS）可与蛋白质的氨基结合。在实际应用中以BNHS和BCNHS最为常见。

3. 生物素标记物制备的注意事项

生物素与抗体、HRP、葡萄糖氧化酶等结合后，生物学活性不受影响。但生物素与碱性磷酸酶和β-半乳糖苷酶结合后，酶活性会降低。故生物素标记物制备应注意：①依抗体分子所带可标记基团的种类以及分子的酸碱性，选择相应的活化生物素和反应条件；②标记反应时，

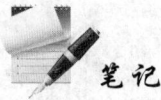

活化生物素与待标记抗体应有适当的比例；③为减少空间位阻影响，可在生物素与被标记物之间加入交联臂样结构；④生物素与抗原、抗体等蛋白质结合后不影响后者的免疫活性；标记酶时则结果有不同。

（二）亲和素和链霉亲和素

1. 亲和素

亲和素（avidin，A）是由 4 个相同亚基组成的四聚体糖蛋白，每个亚基都可以结合一个生物素分子，即一个亲和素可以结合四个生物素，这是生物素 – 亲和素系统放大效应的物质基础。亲和素与生物素具有较高亲和力，比抗原与抗体间的亲和力至少高 1 万倍，因此二者的结合特异性高和稳定性好。

2. 链霉亲和素

链霉亲和素（streptavidin，SA）分子量由四条相同的肽链组成，即一个链霉亲和素分子能结合四个生物素分子。与亲和素相比，链霉亲和素的应用更为广泛。

（三）生物素 – 链霉亲和素系统的技术方法

生物素 – 链霉亲和素系统应用广泛，现以酶为标记物的夹心法为例，将常用技术方法的最终结合模式归结如下。

1. 桥联亲和素 – 生物素（BAB）法

桥联亲和素 – 生物素法：包被 Ab—待检 Ag—（Ab – B）—A—（B – E）—底物显色。

2. 标记亲和素 – 生物素（LAB 或 BA）法

标记亲和素 – 生物素法：包被 Ab—待检 Ag—（Ab – B）—（A – E）—底物显色。

3. 亲和素 – 生物素化酶复合物（ABC）法

亲和素 – 生物素化酶复合物法是亲和素 – 生物素化酶蛋白复合物的简称，是对 BAB 法的改良。包被 Ab—待检 Ag—（Ab – B）—ABC—底物显色。

4. 酶 – 抗酶 – 亲和素 – 生物素化酶复合物（PAP – ABC）法

酶 – 抗酶 – 亲和素 – 生物素化酶复合物法为（辣根）过氧化物酶 – 抗过氧化物酶复合物的简称。待检 Ag—Ab—抗 Ab—PAP—（抗 Ab – B）—ABC—底物显色。

二、重点和难点

（一）重点

1. 生物素 – 亲和素标记技术的基本类型和原理

归纳总结：生物素 – 亲和素系统（BAS）试验系统的基本类型和原理主要有以上几种（参阅：生物素 – 链霉亲和素系统的技术方法）。建议通过此种方式并结合 ELISA 法的类型进行归纳总结有助于理解记忆。

2. 生物素 – 亲和素放大系统的特点

归纳总结：①高度特异性，稳定地结合；②高度灵敏性，亲和素可通过 4 个结合位点多价桥联生物素；③应用广泛，生物素或亲和素与应用于多种标记系统及反应体系中反应物的分离、纯化；④简易、快速、稳定。

3. 生物素 – 亲和素系统的应用

归纳总结：免疫技术、亲和组化、亲和层析、基因杂交等方面的应用。

（二）难点

本章学习的难点为酶 – 抗酶 – 亲和素 – 生物素化酶复合物（PAP – ABC）法反应环节。

学习思路：反应环节多，依次理解三个重要问题。①PAP 制备和组成：用过氧化物酶

（P）、抗过氧化物酶（AP）和底物形成显色系统，即PAP；②ABC制备和组成：亲合素与酶标生物素结合形成亲合素－生物素－过氧化物酶复合物（ABC），当其与生物素化抗体（直接ABC－ELISA）或生物素化二抗（间接ABC－ELISA）相遇时，ABC中未饱和的亲合素结合部位可与抗体上的生物素结合，使抗原抗体反应体系与ABC体系连成一体；③桥联抗体的连接原理：用Ag和特异性Ab形成Ag－Ab免疫反应系统，首先用抗Ab（桥联抗体或二抗）将Ag－Ab与PAP两个系统桥联起来、再将B标记桥联抗体加入（抗Ab－B）、然后再加入ABC，最终两者形成2次桥联作用。

第三部分 强化训练（测试习题）

一、选择题

（一）A型题

1. ABC－ELISA将酶标记在
   A. 抗原
   B. 补体
   C. 抗体
   D. 生物素
   E. 链霉亲和素

2. 关于生物素标记蛋白质的注意事项，下列说法错误的是
   A. 按蛋白质的理化性质，选择相应的活化生物素和反应条件
   B. 生物素标记酶时会影响其生物活性
   C. 抗原或抗体与生物素结合后不影响其免疫活性
   D. 被标记物与生物素之间加入交联臂样结构可减少空间位阻影响
   E. 活化生物素与待标记抗原或抗体可以是任意比例

3. 亲和素与生物素结合的特点，哪一项除外
   A. 可逆性结合
   B. 受环境因素影响小
   C. 特异性强
   D. 亲和力强
   E. 稳定性强

4. 活化生物素标记大分子蛋白质后，影响生物素活性的主要因素是
   A. 大分子蛋白质中的赖氨酸的氨基
   B. 连接臂的6－氨基己糖基团
   C. 大分子蛋白的等电点发生改变
   D. 大分子蛋白的空间位阻效应
   E. 标记物改变生物素理化性质

5. 生物素分子中与亲和素结合的主要部位是
   A. 噻吩环
   B. 咪唑酮环
   C. 苯环
   D. －NH－
   E. 羧基

6. 生物素亲和素系统（BAS）放大作用的机制主要是
   A. 亲和素的4个相同亚基可同时结合生物素化衍生物
   B. 生物素、亲和素可与酶、荧光素等结合形成标记物
   C. 生物素、亲和素之间具有极高的亲和力
   D. 经化学修饰后，生物素成为活化生物素
   E. 生物素、亲和素之间为特异性结合

7. 生物素通过噻吩戊酸侧链上的什么部位，经修饰后可与多种大分子偶联

A. 羰基
B. 羧基

C. – NH –
D. – CH$_3$

E. – NH$_2$

8. 通过"氨基"标记蛋白质的活化生物素是

A. BNHS
B. MPB

C. BHZ
D. MPB

E. Bio – 11 – dUTP

9. 直接法 BAB 的反应模式为

A. Ag—（Ab – B）—A＊
B. Ag—（Ab – B）—A – B＊

C. Ag—（Ab – B）—AB＊C
D. Ag—Ab1—（Ab2 – B）—A＊

E. Ag—Ab1—（Ab2 – B）—A – B＊

10. 在 ABC – ELISA 技术中，亲和素与生物素化酶的比例关系是

A. 1 : 1
B. 1 : 2

C. 1 : 4
D. 4 : 1

E. 2 : 1

11. 关于生物素 – 亲和素系统（BAS）的描述，错误的是

A. 亲和素易与酶、铁蛋白、荧光素、核素结合

B. 亲和素和生物素有极强的亲和力

C. 生物素易与抗体、酶、多聚核苷酸结合

D. 1 个亲和素分子可结合 4 个生物素分子

E. 1 个生物素分子可以结合 4 个亲和素分子

12. 生物素 – 亲和素系统的特点，下列哪项除外

A. 高度专一性
B. 稳定性高

C. 背景底
D. 实验成本高

E. 灵敏度高

（二）B 型题

（1～4 题备选答案）标记物不同实验方法各异

A. BAB
B. ABC

C. LAB
D. ELISA 法

E. PAP – ABC 法

1. 亲和素 – 生物素化酶复合物技术为

2. 标记亲和素 – 生物素的方法为

3. 桥联亲和素 – 生物素法

4. 酶 – 抗酶 – 亲和素 – 生物素化酶复合物（PAP – ABC）法

（5～7 题备选答案）不同的标记技术标记方法各异

A. Ag—（Ab – B）—A＊
B. Ag—Ab—（抗 Ab – B）—A – B＊

C. Ag—（Ab – B）—AB＊C
D. Ag—Ab1—（Ab2 – B）—A＊

E. Ag—Ab1—Ab2—PAP—（Ab2 – B）—A – B＊

5. ABC 法

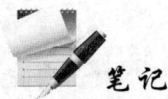

6. PAP－ABC 法

7. BAB 法

（三）X 型题

1. 以下关于生物素－亲和素系统（BAS）的说法正确的是

    A. 1 个亲和素分子可结合 4 个生物素分子

    B. 1 个生物素分子可以结合多个亲和素分子

    C. 生物素易与抗体、酶、多聚核苷酸结合

    D. 亲和素易与酶、铁蛋白、荧光素、核素结合

    E. 亲和素和生物素有极强的亲和力

2. 关于生物素标记蛋白质的叙述，下列说法正确的是

    A. 根据抗体分子结构中所带可标记基团的种类，选择相应的活化生物素

    B. 活化生物素与待标记抗原或抗体可以是任意比例

    C. 在生物素与被标记物之间加入交联臂样结构可减少空间位阻影响

    D. 生物素与抗原、抗体等蛋白质结合后不影响后者的免疫活性

    E. 生物素标记酶时会影响其免疫活性

3. 生物素－亲和素系统具有以下显著特点

    A. 高度特异性　　　　　　　　B. 高度灵敏性

    C. 应用广泛　　　　　　　　　D. 结合稳定

    E. 可逆结合

4. 如下标记的物质均可与亲和素或链霉亲和素结合

    A. ^{125}I　　　　　　　　　　B. 胶体金

    C. 荧光素　　　　　　　　　　D. 酶

    E. 抗原或抗体

5. 生物素－亲和素系统（BAS）广泛应用于实验研究和临床实践中

    A. 免疫学　　　　　　　　　　B. 微生物学

    C. 免疫化学　　　　　　　　　D. 免疫病理学

    E. 分子生物学

二、判断题（对：用 T 表示，错：用 F 表示）

1. 生物素和亲和素具有独特相互识别和结合的特异性免疫反应。

2. 生物素和亲和素系统具有灵敏度高、特异性强和不稳定等特点。

3. 一分子亲和素可与四分子生物素结合，两者间的亲和力极强但可逆。

4. 亲和素基本结构为双环结构，Ⅰ环为咪唑酮环，Ⅱ环为噻吩环。

5. 生物素的咪唑酮环，是与亲和素结合的部位。

6. 亲和素是由 4 个相同亚基组成的四聚体糖蛋白，可以结合一个生物素分子。

7. 活化生物素只能直接标记抗体，不能标记抗原。

8. 几乎所有用于标记的物质均可与亲和素或链霉亲和素结合，其中应用最广的是酶。

三、填空题

1. 生物素－亲和素系统已与多种检测技术如：_____、_____、_____、_____、及_____等相互融合并广泛应用于多学科的实验研究和临床实践中。

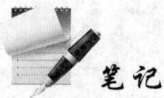

2. 在液相和固相免疫测定中，BAS 可用于＿＿＿＿＿＿、＿＿＿＿＿＿、＿＿＿＿＿＿＿＿及＿＿＿＿＿＿，使免疫测定灵敏度和稳定性进一步提高。

3. 生物素－亲和素系统的技术方法有 BAB 法，即＿＿＿＿＿＿法，其中，如检测抗原常采用的技术类型＿＿＿＿＿＿法。

4. 生物素－亲和素系统的技术方法有 LAB 法，即＿＿＿＿＿＿法，其中，如检测抗体常采用的技术类型＿＿＿＿＿＿法。

5. 生物素－亲和素系统和组织化学现今已广泛应用于＿＿＿＿＿＿、＿＿＿＿＿＿、＿＿＿＿＿＿以及＿＿＿＿＿＿的研究，用于各种细胞表面标志和细胞内微量抗原物质的检测。

四、名词解释

1. biotin – avidin system，BAS

2. biotin – avidin bind，BAB

3. labelled avidin – biotin technique，LAB or BA

五、简答题

1. 生物素－亲和素系统的技术方法有哪几类？

2. 生物素－亲和素系统具有哪些显著特点？

3. 生物素－亲和素系统（BAS）应用于哪些技术领域？

六、问答题

叙述亲和素－生物素化酶复合物（ABC）法的基本原理。

第四部分　强化训练参考答案

一、选择题

（一）A 型题

1. D　2. E　3. A　4. D　5. B　6. A　7. B　8. A　9. B　10. C　11. E　12. D

（二）B 型题

1. B　2. C　3. A　4. E　5. C　6. E　7. B

（三）X 型题

1. ACDE　2. ACDE　3. ABCD　4. ABCDE　5. ABCDE

二、判断题

1. F　2. F　3. F　4. F　5. T　6. F　7. F　8. T

三、填空题

1. 免疫标记技术，亲和层析，亲和组化，放射免疫显影，免疫－PCR。

2. 免疫荧光分析（FIA），酶免疫测定（EIA），胶体金技术，放射免疫测定（RIA）。

3. 桥联亲和素－生物素，直接。

4. 标记亲和素－生物素，间接。

5. 荧光免疫组化，酶免疫组化，胶体金（银）组化，免疫电镜。

四、名词解释

1. 生物素－亲和素系统：是以生物素和亲和素具有的独特相互识别和结合特性为基础而发展的一种具有灵敏度高、特异性强和稳定性好等优点的信号放大标记技术。

2. 桥联亲和素－生物素（BAB）法：以游离亲和素居中，分别连接生物素化大分子反应体系和标记生物素的方法。

3. 标记亲和素－生物素（LAB 或 BA）法：以标记亲和素连接生物素化大分子反应体系的方法。

五、简答题

1. 桥联亲和素－生物素法、标记亲和素－生物素法、亲和素－生物素化酶复合物法和酶－抗酶－亲和素－生物素化酶复合物法等四类。

2. 高度特异性、高度灵敏性、简易、快速、稳定和应用广泛。

3. BAS 与免疫标记技术，BAS 与亲和层析技术，BAS 与亲和组织化学技术，BAS 与基因杂交，BAS 与放射免疫显像和 BAS 与免疫－PCR 等六个技术领域。

六、问答题

首先使亲和素和生物素化酶形成复合物（ABC），亲和素作为生物素－标记酶之间的桥梁，而后者又可成为亲和素之间的连接物。由于酶分子能与多个生物素分子结合，而亲和素含有 4 个结合位点与生物素化酶反应，同时酶蛋白上的多个生物素分子又可称为很多"触手"与亲和素形成晶格样连接的复合物，该复合物中未饱和的亲和素结合位点，再与第一抗体（或第二抗体）分子上的生物素结合，从而使抗原抗体反应与 ABC 标记体系成为一个多级放大的体系，使该方法检测的敏感度明显提高。ABC 的亲和素与生物素化抗体或抗原相结合，再去连接相应的抗原或抗体，经底物显色，即可测定抗原或抗体。

（李　波　王晓娟）

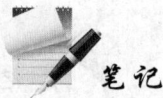

第十四章　胶体金免疫分析

第一部分　目的要求

1. **掌握**　胶体金免疫渗滤试验及胶体金免疫层析试验的原理及技术类型。
2. **熟悉**　胶体金免疫渗滤试验及胶体金免疫层析试验的操作技术要点及临床应用评价。
3. **了解**　胶体金及金标记物的制备。

第二部分　学习指导

一、学习提要

（一）胶体金免疫分析

胶体金免疫分析（colloidal gold immunoassay）是以胶体金作为示踪标记物或显色剂，应用于抗原抗体反应的一种新型的免疫标记技术。该技术是利用金颗粒光学检测的灵敏性及免疫反应的特异性相结合的一种技术。

（二）胶体金

胶体金（colloidal gold）也称为金溶胶（gold solution），是金盐被还原成金原子后形成的金颗粒悬液。金标记物（immunogold）是指胶体金与抗原或抗体等大分子物质的结合物。

胶体金颗粒大小多在 1～100nm，也称为金纳米颗粒（gold nanoparticles），其稳定、均匀、呈单一分散状态悬浮于液体中，成为胶体金溶液。胶体金也因此具备胶体的多种特性，特别是对电解质的敏感性。胶体金颗粒大小不同，呈色不同，光吸收性也不同。最小的胶体金颗粒（2～5nm）是橙黄色的，中等大小的颗粒（10～20nm）是橙色的，较大颗粒（30～80nm）则是紫红色的。

影响胶体金稳定的因素主要有以下四个方面。①电解质：由于电解质能中和胶粒电荷，使胶粒带电量减少，疏水性增加，排斥力降低，稳定性破坏，易使胶粒相互聚结而发生聚沉；②溶胶浓度：浓度增大时，粒子间距离缩小，引力增加，容易聚结而发生聚沉，所以制备比较稳定的溶胶，要有合适的浓度；③温度：升高温度能减弱胶体对离子的吸附，破坏胶粒的水化膜，使胶粒运动加快，增加胶粒间的碰撞机会，从而使胶粒聚沉，破坏它的稳定性；④稳定剂：标记后胶体金溶液需加入高分子非电解质稳定剂如蛋白质、PEG20000、葡聚糖等，用量要足以在胶粒表面形成饱和的吸附层，如果浓度过低，不但起不到保护作用，还会降低胶体的稳定性。

（三）金标记物

金标记物也叫免疫金（immunogold），是指胶体金与抗原或抗体等大分子物质的结合物。

制备方法如下。金标记物的制备实质上是抗体蛋白等大分子被吸附到胶体金颗粒表面的包被过程。吸附机制目前尚不清楚，一般认为是胶体金颗粒表面的负电荷与蛋白质表面带正电荷的基团借静电吸附而形成牢固的结合。这种结合过程主要是物理吸附作用，不影响蛋白质的生物活性。具体的制备方法包括：①胶体金溶液 pH 的调整；②待标蛋白质最适标记量的确定；③标记。确定胶体金与蛋白的最适用量比例后，在磁力搅拌下，将蛋白溶液逐滴加入到胶体金溶液中，数分钟后再加入一定量的稳定剂；④金标记物的纯化。

注意事项如下。①测定胶体金 pH 值时应注意，胶体金会阻塞 pH 计的电极，一般用精密 pH 试纸测定或用胶填充的联合电极测定，或先用终浓度为 0.1% 的 PEG（分子量 20kDa）稳定胶体金后，再用 pH 计检测其 pH；②由于蛋白质溶液含盐量较高或形成聚合物极易影响标记过程，因此标记之前最好将蛋白质溶液用低浓度的盐溶液透析数小时并高速离心除去聚合物。

金标记物的保存。免疫金复合物最终用稀释液配制成工作浓度保存。稀释液通常是含稳定剂的缓冲液。缓冲液常用中性的 PBS 或 Tris 缓冲液。多种蛋白质、葡聚糖、PEG20000、明胶等均为良好的高分子稳定剂，PEG 和 BSA 是最常用的稳定剂。如在结合物内加 50% 甘油置于 -18℃可保存一年以上。

（四）胶体金免疫分析的类型

1. 斑点金免疫渗滤试验

斑点金免疫渗滤试验（dot immunogold filtration assay, DIGFA）是以硝酸纤维素膜为载体并包被了抗原或抗体的渗滤装置中，依次滴加待测标本、免疫金及洗涤液，因微孔滤膜贴置于吸水材料上，故溶液流经渗滤装置时与膜上的抗原或抗体快速结合，形成大分子胶体金复合物，由于胶体金本身呈红色，从而使阳性结果在膜上呈现红色斑点。DIGFA 的技术类型包括以下两种。

（1）双抗体夹心法 将抗体包被在硝酸纤维素膜中央，滴加待测标本，若标本中有待测抗原则在渗滤过程中被膜上抗体捕获，其余无关蛋白则滤出膜片。随后加入的胶体金标记物也在渗滤中与已结合在膜上的抗原相结合。因胶体金本身呈红色，阳性者在膜中央呈红色斑点（胶体金聚集）。

（2）间接法 将抗原包被在硝酸纤维素膜中央，依次滴加待测标本、洗涤液和胶体金标记抗人 IgG，再加洗涤液洗涤，阳性者即在膜中央呈红色斑点（胶体金聚集）。

2. 胶体金免疫层析试验

胶体金免疫金层析试验又称斑点金免疫金层析试验（dot immunogold chromatographic assay, DICA），是以硝酸纤维素膜为载体，将胶体金标记技术和蛋白质层析技术结合起来的快速固相膜免疫分析技术，与斑点金免疫渗滤试验的过滤性能不同，DICA 液体的移动不是通过直向的穿流（flow through），而是基于层析作用的横流（lateral flow）。测试时滴加在膜一端的标本溶液受载体膜的毛细管作用向另一端移动，犹如层析一般，在移动过程中被分析物与途经玻璃纤维上干燥的抗体结合形成可溶性复合物，继续层析与固定于载体膜上某一区域的抗体或抗原结合而被固相化，无关物则越过该区域而被分离，然后通过胶体金的呈色条带来判断试验结果。DICA 的技术类型包括以下三种。

（1）夹心法 夹心法包括双抗体夹心法和双抗原夹心法。经典的方法是双抗体夹心法，分子中至少含有两个抗原表位的多价抗原。以测定尿绒毛膜促性腺激素（HCG）为例，试剂条中 G 区为胶体金标记的抗人 β-HCG 单抗，T 区为包被的抗人 α-HCG 单抗，C 区为包被的羊抗兔 IgG。测试时在 A 区滴加尿液（或将 A 区浸入尿液中），通过层析作用，尿液向 B 区移动，流经 G 区时将胶体金标记的抗 β-HCG 复溶，若尿液中含 HCG，即结合形成胶体金抗 β-HCG-HCG 复合物；继续移行至 T 区时，HCG 复合物与抗 α-HCG 结合，形成胶体金抗 β-HCG-

HCG－抗α－HCG 复合物，胶体金抗β－HCG 被固定下来，在 T 区显示红色线条，为阳性反应；多余的胶体金抗β－HCG 继续移行至 C 区时，被羊抗兔 IgG 捕获，显示红色质控线条。阴性，1 条红线；阳性，2 条红线；无红线出现为试剂失效。

（2）抑制法 抑制法用于测定小分子抗原。试剂条中 G 区为干燥的金标记特异性抗体，T 区包被标准抗原，C 区包被有羊抗兔 IgG。测试时待测标本加于 A 区，若待测标本中含有抗原，流经 G 区时结合金标抗体，形成待测抗原和金标记抗体复合物；当复合物移至 T 区时，因无足够的游离金标抗体与膜上标准抗原结合，T 区无红色线条出现，结果为阳性；若标本中不含待测抗原，游离金标抗体则与 T 区膜上标准抗原结合，呈现红色条带，实验结果为阴性。游离金标抗体或金标抗体复合物流经 C 区时，与该区包被的羊抗兔 IgG 结合出现红色质控条带，若 C 区无红色条带出现则为试剂失效。

（3）间接法 间接法用于测定抗体。为了消除待测血清标本中大量非特异性 IgG 与特异性 IgG 竞争结合胶体金标记的抗人 IgG 的影响，免疫金层析试验间接法常设计成反流免疫层析法。测试卡分成左右折叠的两部分，右面中央纵向贴有硝酸纤维素膜条，T 处固定有已知抗原，C 处固定了羊抗兔 IgG，E 处为含能与蛋白结合的有色染料的标本加样区，G 处为干燥的金标记兔抗人 IgG，A、B、F 处为吸水材料。测定时先将缓冲液加在 B 处，层析至 G 处使金标记物复溶，然后将标本加在 E 处使其与染料一起在膜的层析作用下向 F 端移动，若标本中有待测抗体存在，则与膜上包被抗原结合形成抗原抗体复合物，待有色染料延伸至膜上标记线 M 处时，在 F 处加缓冲液，合上测试卡，A 处强大的吸水作用使膜上液体反向流动，标本中非特异性 IgG 及无关物被洗回 E 处，随后而来的金标兔抗人 IgG 与抗原抗体复合物结合，在 T 处出现红色线条，过量的金标兔抗人 IgG 层析至 C 处，与羊抗兔 IgG 结合，出现红色质控线条。若标本中不含待测特异性抗体，金标兔抗人 IgG 则不能固定在膜上 T 处已知抗原上，故 T 处不出现红色线条，结果为阴性，而质控带仍然出现红色线条。该法有效地排除了非特异性抗体对测试的干扰。

（五）技术要点

1. 固相膜

固相膜免疫测定中常用的膜为玻璃纤维素（fiberglass）膜、尼龙（nylon）膜、聚偏氟乙烯（PVDF）膜和硝酸纤维素（NC）膜等，其中最为常用的为 NC 膜。对于固相膜而言，其主要的技术指标有以下几个方面：孔径；流速；蛋白质结合力；均一性。

2. 包被与封闭

包被是将抗原或抗体结合在固相膜上，封闭则是为了消除由于包被过程中蛋白质浓度过低，产生非特异性显色致本底偏高这些干扰，而采取的再包被方法。固相膜表面的包被过程一般有三种物质的包被处理，即抗金标抗体（质控）、单克隆抗体或抗原（检测）和胶体金标抗体或抗原（结合物），质控和检测即 C/T 线上包被的抗体，所有的抗体或抗原均根据需要，配置成合适浓度的溶液进行包被。

对于膜条来说，是否进行封闭是一个有争议的问题，购买的膜基本上都是已经优化处理好的，直接点膜就可使用。但是如果在实际的试验操作过程中，发现没有进行封闭的膜出现非特异性条带或出现拖带现象，或遇到膜不封闭就无法将蛋白质或抗体包被在膜上的问题，就应考虑封闭。用于膜封闭的物质很多，目前多选用大分子蛋白质如牛血清白蛋白（BSA）、聚乙二醇（PEG20000）等。常用的封闭方法有流动封闭和膜上定点封闭，前者将封闭物处理在样品垫上，后者将作用物质配成溶液喷涂在膜的特定位置上。

3. 质控设计

胶体金免疫分析时，商品化的检测试纸条都带有作为试验成功与否或检测试纸条是否有效

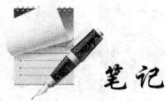

的质控设计。DIGFA 和 DICA 测定时，增加了"对照线"或"对照点"的质控标记，在"对照线"或"对照点"处包被与标记结合物能直接结合的物质。这两者的结合不需待测物的参与，因此，其可以作为试验成功与否或检测试纸条是否有效的对照。根据金标记抗体的来源，质控标记抗体一般采用羊抗兔或羊抗鼠型 IgG，如果金标记抗体是鼠源性的，质控标记抗体就选用羊抗鼠型 IgG，如果金标记抗体是兔源性的，质控标记抗体则选用羊抗兔型 IgG。

（六）临床应用

胶体金免疫分析具有操作简便、快速、可单份测定、无需任何仪器设备，试剂稳定、便于保存和运输等特点，因此，特别适用于急诊检验、现场检验、家庭检验及需要大面积推广的筛查项目的检验等，是即时检验 POCT 的主要手段之一。目前国内外研发的商品化试剂品种已多达数十种，测定项目涵盖多种类别。包括激素系列、肿瘤标志物系列、感染性疾病系列、心血管病标志物系列以及毒品系列。

二、本章重难点

（一）重点

1. 免疫渗滤试验的基本原理

归纳总结：将抗原或抗体点加在固相膜载体硝酸纤维膜上，制成抗原或抗体包被的微孔滤膜并贴置于吸水材料上，依次在膜上滴加样品、免疫胶体金及洗涤液等试剂并与硝酸纤维膜上的相应抗原或抗体发生反应，形成大分子胶体金复合物，从而使阳性结果在膜上呈现红色斑点。

2. 免疫层析试验的基本原理

归纳总结：以硝酸纤维膜等作固相载体，样品溶液借助毛细管作用在层析条上泳动，测试时滴加在膜一端的标本溶液受载体膜的毛细管作用向另一端移动，犹如层析一般，在移动过程中被分析物与途经玻璃纤维上干燥的抗体结合形成可溶性复合物，继续层析与固定于载体膜上某一区域的抗体或抗原结合而被固相化，无关物则越过该区域而被分离，然后通过胶体金的呈色条带来判断试验结果。

（二）难点

本章学习的难点为胶体金免疫层析试验的技术类型及检测原理。

学习思路：首先明确胶体金免疫层析试验的技术类型。然后根据每一种反应类型画出相应的示意图，并在示意图上标明每个部分所包被或结合的物质，接着，根据反应的进行，结合示意图进行理解记忆。

第三部分　强化训练（测试习题）

一、选择题

（一）A 型题

1. 金免疫层析试验竞争法检测小分子抗原 A，层析条的待测样品结果判读处应包被

    A. 胶体金标记抗 A 抗体　　　　　B. 标准抗原 A

    C. 抗免疫金抗体　　　　　　　　D. 抗 A 抗体

    E. 小鼠 IgG

2. 用于包被金免疫层析试验载体膜质控线的物质是

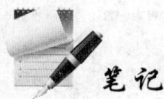

    A. 抗免疫金抗体　　　　　　　　B. 抗人白蛋白

    C. 待测抗原标准品　　　　　　　D. 胶体金标记抗体

    E. 胶体金颗粒

3. 斑点金免疫渗滤试验间接法测血清标本中抗体，导致假阳性结果的主要原因是

    A. 血清标本中非目的 IgG 的干扰　　B. 血清标本中非目的抗原的干扰

    C. 洗涤不充分　　　　　　　　　D. 反应时间过短

    E. 反应时间过长

4. 下列有关斑点金免疫渗滤试验双抗体夹心法的叙述中，错误的是

    A. 根据斑点颜色的深浅提示阳性的强弱

    B. 用胶体金标记抗原

    C. 首先用纯化的抗体固定在硝酸纤维素膜上

    D. 膜中央出现红色斑点即为阳性反应

    E. 以硝酸纤维素膜为载体

5. 为了消除待测血清标本中哪种物质的干扰，间接免疫层析法测抗体常设计成反流免疫层析法

    A. 特异性 IgG　　　　　　　　　B. 特异性 IgM

    C. 非特异性 IgM　　　　　　　　D. 非特异性 IgG

    E. 特异性抗原

6. 胶体金免疫分析试验所用的胶体金特性有

    A. 胶体特性和光吸收性　　　　　B. 呈色性和稳定性

    C. 呈色性和光吸收性　　　　　　D. 胶体特性和稳定性

    E. 胶体特性、呈色性、光吸收性和稳定性

7. 胶体金免疫分析试验所用胶体金的特性具有

    A. 金颗粒稳定　　　　　　　　　B. 金颗粒均匀、呈单一分散状态

    C. 金颗粒稳定、均匀　　　　　　D. 金颗粒呈单一分散状态

    E. 金颗粒稳定、均匀、呈单一分散状态

8. 胶体金免疫层析试验的抑制法临床常用于测定

    A. 小分子抗原　　　　　　　　　B. 大分子抗原

    C. IgG 类抗体　　　　　　　　　D. IgM 类抗体

    E. 补体

9. 胶体金免疫层析试验的间接法临床常用于测定

    A. 小分子抗原　　　　　　　　　B. 大分子抗原

    C. 抗体　　　　　　　　　　　　D. 补体

    E. 病原体

10. 胶体金免疫分析技术主要以固相膜为载体，常用的膜是

    A. 玻璃纤维素（fiberglass）膜　　B. 硝酸纤维素（NC）膜

    C. 尼龙（nylon）膜　　　　　　　D. 尼龙膜和玻璃纤维素膜

    E. 聚偏氟乙烯（PVDF）膜

11. 下列胶体金的叙述中，错误的是
　　A. 胶体金颗粒稳定均匀，可呈悬浮液状
　　B. 电解质可使胶体金沉淀
　　C. 蛋白质可使胶体金稳定
　　D. 胶体金颗粒越大，其吸收波长越短
　　E. 当胶粒彼此距离很近时可以导致胶粒合并变大

12. 胶体金免疫层析技术单克隆双抗体夹心法中，测试区包被的物质是
　　A. 特异抗体　　　　　　　　B. 特异抗原
　　C. 抗金标抗体　　　　　　　D. 金标记特异性抗原
　　E. 金标记特异性抗体

13. 目前临床中 HCG 的快速定性检测主要采用的方法是
　　A. ELISA　　　　　　　　　B. 荧光免疫技术
　　C. 化学发光免疫测定　　　　D. 斑点金免疫渗滤试验
　　E. 斑点金免疫金层析试验

（二）B 型题

（1~5 题备选答案）如下临床免疫学检验技术常用的测定项目

A. 免疫层析试验　　　　　　　　B. 免疫渗滤试验

C. 间接免疫荧光试验　　　　　　D. 免疫印迹试验

E. 酶联免疫吸附试验

1. 常用检测 HCG 的方法是

2. 目前国内 HIV 确认试验采用的方法是

3. 目前免疫实验室检测抗原抗体经常采用的方法是

4. 实验室检测抗核抗体采用的方法是

5. 阳性结果时，膜中央有清晰的红色斑点的试验是

（三）X 型题

1. 关于胶体金免疫层析试验竞争法的结果判读，以下说法错误的是
　　A. 仅出现一条棕红色质控条带为阴性
　　B. 出现两条棕红色条带为阳性
　　C. 无棕红色质控条带出现为试剂失效
　　D. 都无棕红色条带出现即为阳性
　　E. 出现一条棕红色条带即为阳性

2. 制备胶体金常用的还原剂包括
　　A. 枸橼酸钠　　　　　　　　B. 鞣酸
　　C. 维生素 C　　　　　　　　D. 白磷
　　E. 硼氢化钠

3. 关于斑点金免疫渗滤试验和免疫层析试验操作，下列说法错误的是
　　A. 二者均需要胶体金标记物、洗涤液等溶剂试剂
　　B. 所有的反应都是在固相膜的一个固定区域内完成
　　C. 所有试剂均预制在膜上

D. 反应结果的判读，二者均不需要酶促底物反应显色

E. 两者的结果判读一模一样

4. 胶体金免疫分析技术主要的固相膜载体有

A. 玻璃纤维素膜   B. 尼龙膜

C. 聚偏氟乙烯膜   D. 硝酸纤维素膜

E. 塑料纤维膜

5. 胶体金免疫分析制备胶体金常用的还原剂有

A. 柠檬酸钠   B. 鞣酸

C. 抗坏血酸   D. 白磷

E. 硼氢化钠

二、判断题（对：用 T 表示，错：用 F 表示）

1. 测定胶体金 pH 值时，可以直接用 pH 计检测。

2. 膜孔径越小，膜的实际可用表面积越大，膜结合蛋白的量也越多。

3. 对固相膜进行包被时，膜上 T 线和 C 线处抗原或抗体的包被量不一定要相对饱和。

4. 胶体金免疫分析技术其技术要点主要是以塑料板为载体。

5. 胶体金免疫层析试验又叫斑点金免疫层析试验，是以硝酸纤维素膜为载体。

6. 胶体金免疫层析试验的夹心法包括双抗体夹心法和双抗原夹心法。

三、填空题

1. 固相膜免疫测定中常用的膜有_____、_____、_____、_____。

2. 固相膜的免疫技术要求有_____、_____、_____、_____。

3. 金免疫层析试验方法学类型有_____、_____、_____。

4. 滴金反应板是胶体金免疫渗滤试验试剂盒中主要组成部分之一，由_____、_____和点加了抗原或抗体的硝酸纤维素膜片三部分组成。

5. 斑点金免疫渗滤试验试剂盒由_____、_____、_____和_____组成。

6. 胶体金免疫分析的类型有_____和_____两型。

7. 胶体金免疫层析试验技术类型有_____、_____和_____三型。

四、名词解释

1. immunogold

2. dot immunogold filtration assay，DIGFA

3. dot immunogold chromatographic assay，DICA

五、简答题

1. 胶体金层析试验的基本原理。

2. 斑点金免疫渗滤试验的基本原理。

3. 固相膜免疫测定用的膜种类与技术指标。

六、问答题

金标法检测 HCG 的原理是什么？

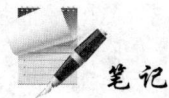

第四部分　强化训练参考答案

一、选择题

（一）A 型题

1. B　2. A　3. A　4. B　5. D　6. E　7. E　8. A　9. C　10. B　11. D　12. C　13. E

（二）B 型题

1. A　2. D　3. E　4. C　5. B

（三）X 型题

1. ABDE　2. ABCDE　3. ABCE　4. ABCD　5. ABCDE

二、判断题

1. F　2. T　3. F　4. F　5. T　6. T

三、填空题

1. 玻璃纤维素膜，尼龙膜，聚偏氟乙烯膜，硝酸纤维素膜。

2. 孔径，流速，蛋白质结合力，均一性。

3. 双抗体夹心法，竞争法，间接法。

4. 塑料小盒，吸水垫料。

5. 滴金反应板，胶体金标记物，洗涤液，抗原或抗体阳性对照品。

6. 斑点金免疫渗滤试验，胶体金免疫层析试验（斑点金免疫层析试验）。

7. 夹心法，抑制法，间接法。

四、名词解释

1. 免疫金也叫金标记物：是指胶体金与抗原或抗体等大分子物质的结合物。

2. 斑点金免疫渗滤试验：是在以硝酸纤维素膜为载体并包被了抗原或抗体的渗滤装置中，依次滴加待测标本、免疫金及洗涤液，因微孔滤膜贴置于吸水材料上，故溶液流经渗滤装置时与膜上的抗原或抗体快速结合，形成大分子胶体金复合物，由于胶体金本身呈红色，从而使阳性结果在膜上呈现红色斑点。

3. 胶体金免疫层析试验：是胶体金标记技术和蛋白质层析技术相结合的以微孔滤膜为载体的快速固相膜免疫分析技术，将各种反应试剂分点固定在试剂条上，检测标本使样品溶液在层析材料上泳动，待测物与反应试剂发生特异性结合，形成的复合物被固定在层析条的特定区域，通过标记免疫技术显色。

五、简答题

1. 胶体金层析试验是用胶体金标记技术和蛋白质层析技术相结合的以微孔滤膜为载体的、快速的固相膜免疫分析技术。本项技术是将各种反应试剂分点固定在试纸条上，检测标本加在试纸条的一端，通过毛细管作用使样品溶液在层析材料上泳动，样本中的待测物与层析材料中的反应试剂发生特异性结合反应，形成的复合物被富集或固定在层析条上的特定区域（检测线），通过标记免疫技术显色。本技术的特点是可进行单份标本检测且简便、快速、不需任何仪器设备，因此，发展非常迅速。

2. 斑点金免疫渗滤试验是将抗原或抗体点加在固相载体硝酸纤维素薄膜上，制成抗原或抗体包被的微孔滤膜并贴置于吸水材料上，一次在膜上滴加样品，免疫胶体金以及洗涤剂等试剂并与硝酸纤维素膜上相应的抗原或抗体发生反应，起到亲和层析的浓缩作用，达到快速检测的目的。抗原－抗体反应后，形成大分子胶体金复合物，从而使阳性结果在膜上呈红色斑点。

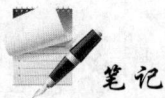

3. 常用的固相膜有玻璃纤维素膜、尼龙膜和硝酸纤维膜，其中 NC 膜或尼龙膜最为常用，其本身为疏水性，在膜的制作过程中加入了表面活性剂，成为亲水性，对蛋白质有很强的吸附性能。

固相膜免疫技术指标包括以下四个方面。①孔径，即能通过粒子的大小，以微米表示，用于穿流法的膜一般选择 0.4 微米左右，用于横流的膜可选择 5～10 微米；②流速，用 mol/$(cm^2 \cdot min)$ 表示，孔径大小和分布结构会影响膜的流动速率，孔径大，流速快，在横流法中选择合适的膜时，流速较孔径更有参考价值；③蛋白质结合力，膜对蛋白的吸附力很强，用 up/cm^2 表示；④均一性，优质膜具有良好的均一性，以保证试剂批内的均一性。

六、问答题

试剂条中 G 区为胶体金标记的抗人 β – HCG 单抗，T 区为包被抗人 α – HCG 的单抗，C 区为包被羊抗兔的 IgG。测试时于 A 区滴加样本（或将 A 区浸入样本中），通过层析作用，样本向 B 区移动，流经 G 区时将胶体金标记的抗 β – HCG 复溶，若样本中含 HCG，即结合形成胶体金抗 β – HCG – HCG 复合物；继续移行至 T 区时，HCG 复合物与抗 α – HCG 结合，形成胶体金抗 β – HCG – HCG – 抗 α – HCG 复合物，胶体金抗 β – HCG 被固定下来，在 T 区显示红色线条，为阳性反应；多余的胶体金抗 β – HCG 继续移行至 C 区时，被羊抗兔 IgG 捕获，显示红色质控线条。结果判断标准为：1 条红线 – 阴性；2 条红线 – 阳性；无红线出现为试剂失效。

（郭晓兰）

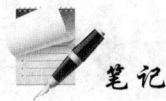

第十五章　流式细胞术

第一部分　目的要求

1. **掌握**　流式细胞仪的基本结构，流式细胞术的分析、分选原理和数据展示方式。
2. **熟悉**　流式细胞术在临床免疫学检验中的主要应用和标本制备方法。
3. **了解**　流式细胞术的对照设置和作用。

第二部分　学习指导

一、学习提要

流式细胞术（flow cytometry，FCM）也称流式细胞分析，是一种能精确、快速、高通量对液相的单个细胞或悬浮颗粒的理化及生物学特征进行多参数定量分析的现代技术，突出特点是在细胞保持完整的情况下，对单个细胞在分子水平进行多参数分析。目前，FCM 已广泛应用在微生物感染诊断、自身免疫病诊断、组织器官移植、干细胞治疗、血液系统疾病诊断中，FCM 在白血病的诊断和分型中发挥了独特优势。流式细胞仪是集激光技术、电子物理技术、光电测量技术、电子计算机技术、细胞荧光化学技术、单克隆抗体技术为一体的一种新型高科技仪器。主要由三个系统构成：液流系统、光学系统和信号检测与数据分析系统；此外，有细胞分选功能的流式细胞仪还配备有细胞分选系统。

流式细胞仪检测的信号包括两类：散射光信号和荧光信号。荧光（fluorescence，FL）信号通常由被检细胞上标记的特异性荧光染料受激发而产生。光以相对小的角度（0.5°~10°）向前方散射的光称为前向散射光（forword scatter，FSC/FS），位于激发光轴 90°方向的检测器所检测的光信号即为侧向散射光（side scatter，SSC/SS）。FSC 的强弱与细胞大小呈正比；而 SSC 由细胞内结构复杂性决定。流式细胞仪以 LSD 数据和图形模式储存数据，分析软件分析后以图形和数值结合方式显示其意义。FCM 所显示的荧光强度是相对的，需要设置一系列对照，主要包括阴性对照、阳性对照、同型对照和荧光补偿。分析多色荧光素信号时，不同荧光素的发射光谱间有不同程度重叠，需要通过荧光补偿进行调节。

人或动物血液、骨髓和实体组织经消化处理后的单个细胞，植物细胞、细菌、病毒和人工合成微球等均可用 FCM 分析。临床应用有以下方面：淋巴细胞及其亚群的分析、淋巴细胞功能的分析、造血系统分化抗原与白血病免疫分型、肿瘤耐药相关蛋白分析、艾滋病检测中的应用、自身免疫性疾病相关检测和移植排斥反应检测等。

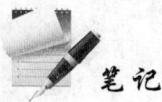

二、本章重难点

（一）重点

1. 流式细胞术的概念

归纳总结：流式细胞术是一种能精确、快速、高通量对液相的单个细胞或悬浮颗粒的理化及生物学特征进行多参数定量分析的现代技术。

2. 流式细胞仪的基本结构

归纳总结：流式细胞仪由以下三个主要系统构成。液流系统、光学系统、信号检测与数据分析系统；此外，有细胞分选功能的流式细胞仪还配备有分选系统。

3. 流式细胞术分析的信号

归纳总结：流式细胞仪分析的信号包括两个方面。①散射光信号，即 FSC 和 SSC，分别反应细胞的大小和内部结构的复杂程度；②荧光信号，荧光反应细胞自发荧光或被染上荧光部分的数量多少，针对同一细胞可检测一种或多种参数。

（二）难点

1. 流式细胞术数据显示的方式有哪些

学习思路：分析软件以图形和数值结合方式进行显示，常用的数据展示图包括单参数直方图、二维点图、等高线图、假三维图等；荧光参数多时，可采用多参数组合分析来分组展示数据。

2. 什么是设门分析

学习思路：流式细胞术通过"设门"（gating）技术选定符合特定参数的细胞群体，并对该群体做分析，"设门"技术是数据收集和分析的关键。所谓门（gate）是指在散点图上，划分出特定的细胞群体。按形状可分为圆形门、多边形门、矩形门、线性门和十字门等。

3. 流式细胞术检测标本，常用的对照有哪些

学习思路：主要包括阴性对照、阳性对照、同型对照和荧光补偿。①阴性对照，未染色细胞发出的荧光称为阴性对照；②阳性对照，用荧光抗体标记稳定表达待测分子的细胞；③同型对照，为确定抗体与膜分子结合的特异性，通常采用与特异抗体同一种属来源，且 Ig 的类、亚类和型均相同的对照抗体（但不识别待测抗原）做同型对照；④荧光补偿，是指在 FCM 做多色分析时纠正荧光素发射光谱重叠的过程，即从一个被检测的荧光信号中去除其他来源的干扰信号。

第三部分 强化训练（测试习题）

一、选择题

（一）A 型题

1. 关于鞘液流和细胞流的描述，正确的是

    A. 鞘液流在细胞流外层   B. 鞘液流在细胞流内层

    C. 两者由共同的压力系统控制   D. 两者的成分必须相同

    E. 只有鞘液流进入废液桶

2. 分析型流式细胞仪的基本结构包括

    A. 液流系统和光学系统

  B. 液流系统、光学系统和信号检测与数据分析系统

  C. 光学系统、信号检测与数据分析系统

  D. 激发光光源、信号检测与数据分析系统

  E. 信号检测、数据分析系统和废液收集系统

3. 关于流式细胞仪的光学系统正确的是

  A. 由激发光光源、光束成形器和光信号收集通道组成

  B. 一台仪器只配一个激发光光源

  C. 激发光的光斑要小于细胞直径

  D. 氩离子激光器的激发光波长为 405nm

  E. 每次仪器工作前均需要调节激发光光路

4. 关于选择性滤光片正确的是

  A. SP 允许特定波长以上的光波长更长通过

  B. LP 允许特定波长以下的光波长更短通过

  C. 带通滤光片允许单一波长光通过

  D. 测定侧向散射光需加双向分光滤片

  E. 样品不同波长的光均由单一荧光通道接收

5. 关于流式细胞仪检测 FSC 描述正确的是

  A. 检测小的角度（0.5°~10°）向前方散射的光

  B. 检测激发光 90° 的散射光

  C. 代表细胞内颗粒性或结构复杂性

  D. 必须在荧光抗体标记后才能检测到

  E. 细胞固定后不能检测

6. 关于流式细胞仪检测 SSC 描述错误的是

  A. 检测激发光 90° 的散色光   B. 代表细胞大小

  C. 细胞固定不影响检测   D. 不用荧光抗体标记也可检测

  E. 人淋巴细胞比单核细胞的 SSC 小

7. 流式细胞仪可分析的标本

  A. 细菌   B. 细胞

  C. 精子   D. 藻类细胞

  E. 以上均可分析

8. 自新鲜实体器官制备单细胞样本可采用的方法是

  A. 机械法处理血管内皮和皮肤

  B. 机械法处理肝脏、胰腺和脾

  C. 酶消化法、化学消化处理肝脏、胰腺和脾

  D. 反复冻融法处理内皮和皮肤

  E. 钙离子螯合剂和反复冻融法处理实体组织器官

9. 应用 FCM 监测 HIV 感染与疾病进展可发现

  A. HIV 携带者 CD4$^+$T 细胞显著减少

  B. AIDS 者 CD4$^+$T 细胞显著减少

  C. HIV 携带者 CD4$^+$T/CD8$^+$T 比值明显下降

    D. AIDS 者 $CD4^+T/CD8^+T$ 比值无明显变化

    E. HIV 携带者 B 淋巴细胞亚群基本明显减少

10. 应用 FCM 分析自身免疫性疾病与人类白细胞抗原或 HLA 的关联性,以下有关联的是

    A. 强直性脊柱炎与 HLA – B27 抗原

    B. 阵发性睡眠性血红蛋白尿与 B27

    C. 强直性脊柱炎与 HLA – B27 抗原、CD59 和 CD55

    D. 类风湿性关节炎与 CD59 和 CD55

    E. 阵发性睡眠性血红蛋白尿与 DR5

11. 流式细胞术中前向散射光信号的强弱与下列哪项有关

    A. 细胞体积的大小   B. 细胞内颗粒多少

    C. DNA 含量   D. 细胞器的类型及数量

    E. 表面标记的单克隆抗体分子大小

12. 在流式细胞术中关于荧光测量表述错误的是

    A. 荧光信号由特异性荧光染料产生

    B. 可同时测定一个细胞上的多个不同特征

    C. 荧光染料用于标记单克隆抗体

    D. 常用的荧光染料是 FITC、PE、ECD 或 PeCy5

    E. 滤光片可完全消除荧光补偿

13. 流式细胞仪的标配激发波长是

    A. 450nm   B. 495nm

    C. 488nm   D. 635nm

    E. 405nm

(二) B 型题

(1~5 题备选答案) 配备 488 纳米单激发光的流式细胞仪各荧光通道可检测的荧光物质

A. FITC   B. PE

C. ECD   D. PerCP

E. PI

1. 由 FL1 通道可检测的荧光物质

2. 由 FL2 通道可检测的荧光物质

3. 转染入细胞可经 FL2 通道检测的重组蛋白载体

4. 由 FL4 通道可检测的荧光物质

5. 由 FL3 通道可检测并分析细胞周期的荧光物质

(6~10 题备选答案) 样品分析中检测如下标本的作用

A. 阴性对照   B. 阳性对照

C. 同型对照   D. 荧光补偿

E. 自发荧光

6. 检测未染色细胞发出的荧光称为

7. 在多色分析中,为解决不同荧光素的荧光重叠需要调节

8. 检测 CD3 分子表达,已检测表达 CD3 的细胞可作为

9. 检测 CD3 分子表达,已检测不表达 CD3 的细胞可作为

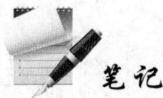

10. 采用与特异抗体同一种属来源，类、亚类和型均相同的抗体可做

（11~15 题备选答案）下列流式细胞术数据显示方式

A. 单参数直方图   B. 等高线图

C. 二维点图   D. 假三维图

E. 多参数组合分析

11. 分析单个参数可采用

12. 分析两个参数以及相互关系时采用

13. 代表相同数目的点依次连接起来所形成密闭的曲线即为

14. 双参数散点图与代表数值的 Z 轴形成的图为

15. 三个或三个以上参数分析要采用

（三）X 型题

1. 关于流式细胞仪描述正确的是

　　A. 集成了多种现代物理学和生物学技术

　　B. 可分析细胞或人工颗粒

　　C. 同时分析单个细胞的多参数

　　D. 分析速度快

　　E. 可实现定量分析

2. CBA 技术

　　A. 使用编码的荧光微球   B. 可检测液相中物质

　　C. 同时分析单个细胞的多参数   D. 检测抗体用荧光素标记

　　E. 捕获抗体用荧光素标记

3. 同型对照与特异抗体比较

　　A. 种属相同   B. 类和型相同

　　C. 标记的荧光相同   D. 识别的靶点（抗原）相同

　　E. 在被检测细胞上无特异靶点

4. 关于流式细胞仪光学系统描述正确的是

　　A. 提供激发光

　　B. 有检测不同波长荧光的检测光通道

　　C. 长通滤片允许比标记波长长的光通过

　　D. 短通滤片允许比标记波长短的光通过

　　E. 带通滤片允许通过一定波长范围的光波

5. 流式细胞术中关于荧光的描述正确的是

　　A. 细胞可能有自发荧光

　　B. 检测荧光素标记抗体的信号代表目标分子的表达

　　C. GFP 和 FITC 在仪器中的检测通道相同

　　D. PI 和 ECD 的检测通道相同

　　E. Rh123 和 PI 的检测通道相同

二、判断题（对：用 T 表示，错：用 F 表示）

1. FCM 只能检测细胞或颗粒表面的分子。

2. 检测外周血淋巴细胞亚群必须用 Ficoll 液分离出白细胞。

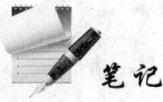

3. PI 染色分析细胞周期用单参数散点图展示结果。

4. PI 和 ECD 可用相同的荧光通道检测。

5. 在二维点图中可设"十字门"。

6. 在二维点图中可设"圆形门"或不规则的"多边型门"。

7. 在单参数直方图中可设线形门。

8. 分析多荧光参数需要设置荧光补偿管。

9. FCM 可检测细胞内细胞因子或酶。

10. 双染凋亡分子可将细胞分成3种表型。

三、填空题

1. 流式细胞仪由三个主要系统构成：_____、_____和_____。

2. 流式细胞仪含有一系列光学原件，主要包括：_____、_____和_____。

3. 细胞分选技术按原理可分为_____和_____。

4. 散射光信号中_____代表细胞大小；_____代表细胞内结构的复杂程度。

5. 设门分析中，按形状门可分为_____、_____、_____、_____和_____等。

6. 双染分析细胞凋亡中，结合细胞膜磷脂酰丝氨酸的试剂为_____；而标记细胞膜通透性的试剂为_____。

7. FCM 设置的对照主要包括_____、_____、_____和_____等。

8. 液流系统由两套紧密联系而又相互独立的液流组成，即_____和_____。

四、名词解释

1. flow cytometry，FCM

2. forward scatter，FSC/FS

3. side scatter，SSC/SS

4. 设门分析

5. isotype control

6. fluorescence compensation

五、简答题

1. 流式细胞仪有哪些组成部分，可分析的标本有哪些？

2. FCM 检测的信号有哪些？分别代表何意义？

3. 何为 CBA 技术？简述其原理。

第四部分 强化训练参考答案

一、选择题

（一）A 型题

1. A 2. B 3. A 4. A 5. A 6. B 7. E 8. B 9. B 10. A 11. A 12. E 13. C

（二）B 型题

1. A 2. B 3. C 4. D 5. E 6. E 7. D 8. B 9. A 10. C 11. A 12. C 13. B 14. D 15. E

（三）X 型题

1. ABCDE 2. ABCD 3. ABCE 4. ABCD 5. ABCD

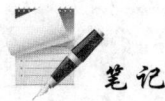

二、判断题

1. F　2. F　3. F　4. T　5. T　6. T　7. T　8. T　9. T　10. F

三、填空题

1. 液流系统，光学系统，信号检测与数据分析系统。

2. 激发光光源，光束成形器，光信号收集通道。

3. 电荷式分选，通道式分选。

4. 前向散射光，侧向散射光。

5. 圆形门，多边形门，矩形门，线性门，十字门。

6. Annexin V –（FITC/PE），PI/7 – AAD。

7. 阴性对照，阳性对照，同型对照，荧光补偿对照。

8. 鞘液流，细胞流。

四、名词解释

1. 流式细胞术：也称流式细胞分析，是一种能精确、快速、高通量对液相的单个细胞或悬浮颗粒的理化及生物学特征进行多参数定量分析的现代技术，可以在细胞保持完整的情况下，逐个对单个细胞进行分子水平的分析。

2. 前向散射光：激光束照射细胞时，光以相对小的角度（0.5°～10°）向前方散射的光称为前向散射光（FSC），FSC 由设置在激光束前 1°～6°方向的前向散射光检测器来检测，与细胞大小呈正比。

3. 侧向散射光：光束照射细胞时，细胞内颗粒成分使光束发生折射，位于激发光轴 90°方向的检测器所检测的光信号即为侧向散射光（SSC），SSC 由细胞内结构复杂性决定。

4. 设门分析：门（gate）是指在一张选定的图（例如单参数直方图和双参数散点图）上，按科学意义划分出特定的细胞群体，流式细胞术通过"设门"（gating）技术选定符合特定参数的细胞群体，并对该群体做分析。

5. 同型对照：为确定抗体与膜分子结合的特异性，通常采用与特异抗体同一种属来源，且 Ig 的类、亚类和型均相同的对照抗体（但不识别待测抗原）做同型对照，同型对照抗体要用特异抗体相同的荧光素标记。

6. 荧光补偿：荧光补偿是指在 FCM 做多色分析时纠正荧光素发射光谱重叠的过程，即从一个被检测的荧光信号中去除其他来源的干扰信号。

五、简答题

1. 流式细胞仪的基本组成部分包括液流系统、光学系统和信号检测与数据分析系统，分选型仪器还具有细胞分选系统。可检测的标本包括细胞、微生物和多种人工颗粒。

2. FCM 检测的信号有：①散射光信号，即 FSC 和 SSC，分别反应细胞的大小和内部结构的复杂程度；②荧光信号，反应细胞自发荧光或被染上荧光部分的数量多少，针对同一细胞可检测一种或多种参数。

3. 流式微球捕获芯片技术（cytometric bead array，CBA）是通过流式细胞仪测定细胞因子、激素和酶等可溶性蛋白的代表技术。该技术利用人工合成的微球代替细胞，包被抗细胞因子等可溶性抗原的抗体（捕获抗体），当待测样品中含有相对应的细胞因子时，人工微球上的捕获抗体能与细胞因子结合，然后加入荧光素（例如 PE）偶联的抗细胞因子抗体（检测抗体），该抗体可以与微球上的细胞因子结合，形成"夹心"结构。其基本原理与夹心 ELISA 检测细胞因子具有相似之处，只是 ELISA 利用的是酶系统，而 CBA 法利用的是荧光系统。流式细胞仪激发荧光素 PE，再分析其发射荧光信号的强弱来定量测定细胞因子含量。

（李　妍　方　芳）

笔记

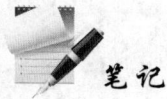

第十六章 临床免疫学技术的方法学评价

第一部分 目的要求

1. 掌握 检测性能评价的主要内容。掌握精密度、准确性、特异性、敏感性的概念和相互关系。掌握钩状效应的概念和机制。

2. 熟悉 阳性预测值、阴性预测值、阳性似然比、阴性似然比的概念。熟悉抗原异质性、抗体异质性、基质效应对临床免疫学实验的影响。

3. 了解 各项检测性能评价的实验程序。

第二部分 学习指导

一、学习提要

（一）分析性能评价

任何临床免疫学技术方法要引入实验室应用都必须进行分析性能评价。具体包括精密度评价、分析准确性评价、分析特异性评价、分析敏感度评价、分析线性范围评价、抗干扰性评价等。

1. 精密度评价

精密度指重复测定同一量时各测定值之间彼此相符合的程度，表征测定过程中随机误差的大小。临床实验室所做的精密度包括批内精密度、批间精密度、日内精密度、日间精密度。进行两个或多个资料的精密度比较时，一般使用标准差或者变异系数来进行比较。

2. 准确性评价

准确性指测定值与真值的接近程度。一般用偏差和偏差系数表示。临床免疫学实验中使用的实验方法有决定性方法、参考方法和常规方法。其中，决定性方法指经详尽研究尚未发现不准确度或不确定性原因的方法；参考方法指经详尽研究证实其不准确度与不精密度可以忽略的方法；常规方法指可满足临床或其他目的需要的日常使用的方法。标准物质是一类充分均匀，并具有一个（或多个）确定的特性值的材料或物质，用以校准仪器设备、评价测量方法，或给其他物质赋值。

3. 特异性与敏感度评价

特异性指由金标准确诊为无病的对照组内所检测出阴性人数的比率，即真阴性率。敏感度指由金标准确诊有病的实验组内所检测出阳性病例数的比率，即真阳性率。准确性是指临床诊断检测出的真阳性和真阴性例数之和占总研究病例数的比例。漏诊率是指用金标准确诊为患某病的病例组中，待评价的诊断试验判断为阴性的比例。阳性预测值即预测为阳性的正确率，是指待评价的诊断试验结果判为阳性例数中，真正患某病所占的比例，即从阳性结果中能预测真正罹患某病的百分数。阴性预测值指临床诊断试验检测出的全部阴性例数中，真正未患本病例数所占的比例。阳性似然比是指临床诊断检测出的真阳性率与假阳性率之间的比值，阴性似然比指临床诊断试验检测出的假阴性率与真阴性率之比值。

上述敏感度、特异性、患病率、准确性、阳性预测值、阳性预测值等指标，可以通过诊断试验四格表直观显示出来。而在确定定量检测方法的临界值时，往往需要在敏感度、特异性等方面取得最佳平衡，此时就用到受试者工作特征曲线。使用 SPSS 等统计学软件可以较为方便的进行 ROC 曲线的绘制。ROC 曲线还能够用于两种或两种以上不同诊断试验对疾病识别能力的比较。

4. 线性范围和检出限评价

线性范围指检测系统的输出数值（浓度或活性）与被分析物的浓度或活性成比例的范围。检出限指某一特定分析方法在给定的显著性水平内，可以定性地从样本中检出待测物质的最小浓度或最小量。

5. 抗干扰性评价

干扰物是指待测样本中不同于待测物质并能引起测量偏倚的成分。抗干扰性的标准则是干扰物所允许的最大的结果偏倚。选用临床检测可能会遇到的一系列浓度的干扰物质加入待测样本，检测能够引起待检样本发生有临床意义的改变的最低干扰物质浓度。

（二）分析影响因素

临床免疫学技术分析的影响因素主要包括抗原因素（抗原异质性）、抗体因素（抗体异质性）、钩状效应及基质效应等。

1. 抗原因素

抗原因素即抗原异质性或抗原非均一性，是指在人群中相同抗原之间的变异，抗原异质性的原因和机制主要包括遗传方面和环境方面。在免疫学检测方法设计时，需要考虑到待测抗原的保守表位。对于人体抗原，应进行大样本的筛查，以确定用于抗原检测的抗体系统；对于病原体的抗原变异，则需要开发出针对各型别抗原的检测系统，并进行广泛的流行病学调查。

2. 抗体因素

抗体因素即抗体异质性，是免疫球蛋白在结构和功能上的差异和不同的总和。抗体多样性的遗传控制曾提出 3 种学说即种系学说、体细胞突变学说、V 区基因相互作用学说。抗体异质性会影响与相应抗原/抗体的结合能力。实践中，应该优化和固化抗体生产条件和程序，尽可能减少抗体异质性的产生。

3. 比例关系

比例关系即钩状效应，指免疫检测中由于抗原、抗体浓度比例不合适而致检测结果呈假阴性的现象。钩状效应包括前后带现象，抗体浓度过高称前带，抗原浓度过高称后带。在应对钩状效应时，往往采取在实验体系中，保持抗体试剂过量，在必要时对抗原样本进行稀释，来避免出现待测抗原过量的情况。

4. 反应基质

反应基质即基质效应。基质效应与临床免疫学试验的主要分析样本——血清或血浆有关。血清或血浆样本是脂质、蛋白质、碳水化合物、盐和水的络合物。所有样本组分对靶分析物的干扰的总和形成基质效应，使得检测试剂与靶分析物的亲和性降低。通过回收实验可以评估分析方法是否受基质效应的影响，即通过已知分析物浓度的标准样本，同时尽可能保持样本中基质不变，建立校正曲线。

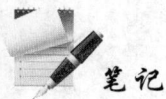

二、本章重难点

（一）重点

1. 临床免疫学检验方法学评价的指标

归纳总结：方法学评价在临床免疫学检验以及临床生物化学、临床血液学检验的诸多项目中既有共通性，又在各个方向上有自己的特异性。例如，目前在临床生物化学、临床血液学实验室有不少检测项目，其检验原理是抗原－单克隆抗体反应。在这一点上，面临的前后带现象与临床免疫学检验项目是一致的。但就检测项目本身而言，免疫学检测指标，如肿瘤标志物等的测得值范围要远大于多数人体生化指标的测得值范围，因此，发生后带现象的机会大于一般生化检验。

2. 临床免疫学检验方法学评价的意义

归纳总结：准确测得临床样本中的抗原量与抗原－抗体最适比是两个不同层面的要求。当抗原抗体比例最佳时，发生的反应最为明显，理论上的敏感度最高。但在临床实践中，一般需要用相同的抗体试剂检测不同浓度的抗原样本，因此在实际的免疫学检测中，抗体试剂一般是过量的，因此发生的是实际上的前带抗原抗体反应。因为只有这样，才能实现根据反应强度得到待测抗原量值。此时，最应该警惕的是待测抗原值非常高时，发生超过抗原抗体最适比的后带现象。

（二）难点

本章学习的难点为敏感度、特异性、阳性预测值、阴性预测值及临床意义。

学习思路：敏感度、特异性、阳性预测值、阴性预测值都是进行临床免疫学检测方法学评价的指标，其各自的意义在诊断试验四格表和 ROC 曲线中有比较直观的描述。

在临床实践中，100% 敏感度和 100% 特异性的理想化的检测方法是几乎不存在的。因此需要对不同敏感度、特异性的方法进行选择。一般情况下，使用 ROC 曲线在得到某种方法的最佳临界值的同时，也可以用于比较不同方法的使用价值。阳性预测值和阴性预测值的结果与疾病在人群中的发病率相关。直观理解，就是临床医生在看到阳性/阴性结果的时候，会优先考虑哪一类疾病或身体状况。此外，阳性预测值和阴性预测值对于临床免疫学检验的项目选择也是有重要意义的。例如，性传播疾病在普通社会人群和高危人群中的发病率相差巨大，此时特异性较低的检测方法如 RPR 在高危人群中的阳性预测值（以及阳性似然比）就会显著高于普通社会人群，因而其实用价值更大，而普通人群的阳性结果就必须使用特异性更好的方法进行确证试验。

第三部分　强化训练（测试习题）

一、选择题

（一）A 型题

1. 下列哪一项不属于临床免疫学技术方法的检测性能评价
   A. 抗体特异性与反应时间评价　　　B. 精密度评价
   C. 特异性与敏感度评价　　　　　　D. 准确性评价和抗干扰性评价
   E. 线性范围和检出限评价

2. 最基本的精密度，即最佳精密度是

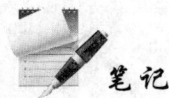

　　A. 批内精密度　　　　　　　　　　B. 批间精密度

　　C. 日内精密度　　　　　　　　　　D. 日间精密度

　　E. 室间精密度

3. 有关 ROC 曲线的叙述，不正确的是

　　A. 即受试者工作特征曲线　　　　　B. 以敏感度为横坐标，特异性为纵坐标

　　C. 可使用统计学软件绘制　　　　　D. 常用于确定某种检测方法的最佳临界值

　　E. ROC 曲线下面积更大的方法，其诊断价值更佳

4. 免疫学方法的分析性能指标不包括

　　A. 精密度　　　　　　　　　　　　B. 特异性

　　C. 准确度　　　　　　　　　　　　D. 溯源性

　　E. 检测范围

（二）B 型题

（1~6 题备选答案）在诊断检验四格表中，以 TP 作为"真阳性"例数、FP 作为"假阳性"例数、FN 作为"假阴性"例数、TN 作为"真阴性"例数

　　A. TP／（TP＋FN）　　　　　　　　B. TN／（FP＋TN）

　　C. TP／（TP＋FP）　　　　　　　　D. TN／（FN＋TN）

　　E. （TP＋FN）／（TP＋FP＋FN＋TN）

　　F. （FP＋TN）／（TP＋FP＋FN＋TN）

1. 阴性预测值是

2. 阳性预测值是

3. 敏感度是

4. 特异性是

5. 准确性是

6. 患病率是

（三）X 型题

1. 关于钩状效应，以下叙述正确的有

　　A. 免疫检测中抗原抗体浓度比例不适时会导致结果假阴性

　　B. 抗体过剩称为后带

　　C. 抗原过剩称为前带

　　D. 免疫学检测时，必须注意前带现象导致检测结果不准确

　　E. 必要时，可通过增加抗体量或减少抗原量来降低钩状效应的影响

2. 关于基质效应，以下叙述正确的有

　　A. 是检测系统中所有非检测物质对检测物质参与反应的影响

　　B. 与测试原理、测试试剂、测试仪器等因素有关

　　C. 可用校正曲线来减少基质效应

　　D. 回收试验可用于评估基质效应

　　E. 使用标准添加法时，加入的标准品的体积应该尽可能小

二、判断题（对：用 T 表示，错：用 F 表示）

1. 精密度评价的目的是评价检测设备的总不精密度，是设备在一定时间内的变异性表示。

2. 批间精密度指在不同的实验室，由操作员在不同仪器上，使用同一方法和同种、同一批

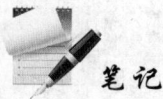

号试剂测试样本结果表示。

3. 校准物可用多种物质的均值校准、即可用于常规实验方法的定值。

4. 准确性是指临床诊断检测出的真阳性和真阴性例数之和占总研究病例数的比例。

5. 检出限评价，一般以空白测量加 3 倍标准差作为定性检出限，10 倍标准差作为定量测定下限。

三、填空题

1. 检测系统的输出数值（浓度或活性）与被分析物的_____的范围称为_____。

2. 抗原异质性即抗原的非均一性，是指在人群中相同抗原之间的变异，这是由_____因素和_____因素共同决定的。

3. 检出限包括_____和_____，后者是以溶剂空白测定的检出限。

4. 临床免疫学检验技术的影响因素包括：_____，_____，_____和_____四种因素。

四、名词解释

1. hook effect
2. precision
3. reference material
4. sensitivity

五、简答题

1. 简述基质效应对临床免疫学检测的影响。
2. 简述 ROC 曲线的概念和应用。

第四部分　强化训练参考答案

一、选择题

（一）A 型题

1. A　2. A　3. B　4. D

（二）B 型题

1. D　2. C　3. A　4. B　5. F　6. E

（三）X 型题

1. ADE　2. ABCDE

二、判断题

1. T　2. F　3. F　4. T　5. T

三、填空题

1. 浓度或活性成比例，线性范围。

2. 先天（遗传），后天（环境）。

3. 方法检出限，仪器检出限。

4. 抗原因素，抗体因素，钩状效应，基质效应。

四、名词解释

1. 钩状效应：是指免疫检测中由于抗原、抗体浓度比例不合适而致检测结果呈假阴性的现象。包括抗体浓度过高的前带和抗原浓度过高的后带现象。

2. 精密度：指多次重复测定同一量时各测定值之间彼此相符合的程度，表征测定过程中随机误差的大小。临床免疫学实验室所做的精密度包括批内精密度、批间精密度、日内精密度、日间精密度。

3. 标准物质：又称参考物质，是一类充分均匀、并具有一个（或多个）确定的特性值的材料或物质，用以校准仪器设备、评价测量方法，或给其他物质赋值。

4. 敏感度：是指由金标准确诊为有病的实验组内所检测出阳性病例数的比率（%），即本诊断实验的真阳性率。

五、简答题

1. 基质效应是指检测系统检测样本中的分析物时，处于分析物周围的所有非分析物质对分析物参与反应的影响。产生基质效应的原因与以下四个主要因素的相互作用密切相关：仪器的设计、试剂的组成成分、测试方法的原理、质控材料的组成及处理技术等。

2. ROC 曲线即受试者工作特征曲线，是以灵敏度为纵坐标，特异性为横坐标绘制的曲线，特定的临界值反映为曲线上的某个点。一般选取敏感度和特异性综合的最大值相应的点作为待检方法的最佳临界值，即 ROC 曲线上最接近左上方的点。除了用于选择最佳界限值外，ROC 曲线还可用于不同诊断试验对疾病识别能力的比较，即将各试验的 ROC 曲线绘制到同一坐标中，靠近左上角的 ROC 曲线诊断意义更好；或者 ROC 曲线下面积最大的试验的诊断价值最佳。

（李擎天）

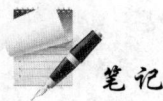

第十七章　免疫细胞的分离与功能检测

第一部分　目的要求

1. 掌握　密度梯度离心法及免疫磁珠法分离细胞的原理、流式细胞术计数免疫细胞的原理、T 细胞增殖实验 MTT 法。

2. 熟悉　血清免疫球蛋白水平测定、ELISPOT 法测定细胞分泌细胞因子功能的原理。

3. 了解　CTL 细胞毒效应评价、NK 细胞和吞噬细胞的功能测定。

第二部分　学习指导

一、学习提要

本章介绍免疫细胞的分离、计数和功能检测的原理和方法，要求掌握各种免疫细胞的一般分离方法和计数方法、免疫磁珠分离细胞的原理、ELISPOT 法和 MTT 法测定免疫细胞功能的原理与方法。

（一）免疫细胞的分离技术

1. 密度梯度离心法

密度梯度离心法是将样品加在密度的梯度介质中进行离心沉降，通过离心力把颗粒分配到梯度中某些特定位置上，形成不同区带的分离方法。聚蔗糖－泛影葡胺分层液法是一种密度梯度离心分离法，配制好的聚蔗糖－泛影葡胺分层液（Ficoll－Hypaque 分层液），其密度为 1.077 ± 0.002，可作为常规的淋巴细胞分层液。该法简便实用，分离效果好，对仪器设备要求不高，而被广泛使用。

2. 免疫磁性微球分离法

免疫磁性微球分离法原理基于不同的免疫细胞具有其特征性的表面抗原分子（如 CD3 是 T 淋巴细胞的特征分子，CD20 是 B 淋巴细胞的特征分子，CD16 和 CD56 是 NK 细胞的特征分子等），将抗不同 CD 分子的特异性抗体交联于磁性颗粒（磁珠）表面形成免疫磁珠（IMB），再与细胞悬液反应，磁珠借抗体结合于相应细胞群或亚群表面，将细胞悬液置外加磁场中，结合免疫细胞的 IMB 被磁场吸引，使磁珠结合的细胞与未结合的细胞得以分离。

细胞分离后，以台盼蓝染色法（是一种染料拒染法）检测其活力，通常细胞活力应 > 95%，否则直接影响实验结果。

（二）淋巴细胞的分类计数

淋巴细胞的分类计数采用荧光素（单色、双色、三色等）标记 CD 的特异性单抗，对淋巴细胞进行直接荧光染色，通过流式细胞仪测定，可快速、准确的检测出相应淋巴细胞的阳性百

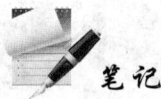

分率、细胞荧光强度和绝对细胞数（细胞浓度），还可对特定淋巴细胞进行分选。

（三）免疫细胞的功能测定

1. T淋巴细胞功能测定

T淋巴细胞功能测定方法有T细胞增殖试验和T细胞分泌细胞因子功能测定。前者又称为淋巴细胞转化实验（LTT），常用MTT法对淋巴细胞的增殖能力进行检测，原理是淋巴细胞受到刺激增殖时，活细胞可摄取MTT，在细胞内MTT被线粒体琥珀酸脱氢酶还原为不溶于水的蓝紫色结晶甲臜沉积于细胞内或细胞周围，其生成量与细胞增殖水平呈正相关。后者目前临床常用的是为酶联免疫斑点检测技术（ELISPOT），能够在单细胞水平检测细胞因子的分泌情况，以间接反映T细胞的功能。

2. B淋巴细胞功能测定

测定B淋巴细胞产生抗体的能力即可反映其功能。ELISPOT技术既可通过测定斑点的数目来检测抗体分泌细胞的数量，以及利用双色法可检测分泌两种不同抗体的细胞数量，又可通过斑点的大小和染色程度来反映淋巴细胞分泌抗体的水平。

3. NK细胞功能测定

NK细胞主要表现为对靶细胞的杀伤功能，因此，以K562细胞株作为靶细胞，以MTT法、化学发光法和流式细胞技术，可以测定NK细胞的活性。

4. 吞噬细胞功能测定

吞噬细胞的吞噬运动大致分为趋化、吞噬和细胞内杀伤作用三个阶段，可分别对这三个阶段，运用不同的方法来进行功能检测。

二、重点和难点

（一）重点

本章学习的重点为免疫细胞（T细胞、B细胞、NK细胞、吞噬细胞）的分离。

归纳总结：免疫细胞分离技术是研究细胞免疫的实验基础，因此，理解并掌握分离免疫细胞的原理和方法，是开展临床检测和实验研究细胞免疫的至关重要的组成部分；常用于分离免疫细胞的方法有密度梯度离心法、免疫磁性微球分离法和流式细胞仪分选法等。

（二）难点

本章学习的难点为免疫细胞（T细胞、B细胞、NK细胞、吞噬细胞）的功能检测。

学习思路：免疫细胞的功能检测不可用数量替代之，能代表待检测者的细胞功能状态，越来越受到临床工作者的重视，主要依据有以下三点。①待测细胞的功能是什么；②如何检测此功能；③哪种方法更便于、更能准确地检测免疫细胞的功能；如：T细胞增殖试验和ELISPOT（酶联免疫斑点试验）检测T细胞增殖及产生细胞的免疫功能。

第三部分　强化训练（测试习题）

一、选择题

（一）A型题

1. 外周血T细胞约占淋巴细胞的

    A. 20%　　　　　　　　　　B. 30%

    C. 40%　　　　　　　　　　D. 50%

E. 70% ~ 75%

2. 体外非特异激活 T 细胞的物质是

    A. LPS   B. SBA

    C. PHA   D. SPA

    E. SPA 和 LPS

3. $CD4^+$ T 细胞与 $CD8^+$ T 细胞数的正常比是

    A. 2 ~ 2.5   B. 1.5 ~ 2

    C. > 2.5   D. < 0.5

    E. 0.5 ~ 1

4. B2 细胞为

    A. CD19 阳性   B. CD19 阳性，CD5 阴性

    C. CD5 阴性   D. CD5 阳性

    E. CD19 阴性

5. Ficoll 淋巴细胞分离液的密度为

    A. 1.030 ~ 1.035   B. 1.035

    C. 1.077 ± 0.002   D. 1.075 ~ 1.092

    E. 1.092

6. Ficoll 分离法分离 PBMC 时，理想的 PBMC 层位于

    A. 血浆层顶部   B. 局限在血浆层

    C. 血浆与分离液交界处   D. 分离液中部

    E. 管底

7. Ficoll – hypaque 淋巴细胞分离液的主要成分是

    A. 聚蔗糖   B. 泛影葡胺

    C. 聚乙二醇   D. 聚蔗糖 + 泛影葡胺

    E. 聚蔗糖 + 聚乙二醇

8. Percoll 分离液的主要成分是

    A. 聚蔗糖   B. 泛影葡胺

    C. 聚乙二醇   D. 聚乙烯吡咯烷酮

    E. 经聚乙烯吡咯烷酮处理的硅胶颗粒

9. 表示淋巴细胞的活力常用

    A. 活淋巴细胞占总淋巴细胞的百分比   B. 活细胞浓度

    C. 淋巴细胞浓度   D. 活细胞和总细胞的比值

    E. T 细胞和 B 细胞的比例

10. 活细胞经台盼蓝染色后呈

    A. 蓝色   B. 棕色

    C. 红色   D. 不着色

    E. 天青色

11. 测定人 NK 细胞常根据其杀伤肿瘤细胞的功能来判断，靶细胞常选用

    A. K562   B. YAC

C. HeLa

D. Mccoy

E. Vero

12. 用 MTT 法判定淋巴细胞转化情况，其评价指标是

A. 试验孔 OD 值

B. 每分钟脉冲数

C. 刺激指数 SI

D. 着色细胞数

E. 着色细胞数与所计数的总细胞数之比

13. 用鼠抗人 CD14 免疫磁珠，经阳性分选可从人 PBMC 中获得

A. T 淋巴细胞

B. B 淋巴细胞

C. 中性粒细胞

D. 单核细胞

E. 巨噬细胞

14. 抗原肽 – MHC 四聚体法的优点是

A. T 淋巴细胞可以识别任意 MHC 分子

B. 不需要通过流式细胞仪

C. 并不能增加反应的亲和力

D. 用以检测抗原特异性 T 淋巴细胞

E. 可用于所有 T 细胞的检测

15. T 细胞介导的细胞毒试验常用的方法是

A. $^3H – TdR$ 掺入法

B. ^{125}I 释放法

C. ^{51}Cr 释放法

D. 形态学检测法

E. 流式细胞仪法

16. 关于免疫磁珠分离法，以下哪种说法是错误的

A. 免疫磁珠分离法可用于淋巴细胞亚群的分离

B. 免疫磁珠分离法可分为直接法和间接法

C. 如所需细胞为游离于悬液中的细胞则为阴性分选法

D. 阳性分选法不会导致细胞活化或凋亡

E. 直接法的磁珠上包被的是特异性抗体

17. 可认定为 NK 细胞的表面标志是

A. $CD3^+CD56^+CD16^+$

B. $CD3^+CD4^+CD8^-$

C. $CD3^+CD4^-CD8^+$

D. $CD3^+CD8^+CD40^+$

E. $CD3^+CD8^+CD30^-$

18. 采用密度梯度法分离获得的外周血单个核细胞，主要包括

A. 淋巴细胞

B. 单核细胞

C. 粒细胞

D. 单核和淋巴细胞

E. 巨噬细胞

(二) B 型题

(1~5 题备选答案) 不同的实验方法可测定不同的免疫细胞

A. ^{51}Cr 释放法

B. 分泌抗体能力实验

C. 琼脂糖平板法

D. 以流式细胞仪检测 $CD16^+$、$CD56^+$ 单抗阳性的细胞

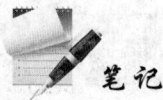

E. ELISPOT

1. T 细胞分泌 IFN – γ 检测的方法是

2. B 细胞功能检测的方法

3. NK 细胞数量检测的方法是

4. 中性粒细胞趋化功能检测的方法是

5. CTL 细胞毒检测的方法是

（6～7 题备选答案）不同的细胞要选用相应比重的分离液方可分离

A. 1.092   B. 1.030～1.035

C. 1.075～1.090

6. 淋巴细胞和单核细胞密度

7. 粒细胞密度

（8～10 题备选答案）免疫细胞要选用其相应的实验方法方可检测其相应功能

A. B 淋巴细胞功能   B. T 淋巴细胞功能

C. 中性粒细胞趋化功能   D. 巨噬细胞功能

8. Transwell 小室滤膜渗透法测定

9. 血清免疫球蛋白水平测定

10. 促凝血活性测定

（三）X 型题

1. 人淋巴细胞包括
   A. T 细胞   B. NK 细胞
   C. DC 细胞   D. 巨噬细胞
   E. B 细胞

2. 吞噬细胞主要包括
   A. 单核细胞   B. 巨噬细胞
   C. 中性粒细胞   D. 嗜酸性粒细胞
   E. 嗜碱性粒细胞

3. 外周血单个核细胞是指
   A. 单核细胞   B. 淋巴细胞
   C. 红细胞   D. 吞噬细胞
   E. 中性粒细胞以外的细胞

4. 体液免疫功能检测，下列正确的选择是
   A. Ig 水平检测   B. NK 细胞功能检测
   C. B 淋巴细胞功能检测   D. 流式细胞仪检测 B 细胞数量
   E. 流式细胞仪检测 T 细胞数量

5. 分离淋巴细胞的磁球的特点有
   A. 微球核心一般为金属小颗粒
   B. 表面可结合不同的生物大分子物质
   C. 磁球表面包被免疫物质者称为免疫磁球
   D. 免疫磁球具有免疫配基性质和磁响应性质
   E. 细胞与磁球结合后，其活性将被破坏

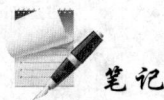

6. T 细胞的功能测定包括下列试验

    A. T 细胞增殖试验   B. 免疫球蛋白水平测定

    C. 趋化功能试验   D. T 细胞介导的细胞毒试验

    E. T 细胞分泌细胞因子功能测定

7. T 细胞增殖反应的刺激物

    A. 植物血凝素   B. 刀豆蛋白

    C. 美洲商陆   D. 白喉类毒素

    E. 纯蛋白衍生物

8. 观察 NK 细胞的杀伤功能常用的检测方法是

    A. MTT 法   B. 化学发光法

    C. 流式细胞术   D. 趋化功能检测

    E. 硝基蓝四氮唑还原试验

9. 中性粒细胞的吞噬和杀菌功能测定的方法

    A. 显微镜检查法   B. 溶菌法

    C. 硝基蓝四氮唑还原试验   D. 化学发光测定法

    E. 流式细胞仪检测

二、判断题（对：用 T 表示，错：用 F 表示）

1. T 细胞表面主要的 CD 抗原是 CD19、CD21、CD40 等。

2. B 细胞表面主要的 CD 抗原是 CD2、CD3、CD4、CD8、CD40L 等。

3. NK 细胞需要抗原刺激才发生非特异直接杀伤靶细胞作用。

4. 观察 NK 细胞的杀伤功能常用 MTT 法、化学发光法检测。

5. 巨噬细胞促凝血活性测定是目前检测巨噬细胞功能常用的技术之一。

6. 硝基蓝四氮唑还原试验是检测巨噬细胞吞噬功能的技术之一。

7. 测定血清免疫球蛋白水平是判断 B 细胞的免疫功能之一。

8. 淋巴细胞转化试验是通过测定 T 细胞因子而反映 T 细胞功能的实验。

9. ELISPOT（酶联免疫斑点试验）是细胞培养和 ELISA 结合的一项优势技术。

10. 酶联免疫斑点试验是一项检测能够在单细胞水平检测细胞因子的技术。

三、填空题

1. PBMC 包括_____和_____。

2. 检测 B 细胞抗体分泌能力时，用斑点形成来计数，每一个斑点代表_____。

3. B 细胞表面特异的标志有_____、_____和_____等。

4. 常用的淋巴细胞活力测定的方法是_____。

5. T 淋巴细胞增殖情况的判定方法有_____和_____。

6. 中性粒细胞的功能测定包括_____和_____。

7. 中性粒细胞趋化功能的测定方法包括_____和_____。

8. B 细胞的功能评价测定项目包括_____和_____。

9. 细胞活力测定用的染料是_____，活细胞呈_____、死细胞呈_____。

四、名词解释

1. peripheral blood mononuclear cell，PBMC

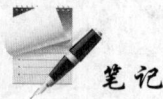

2. immunomagnetic beads，IMB

3. lymphocyte transformation test，LTT

4. phagocytic rate

5. phagocytic index

五、简答题

1. 从 PBMC 中分离淋巴细胞的方法有哪些？

2. 有哪些方法可以检测 B 细胞抗体的分泌功能？

3. NK 细胞有哪些重要功能，目前的检测方法有哪些？

4. 何谓淋巴细胞活力，如何进行检测？

5. T 淋巴细胞是人体的重要的适应性免疫细胞，检测其功能的方法主要有哪些？

6. 为什么免疫磁性微球分离法能将免疫细胞分离？

六、问答题

1. Ficoll 分离法分离 PBMC 的原理是什么，分离时应注意哪些事项？

2. T 细胞转化试验的原理是什么，如何评价其转化情况？

第四部分　强化训练参考答案

一、选择题

（一）A 型题

1. E　2. C　3. B　4. B　5. C　6. C　7. D　8. E　9. A　10. D　11. A　12. C　13. D　14. D　15. C　16. D　17. A　18. D

（二）B 型题

1. E　2. B　3. D　4. C　5. A　6. C　7. A　8. C　9. A　10. D

（三）X 型题

1. ABE　2. ABC　3. AB　4. ACDE　5. ABCD　6. ADE　7. ABCDE　8. ABC　9. ABCDE

二、判断题

1. F　2. F　3. F　4. T　5. T　6. F　7. T　8. F　9. T　10. T

三、填空题

1. 淋巴细胞，单核细胞。

2. 一个分泌抗体的独立细胞。

3. smIg，CD20，CD19。

4. 台盼蓝染色法。

5. MTT 法，MHC－肽四聚体技术。

6. 趋化功能检测，吞噬和杀菌功能测定。

7. 滤膜渗透法，琼脂糖平板法。

8. 血清免疫球蛋白水平测定，分泌抗体能力试验。

9. 台盼蓝，不着色，蓝色。

四、名词解释

1. 外周血单个核细胞：指外周血中的淋巴细胞和单核细胞，不包括多形核的粒细胞以及无核的红细胞与血小板。

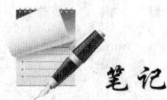

2. 免疫磁珠：是将特异性抗体交联于磁性颗粒（磁珠）表面形成 IMB。

3. 淋巴细胞转化试验：T 细胞在体外受到有丝分裂原或特异性抗原刺激后，可引起胞内蛋白质、核酸合成增加和细胞增殖，向淋巴母细胞转化。

4. 吞噬率：计数 100 个吞噬和未吞噬葡萄球菌的白细胞，其中吞噬细菌的白细胞在所计数的白细胞中所占的比例。

$$吞噬率\% = \frac{吞噬细菌的白细胞数}{计数的白细胞数} \times 100\%$$

5. 吞噬指数：指计数白细胞吞噬的细菌总数，然后计数各白细胞吞噬细菌的均数。

$$吞噬指数 = \frac{吞噬的细菌总数}{计数的白细胞数}$$

五、简答题

1. 有以下四种方法。①一般采用贴壁法即可去除单核细胞获得淋巴细胞；②Percoll 连续密度梯度离心法和不连续密度梯度离心法；③免疫磁珠法；④流式细胞仪分选技术。

2. 有以下二种方法。①血清免疫球蛋白水平测定；②分泌抗体能力试验，如 ELISPOT。

3. NK 细胞主要功能是非特异性直接杀伤肿瘤细胞，或者被病毒感染的细胞。目前常用来检测 NK 细胞功能的方法有以下三种。①MTT 法；②化学发光法；③流式细胞技术。

4. 淋巴细胞活力是指活淋巴细胞占总淋巴细胞的百分比。活力的测定通常使用的方法是台盼蓝染色法。该染料不能透过活细胞细胞膜，故活细胞不染色，死亡细胞呈蓝色，观察计数 200 个细胞，计算不着色细胞的百分率及代表细胞的活力。

5. 有以下三种方法。①T 细胞受到特异性抗原刺激后，会发生增殖，因此可以采用 MTT 比色法或 XTT 比色法，判断淋巴细胞的增殖程度；②T 淋巴细胞受抗原刺激后会分泌不同类型细胞因子，因此可采用酶联免疫斑点试验检测 T 细胞的功能；③利用杀伤性 T 细胞对靶细胞的杀伤作用，可用 ^{51}Cr 释放法检测靶细胞被杀伤情况，或流式细胞法检测靶细胞凋亡。

6. 免疫磁性微球分离法是将特异性抗体交联于磁性颗粒（磁珠）表面形成免疫磁珠（IMB），再与细胞悬液反应，磁珠借抗体结合于相应细胞群或亚群表面，将细胞悬液置外加磁场中，结合免疫细胞的 IMB 被磁场吸引，使磁珠结合的细胞与未结合的细胞分离。

六、问答题

1. Ficoll 分离液是聚蔗糖－泛影葡胺混合物，具有对细胞无毒，基本等渗等特性，按一定比例将两者混合使其比重在 1.077 左右，而外周血单个核细胞在 1.076～1.090 之间，红细胞 1.093，粒细胞 1.092，血小板为 1.030～1.035。分离时先将分层液置试管底层，然后将肝素抗凝全血以 Hanks 液稀释后，小心叠加在分层液上面，使两者形成一清晰界面，水平转子离心后，离心管中会出现几个不同层次的液体和细胞带，单个核细胞密集在血浆层和分离液的界面中，吸取该层细胞经洗涤、离心、重悬后即为 PBMC。分离 PBMC 时应注意以下五点。①使用新鲜抗凝血；②无菌操作；③加血液至分离液上时，避免破坏其界面；④在收集单个核细胞时，沿管壁轻轻旋转吸取细胞，手法要轻、稳、准；⑤实验中的细胞获得率与室温及分离液的比重有关，室温超过 25℃时，可影响细胞获得率。

2. T 细胞转化试验是检测 T 细胞免疫功能的经典试验，基本原理是采用 T 细胞敏感的刺激物在体外刺激 T 细胞，T 细胞受到刺激后将发生增殖、转化，根据其增殖转化的功能评定相应的细胞功能。

淋巴细胞的转化试验有形态法和放射性核素法。

形态法利用淋巴细胞受刺激物作用后，出现细胞形态方面的改变，取培养物标本涂片可见原淋巴细胞、过渡型淋巴母细胞和未转化淋巴细胞，其中前二者为转化的淋巴细胞。

放射性核素法为在细胞培养的 S 期加入 ^{3}H－TdR，后者即掺入到新合成的 DNA 中，其掺入的多少可由细胞内反射性强度表示出来，根据掺入的多少可推测细胞的增殖程度。

目前常用的淋巴细胞的转化情况评定主要有 MTT 法和 MHC – 肽四聚体技术。

MTT 比色法，利用 MTT 在活细胞线粒体琥珀酸脱氢酸作用下被还原呈蓝色的 MTT – 甲簪，形成的量与增殖程度呈正相关，通过比色法测 OD 值，以刺激指数作为判断淋巴细胞转化率的指数。

在使用特异性抗原激活 T 细胞而进行的功能测定试验中存在着一定的困难，一是难以获得足够量的待检特异性 T 细胞，二是 T 细胞识别抗原有 MHC 限制性。MHC – 肽四聚体技术可以解决后者带来的困难。四聚体（tetramer）是借助生物素 – 抗生物素蛋白（或亲和素）级联放大原理构建由 1 个荧光素标记的抗生物素蛋白（或亲和素）与 4 个 MHC Ⅰ 类分子 – 抗原肽复合物形成的复合体，即 MHC Ⅰ 类分子 – 抗原肽四聚体。它能同时结合 1 个抗原特异性 T 细胞的 4 个 TCR，亲和力大大提高。制备特异性抗原肽段四聚体，直接染色抗原特异性 T 细胞，然后，通过流式细胞仪定量检测外周血及组织中抗原特异性 T 细胞种群的数量及所占比率，并且用于抗原特异性 T 细胞增殖功能检测。

（张　冉）

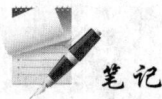

第十八章 超敏反应性疾病与免疫学检测

第一部分 目的要求

1. **掌握** 超敏反应定义、I、Ⅱ、Ⅲ、Ⅳ型超敏反应的常用免疫学检测方法。
2. **熟悉** I、Ⅱ、Ⅲ、Ⅳ型超敏反应的发生机制。
3. **了解** 常见的 I、Ⅱ、Ⅲ、Ⅳ型超敏反应性疾病。

第二部分 学习指导

一、学习提要

（一）超敏反应的发生机制

1. I 型超敏反应 是指由 IgE 类抗体介导，肥大细胞和嗜碱性粒细胞释放的活性介质引起的生理功能紊乱和（或）组织损伤；能引起 I 型超敏反应的抗原性物质称为变应原。变应原的种类繁多，可通过不同途径进入机体；引起 I 型超敏反应的抗体主要是 IgE 类抗体，IgE 具有亲细胞特性，能与肥大细胞、嗜碱性粒细胞表面的 IgE 高亲和力受体结合，使机体处于致敏状态；参与 I 型超敏反应的细胞主要有肥大细胞、嗜碱性粒细胞和嗜酸性粒细胞等。肥大细胞和嗜碱性粒细胞表面均具有高亲和性的 $Fc\varepsilon R I$，故可与 IgE 的 Fc 段结合。嗜酸性粒细胞具有双重生物学效应：①嗜酸性粒细胞可合成和释放多种炎症介质和毒性蛋白，参与 I 型超敏反应的迟发相反应；②嗜酸性粒细胞通过直接吞噬肥大细胞释放的颗粒，或通过释放组胺酶、芳基硫酸酯酶、磷脂酶 D 分别灭活组胺、白三烯和血小板活化因子，发挥负反馈调节作用。

参与 I 型超敏反应的介质主要包括肥大细胞和嗜碱性粒细胞颗粒内预存的介质和受刺激后新合成的介质，如组胺、激肽原酶、嗜酸性粒细胞趋化因子、白三烯、前列腺素 D_2 血小板活化因子等，主要作用是使血管扩张和通透性增加；刺激平滑肌收缩；促进黏膜腺体分泌。

I 型超敏反应的发生可分为致敏阶段和效应阶段。致敏阶段是指抗原初次进入机体，诱发能合成 IgE 的 B 细胞产生 IgE 类抗体。IgE 的 Fc 段与肥大细胞、嗜碱性粒细胞膜表面的 $Fc\varepsilon R I$ 结合，使机体处于致敏状态；效应阶段是指相同抗原再次进入机体时，与肥大细胞、嗜碱性粒细胞膜表面的 IgE Fab 段结合，使 $Fc\varepsilon R I$ 交联。所产生的信号通过 $Fc\varepsilon R I \gamma$ 链转导，激活信号转导级联反应，使肥大细胞、嗜碱性粒细胞活化。活化的细胞脱颗粒及合成新的活性介质。颗粒中生物活性介质和新合成的活性介质作用于相应的效应器官，引起效应器官病理改变。

2. Ⅱ型超敏反应 Ⅱ型超敏反应由抗细胞表面抗原的 IgG 或 IgM 类抗体介导，补体活化、抗体和补体的调理作用及 ADCC 造成细胞损伤；诱发 Ⅱ 型超敏反应的抗原主要有细胞表面的同种异型抗原、正常组织细胞上的与外源性抗原具有的共同抗原、由于感染或理化因素改变了的自身抗原、吸附于组织细胞上的外来抗原、半抗原或抗原抗体复合物；介导Ⅱ型超敏反应的抗体主要是 IgG 和 IgM 类抗体，这些抗体的来源包括免疫性抗体、自身抗体等。

抗体与细胞膜表面的相应抗原结合后，可通过以补体介导的细胞毒作用、免疫调理作用、ADCC 作用、刺激或阻断靶细胞受体功能等途径杀伤靶细胞或导致靶细胞功能紊乱。

3. Ⅲ型超敏反应 Ⅲ型超敏反应由免疫复合物介导，补体活化、中性粒细胞释放溶酶体酶和血小板活化导致血管性炎症和组织损伤；引起Ⅲ型超敏反应的抗原分为内源性抗原和外源性抗原；介导Ⅲ型超敏反应的抗体主要是 IgG、IgM 和 IgA 类抗体。

血液循环中的可溶性抗原与相应抗体结合，形成可溶性抗原抗体复合物即免疫复合物。免疫复合物的形成和沉积是Ⅲ型超敏反应的始动环节，受免疫复合物的数量、免疫复合物的性质、毛细血管通透性、局部血流动力学因素、机体清除免疫复合物的能力等因素的影响。

4. Ⅳ型超敏反应 Ⅳ型超敏反应是由 T_{DTH} 细胞介导，单核细胞浸润、活化及产生的细胞因子引起炎症反应和组织损伤；引起Ⅳ型超敏反应的抗原有胞内寄生菌、化学物质、细胞抗原。其中，胞内寄生菌（如分枝杆菌属）是最常见引起Ⅳ型超敏反应的抗原；Ⅳ型超敏反应由 T 细胞介导，主要是 $CD4^+$ Th1 细胞和 $CD8^+$ CTL 细胞。$CD4^+$ Th1 也称为迟发型超敏反应 T 细胞（T_{DTH} 细胞）。此外，Mφ 和中性粒细胞也参与介导Ⅳ型超敏反应中的组织损伤。

Ⅳ型超敏反应的发生过程分为致敏阶段和效应阶段。抗原经抗原提呈细胞（APC）摄取、加工处理成抗原肽 – MHC 分子复合物并表达于 APC 表面，经 T 细胞表面的 TCR 识别后，T 细胞活化、增殖分化为致敏 T 细胞。当致敏 T 细胞再次与相应抗原接触时，可迅速增殖分化为效应 T 细胞，即 $CD4^+$ Th1 细胞（T_{DTH} 细胞）和 $CD8^+$ CTL。T_{DTH} 细胞介导炎症反应和组织损伤，$CD8^+$ CTL 介导靶细胞发生凋亡。

（二）常见疾病

1. 过敏性哮喘和过敏性鼻炎

过敏性哮喘是由于支气管平滑肌痉挛而引起的哮喘和呼吸困难。过敏性鼻炎又称花粉症或枯草热（hay fever），具有明显的季节性和地区性特点。

2. 食物过敏症

食物过敏症可由鱼、虾、蟹、鸡蛋、牛奶、坚果或药物等引起，表现为恶心、呕吐、腹痛、腹泻。

3. 急性输血反应

急性输血反应多发生于 ABO 血型不符的输血。

4. 新生儿溶血症

新生儿溶血症可因母子间 Rh 血型不符引起。如果对初产妇分娩后 72 小时内注射 RhD 抗体，及时清除进入母体内的 RhD 阳性红细胞，可有效预防再次妊娠时发生新生儿溶血症。

（三）免疫学检测

1. 血清总 IgE 检测

血清总 IgE 是指血清中针对各种变应原的 IgE 的总和。测定血清总 IgE 的方法有放射免疫吸附试验、免疫比浊法、化学发光免疫法。放射免疫吸附试验（RIST）采用双抗体夹心模式，其原理是将抗 IgE 抗体偶联到滤纸上，使其与待测血清和 IgE 参考标准品反应，再与 ^{125}I 标记的抗人 IgE 抗体反应，形成双抗体夹心复合物。最后测定滤纸片的放射活性。其放射活性与血清 IgE 含量呈正相关。利用标准曲线可得出待测血清总 IgE 的含量；免疫比浊法采用微粒增强散射免疫比浊法，其原理是用鼠抗人 IgE 单克隆抗体包被聚苯乙烯微粒，与血清中 IgE 结合使聚苯乙烯微粒靠近和聚集，此种聚集导致穿过血清的光束发生散射，散射光的强度与待测血清中

IgE 浓度呈正比；化学发光免疫法采用双抗体夹心模式，其原理是包被抗 IgE 抗体的磁颗粒首先与待测血清和 IgE 参考标准品反应，再与吖啶酯标记的抗 IgE 抗体反应形成双抗体夹心复合物。最后根据化学发光强度和标准曲线，仪器可以自动计算出 IgE 含量；IgE 升高常见于 I 型超敏反应性疾病，如支气管哮喘、过敏性鼻炎、特应性皮炎等，IgE 含量与病情发作及缓解呈平行关系。

2. 血清特异性 IgE 检测

血清特异性 IgE 是血清中针对某一变应原的 IgE。测定血清特异性 IgE 的方法有放射变应原吸附试验、免疫印迹法、荧光酶免疫测定。放射变应原吸附试验（RAST）的原理是吸附于固相载体的变应原与待测血清和 IgE 参考标准品反应，再与放射性核素标记的抗 IgE 反应，最后测定固相载体的放射活性。其放射活性与血清 IgE 含量呈正相关。利用标准曲线可得出待测血清中特异性 IgE 的含量。

免疫印迹法采用固相已知抗原测定未知抗体的间接分析模式。将多种特异性变应原包被在 NC 膜上，与待测样本中的 sIgE 反应，再与酶标记的鼠抗人 IgE 抗体结合。加入底物后显色形成肉眼可见的颜色。

荧光酶免疫测定采用内含多孔弹性纤维素粒的帽状新型载体结合变应原，与待测血清和 IgE 参考标准品反应，然后再与 β－半乳糖苷酶标记的抗人 IgE 反应。β－半乳糖苷酶作用于荧光底物 4－甲基伞桂－β－半乳糖苷产生荧光。荧光强度与 IgE 含量呈线性关系。根据标准曲线可得出待测血清中特异性 IgE 的含量，是目前公认的检测特异性 IgE 的金标准；血清特异性 IgE 检测对 I 型超敏反应疾病的诊断有重要价值，可以确定变应原的种类。

3. 特异性过敏原嗜碱性粒细胞激活试验

外周血嗜碱性粒细胞表面不表达 HLA－DR 分子，但高表达 CD123 分子。因此，可联合应用不同荧光素标记的抗 CD123 和抗 HLA－DR 来鉴别外周血中的嗜碱性粒细胞。同时，当嗜碱性粒细胞处于静息状态时，CD63 只表达于胞内颗粒中，很少表达于膜表面；而在激活状态时，嗜碱性粒细胞脱颗粒，引发 CD63 易位，高表达于细胞膜表面。CD63 可作为活化的嗜碱性粒细胞的特异性标志物，采用荧光素标记的抗 CD63 抗体即可鉴别激活的嗜碱性粒细胞。

体外特异性过敏原嗜碱性粒细胞激活试验，采用流式细胞术定量检测表达有特异性标志物的嗜碱性粒细胞，可精确反映嗜碱性粒细胞的活化程度和功能状态，是一个高特异性的过敏原诊断方法。同时此方法也可间接评价过敏性疾病的严重程度，对过敏性疾病的发生风险进行评估，动态监测过敏性疾病的发展，指导临床治疗，在过敏性疾病具有较高的诊断价值。

4. 循环免疫复合物测定

根据免疫复合物的理化性质而设计的检测技术，例如：聚乙二醇（PEG）沉淀法、冷沉淀法、选择性超滤法、超速离心法等。PEG 沉淀法：PEG 可非特异性沉淀蛋白质。沉淀具有可逆性，PEG 使免疫复合物自液相析出，利用透射比浊法或散射比浊法可测出循环免疫复合物的存在与含量。PEG 沉淀法检测循环免疫复合物敏感度达 20mg/L HAHG，方法简便易行，国内已广泛使用，但不能反映小分子循环免疫复合物的情况，而且结果易受多种大分子蛋白质的干扰，因而特异性较差。

根据免疫复合物能与某些活性分子上的补体和 Fc 受体结合原理而设计的分子受体法，例如：C1q 结合试验、抗补体试验、胶固素结合试验等。固相 C1q 结合试验：利用循环免疫复合物具有与 C1q 结合的特性，包被 C1q 于固相载体，加入待测血清，免疫复合物与 C1q 结合，再用放射性核素或酶标记的抗人 IgG 检测免疫复合物中 IgG，根据其放射活性或酶活性判断免疫复合物含量。抗补体试验：将抗 C3 抗体包被固相载体，循环免疫复合物在体内已结合了 C3，通过 C3 介导循环免疫复合物与固相抗 C3 连接，加酶标记抗人 IgG 检测复合物中 IgG，加底物

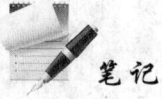

显色，根据颜色深浅判断免疫复合物含量。

根据某些细胞上具有补体受体和（或）Fc 受体能与免疫复合物结合原理而设计的细胞受体法，例如：Raji 细胞法、巨噬细胞法、血小板凝聚试验等。Raji 细胞法：Raji 细胞表面有大量 C1q、C3b 和 C3d 受体，故能吸附已结合补体的循环免疫复合物。将待测血清与 Raji 细胞反应，再与放射性核素标记的抗人 IgG 反应，最后测定沉淀细胞的放射活性。以热聚合 IgG 作为参考标准绘制标准曲线，根据标准曲线可得出待测血清中免疫复合物的含量。

根据免疫复合物能与抗球蛋白结合而设计的抗球蛋白技术，如抗球蛋白试验、mRF 固相抑制试验、mRF 凝胶扩散试验等。mRF 固相抑制试验：利用类风湿因子（RF）与变性 IgG、热聚合 IgG、免疫复合物具有较强亲和力的特性，将单克隆 RF（mRF）吸附于固相载体，加入待测血清，再加入放射性核素标记的热聚合 IgG。如果待测血清中含有免疫复合物，则与固相 mRF 结合，从而抑制放射性核素标记的热聚合 IgG 与 mRF 的结合。

二、本章重难点

（一）重点

1. 血清总 IgE 检测方法及原理

归纳总结：放射免疫吸附试验，采用双抗体夹心模式。其原理是将抗 IgE 抗体偶联到滤纸上，使其与待测血清和 IgE 参考标准品反应，再与 ^{125}I 标记的抗人 IgE 抗体反应，形成双抗体夹心复合物。最后测定滤纸片的放射活性。其放射活性与血清 IgE 含量呈正相关。利用标准曲线可得出待测血清总 IgE 的含量。

免疫比浊法：采用微粒增强散射免疫比浊法。其原理是用鼠抗人 IgE 单克隆抗体包被聚苯乙烯微粒，与血清中 IgE 结合使聚苯乙烯微粒靠近和聚集，此种聚集导致穿过血清的光束发生散射，散射光的强度与待测血清中 IgE 浓度呈正比。

化学发光免疫法：采用双抗体夹心模式。其原理是包被抗 IgE 抗体的磁颗粒首先与待测血清和 IgE 参考标准品反应，再与吖啶酯标记的抗 IgE 抗体反应形成双抗体夹心复合物。最后根据化学发光强度和标准曲线，仪器可以自动计算出 IgE 含量。

2. 血清特异性 IgE 检测方法及原理

归纳总结：放射变应原吸附试验的原理是吸附于固相载体的变应原与待测血清和 IgE 参考标准品反应，再与放射性核素标记的抗 IgE 反应，最后测定固相载体的放射活性。其放射活性与血清 IgE 含量呈正相关。利用标准曲线可得出待测血清中特异性 IgE 的含量。

免疫印迹法：采用固相已知抗原测定未知抗体的间接分析模式。将多种特异性变应原包被在 NC 膜上，与待测样本中的 sIgE 反应，再与酶标记的鼠抗人 IgE 抗体结合。加入底物后显色形成肉眼可见的颜色。

荧光酶免疫测定：该方法采用内含多孔弹性纤维素粒的帽状新型载体结合变应原，与待测血清和 IgE 参考标准品反应，然后再与 β－半乳糖苷酶标记的抗人 IgE 反应。β－半乳糖苷酶作用于荧光底物 4－甲基伞桂－β－半乳糖苷产生荧光。荧光强度与 IgE 含量呈线性关系。根据标准曲线可得出待测血清中特异性 IgE 的含量。

3. 血清 IgE 检测的临床意义

归纳总结：IgE 升高常见于 I 型超敏反应性疾病，如支气管哮喘、过敏性鼻炎、特应性皮炎等，IgE 含量与病情发作及缓解呈平行关系。

特异性 IgE 的临床意义：对 I 型超敏反应疾病的诊断有重要价值，可以确定变应原的种类。其试验的敏感度和特异度都很高，特别是对花粉、螨类、动物毛皮屑、牛奶、鸡蛋、坚果等变

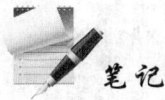

应原的特异性 IgE 测定，敏感度和特异度都可在 90% 以上，有的甚至可接近 100%。

4. 特异性过敏原嗜碱性粒细胞激活试验检测活化的嗜碱性粒细胞的原理

归纳总结：外周血嗜碱性粒细胞表面高表达 CD123 分子，不表达 HLA - DR 分子，因此，可联合应用不同荧光素标记的抗 CD123 和抗 HLA - DR 来鉴别外周血中的嗜碱性粒细胞。嗜碱性粒细胞处于静息状态时，CD63 只表达于胞内颗粒中，很少表达于膜表面；而在激活状态时，嗜碱性粒细胞脱颗粒，引发 CD63 易位，高表达于细胞膜表面，因此，CD63 可作为活化的嗜碱性粒细胞的特异性标志物。外周血与特异性过敏原温育后，分别加入三种不同荧光素标记抗体，先以 CD123$^+$ 和 HLA - DR$^-$ 细胞设门，圈选嗜碱性粒细胞，再通过测定 CD63 的表达即可定量检测活化的嗜碱性粒细胞。

5. 非抗原特异性循环免疫复合物的检测方法

归纳总结：根据免疫复合物的理化性质而设计的检测技术，如聚乙二醇沉淀法、冷沉淀法、选择性超滤法、超速离心法等；根据免疫复合物能与某些活性分子上的补体和 Fc 受体结合原理而设计的分子受体法，如 C1q 结合试验、抗补体试验、胶固素结合试验等；根据某些细胞上具有补体受体和（或）Fc 受体能与免疫复合物结合原理而设计的细胞受体法，如 Raji 细胞法、巨噬细胞法、血小板凝聚试验等；根据免疫复合物能与抗球蛋白结合而设计的抗球蛋白技术，如抗球蛋白试验、mRF 固相抑制试验、mRF 凝胶扩散试验等。

6. PEG 沉淀法检测 CIC 的原理

归纳总结：PEG 6000 对蛋白质沉淀具有良好的选择性，3% ~4% PEG 可使免疫复合物自液相析出，利用透射比浊法或散射比浊法可测出循环免疫复合物的存在与含量。

7. 固相 C1q 结合试验检测 CIC 的原理

归纳总结：循环免疫复合物具有与 C1q 结合的特性，包被 C1q 于固相载体，加入待测血清，免疫复合物与 C1q 结合，再用放射性核素或酶标记的抗人 IgG 检测免疫复合物中 IgG。根据其放射活性或酶活性判断免疫复合物含量。

8. Raji 细胞法检测 CIC 的原理

归纳总结：Raji 细胞表面有大量 C1q、C3b 和 C3d 受体，故能吸附已结合补体的循环免疫复合物。将待测血清与 Raji 细胞反应，再与放射性核素标记的抗人 IgG 反应，最后测定沉淀细胞的放射活性。以热聚合 IgG 作为参考标准绘制标准曲线，根据标准曲线可得出待测血清中免疫复合物的含量。

9. 简述 mRF 固相抑制试验检测 CIC 的原理

归纳总结：类风湿因子（RF）与变性 IgG、热聚合 IgG、免疫复合物具有较强亲和力，将单克隆 RF（mRF）吸附于固相载体，加入待测血清，再加入放射性核素标记的热聚合 IgG。如果待测血清中含有免疫复合物，则与固相 mRF 结合，从而抑制放射性核素标记的热聚合 IgG 与 mRF 的结合。固相载体的放射活性与免疫复合物的含量呈负相关。

（二）难点

1. 各种超敏反应具有哪些免疫学特点

学习思路：超敏反应分为 I、II、III、IV 型，其免疫学特点和免疫学机制各异，要求结合医学免疫学教材各章免疫细胞和免疫分子功能及免疫应答过程进行归纳学习。

2. 血清 IgE 的检测其检测方法各具有哪些独特的技术特点

学习思路：血清 IgE 的检测主要采用各类免疫标记检测技术，它们各类型的标记示踪物各异，反应过程也不尽相同，要结合教材中各章的免疫学技术原理及反应特点进行归纳学习。

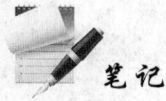

第三部分　强化训练（测试习题）

一、选择题

（一）A 型题

1. 有抗体和补体参与的超敏反应是
    - A. Ⅰ型超敏反应
    - B. Ⅰ、Ⅱ型超敏反应
    - C. Ⅱ、Ⅲ型超敏反应
    - D. Ⅰ、Ⅱ、Ⅲ、Ⅳ
    - E. Ⅳ型超敏反应

2. 发生Ⅲ型超敏反应性疾病的始动环节是
    - A. 大分子免疫复合物沉积在毛细血管基底膜
    - B. 中等大小免疫复合物沉积在毛细血管基底膜
    - C. 小分子免疫复合物沉积在毛细血管基底膜
    - D. 补体激活
    - E. 中性粒细胞浸润

3. 与 IgE 有高度亲和力的细胞是
    - A. 单核细胞
    - B. T 细胞
    - C. 呼吸道平滑肌细胞
    - D. 消化道平滑肌细胞
    - E. 肥大细胞和嗜碱性粒细胞

4. 定量检测血清 IgE 最好选用的是
    - A. 免疫电泳
    - B. ELISA
    - C. 双向免疫扩散
    - D. 单向免疫扩散
    - E. 火箭免疫电泳

5. 参与Ⅰ型超敏反应的主要抗体是
    - A. IgA
    - B. IgG
    - C. IgM
    - D. IgD
    - E. IgE

6. Ⅰ型超敏反应患者常表现
    - A. 血清 IgG 含量增高
    - B. 血清 IgG 含量降低
    - C. 血清 IgM 含量增高
    - D. 血清 IgE 含量增高
    - E. 血清 IgE 含量正常

7. 新生儿溶血症发生的关键是
    - A. 母胎 Rh 血型不合
    - B. 母胎 ABO 血型不合
    - C. 父母 Rh 不合
    - D. 母亲产生抗胎儿红细胞 IgG
    - E. 母亲产生抗胎儿红细胞 IgM

8. 新生儿溶血症发生的条件
    - A. 父母 Rh 不合
    - B. 母亲 Rh（＋）胎儿 Rh（＋）
    - C. 母亲 Rh（＋）胎儿 Rh（－）
    - D. 母亲 Rh（－）胎儿 Rh（＋）
    - E. 母亲 Rh（－）胎儿 Rh（－）

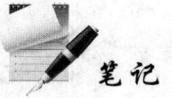

9. 下列哪种疾病属于 I 型超敏反应
    A. 皮肤过敏反应　　　　　　　　　B. 自身免疫性溶血性贫血
    C. 类风湿关节炎　　　　　　　　　D. 接触性皮炎
    E. 新生儿溶血症

10. 参与 II 型超敏反应的抗体是
    A. IgG 和 IgM　　　　　　　　　　B. IgE 和 IgM
    C. IgG 和 SIgA　　　　　　　　　 D. IgD 和 IgG
    E. IgE 和 SIgA

11. 不能引起 I 型超敏反应的物质是
    A. 青霉素　　　　　　　　　　　　B. 尘螨
    C. 同种异型抗原　　　　　　　　　D. 花粉
    E. 动物羽毛

12. 与 I 型超敏反应无关的成分是
    A. IgE　　　　　　　　　　　　　　B. 肥大细胞
    C. 嗜碱性粒细胞　　　　　　　　　D. 嗜酸粒性细胞
    E. NK 细胞

13. 与 II 型超敏反应无关的成分是
    A. 抗体　　　　　　　　　　　　　B. 补体
    C. 致敏淋巴细胞　　　　　　　　　D. 巨噬细胞
    E. NK 细胞

14. 下面的叙述中不属于 IV 型超敏反应特征的是
    A. 反应高峰是在接触抗原后 48 ~ 72 小时发生
    B. 有补体、抗体的参与
    C. 其发生机制与细胞免疫过程一样
    D. 病变局部病理特征是以淋巴细胞、单核细胞浸润为主的炎症反应
    E. 有细胞因子和 Tc 细胞发挥效应作用

15. 不参与 IV 型超敏反应的成分是
    A. B 细胞　　　　　　　　　　　　B. Tc 细胞
    C. Th 细胞　　　　　　　　　　　 D. 细胞因子
    E. 单核 – 吞噬细胞

16. 不属 III 型超敏反应的是
    A. 血清过敏反应　　　　　　　　　B. 血清病
    C. 肾小球肾炎　　　　　　　　　　D. 类风湿关节炎
    E. Arthus 反应

17. 关于 I 型超敏反应的特点，不正确的是
    A. 发生快、消退快　　　　　　　　B. 主要由 IgE 介导
    C. 无补体参与　　　　　　　　　　D. 无遗传倾向
    E. 无明显组织损伤

18. 关于 IV 型超敏反应描述有错误的是

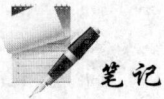

A. 由 CD4$^+$Th1 及 CTL 介导　　　　　　B. 无抗体参与

C. 无补体参与　　　　　　　　　　　　D. 以单核细胞、淋巴细胞浸润为主的炎症

E. 发生在再次接触抗原后 12～24 小时内

19. CIC 检测可用于下列疾病的辅助诊断和疗效评价的指标，但应除外

A. SLE　　　　　　　　　　　　　　　B. 类风湿关节炎

C. 慢性活动性肝炎　　　　　　　　　　D. 青霉素过敏

E. 以上均不是

20. 有关 Coombs 试验的描述，错误的是

A. 直接 Coombs 试验用于检测红细胞上不完全抗体

B. 间接 Coombs 试验用于检测血清中不完全抗体

C. 用于免疫性血型抗体及自身免疫性血型抗体检测

D. 可用于 SLE 诊断

E. 以上描述均是错误

21. 下列哪种疾病不属于 II 型超敏反应

A. ABO 血型不符的输血反应　　　　　　B. 新生儿溶血症

C. 自身免疫性溶血性贫血　　　　　　　D. 系统性红斑狼疮

E. 甲状腺功能亢进

22. 关于 I 型超敏反应，以下说法不正确的是

A. 发生快，消退快

B. 常引起生理功能紊乱，较少发生严重的组织细胞损伤

C. 特异性 IgE 型抗体介导，无补体参与

D. 具有明显的个体差异和遗传背景

E. 特异性 IgE 型抗体介导，需要补体参与

23. 血清五种免疫球蛋白中，引起 I 型超敏反应的 IgE 的特点，正确的是

A. IgE 在血清中含量最高　　　　　　　B. 半衰期最长

C. 分解率最低　　　　　　　　　　　　D. 对热最不稳定的免疫球蛋白

E. 分子量最大

24. 以下参与 I 型超敏反应的细胞是

A. 肥大细胞、嗜碱性粒细胞和嗜酸性粒细胞

B. 肥大细胞、巨噬细胞和单核细胞

C. 肥大细胞、单核细胞和嗜酸性粒细胞

D. 肥大细胞、淋巴细胞和嗜碱性粒细胞

E. 淋巴细胞、嗜碱性粒细胞和嗜酸性粒细胞

25. I 型超敏反应中靶细胞内预先合成的生物活性介质不包括

A. 组胺　　　　　　　　　　　　　　　B. 肝素

C. 血管紧张素　　　　　　　　　　　　D. 类胰蛋白酶

E. 硫酸软骨素

26. 关于药物过敏性休克，以下正确的是

A. 最常由青霉素过敏引起，属 II 型超敏反应

B. 青霉素本身具有免疫原性，刺激机体发生过敏反应

C. 青霉素降解产物与体内组织蛋白结合后获得免疫原性，导致过敏反应

D. 青霉素降解产物具有免疫原性，刺激机体发生过敏反应

E. 初次注射青霉素时不会发生过敏性休克

27. 有关血清过敏性休克和血清病，以下说法正确的是

A. 血清过敏性休克属Ⅲ型超敏反应，血清病属Ⅰ型超敏反应

B. 血清过敏性休克属Ⅰ型超敏反应，血清病属Ⅲ型超敏反应

C. 血清过敏性休克属Ⅲ型超敏反应，血清病属Ⅲ型超敏反应

D. 血清过敏性休克属Ⅰ型超敏反应，血清病属Ⅰ型超敏反应

E. 以上都不对

28. 导致Ⅰ型超敏反应皮内试验假阳性的常见原因不包括以下哪项

A. 变应原稀释液偏酸或偏碱　　　　B. 患者有皮肤划痕症

C. 抗原不纯和被污染　　　　　　　D. 抗原量注射过多

E. 患者正使用抗组胺类药或激素类药

29. 定量检测血清 IgE 浓度可用以下哪种方法

A. 火箭免疫电泳　　　　　　　　　B. 免疫固定电泳

C. 免疫比浊法　　　　　　　　　　D. 双相免疫电泳

E. 间接免疫荧光

30. 血清 IgE 升高常见于下列哪项，除外

A. 过敏性哮喘　　　　　　　　　　B. 过敏性鼻炎

C. 特发性皮炎　　　　　　　　　　D. 肺结核

E. 支气管肺曲菌病

31. 以下关于血清特异性 IgE 检测方法的描述，正确的是

A. 放射变应原吸附试验可用，免疫印迹测定法可用

B. 放射变应原吸附试验不可用，免疫印迹测定法可用

C. 放射变应原吸附试验可用，免疫印迹测定法不可用

D. 放射变应原吸附试验不可用，免疫印迹测定法不可用

E. 以上都不正确

32. 有关血清 sIgE 的定量测定的应用评价，正确的是

A. sIgE 定量检测可以替代变应原皮试

B. 用产黄青霉素皮试的临床意义与特异青霉素的 sIgE 测定意义一致

C. 血清 sIgE 的定量测定应结合本地区的自然条件和受试者的生活条件

D. RAST 检测 sIgE 特异性和敏感性较低

E. 免疫印迹法一次测定一种变应原的 sIgE

33. 引起Ⅱ型超敏反应发生的靶细胞表面抗原不包括

A. 同种异型抗原　　　　　　　　　B. 共同抗原

C. 变性自身抗原　　　　　　　　　D. 外来抗原

E. 封闭抗原

34. 参与Ⅱ型超敏反应的抗体为

A. 主要是 IgG 和 IgM，少数为 IgA　　B. 主要是 IgG 和 IgM，少数为 IgE

C. 主要是 IgE 和 IgM，少数为 IgA　　D. 主要是 IgG 和 IgE，少数为 IgA

E. 主要是 IgG 和 IgM，少数为 IgD

35. 有关抗球蛋白检测，以下描述不正确的是

    A. 直接 Coombs 试验检测红细胞是否已被不完全抗体致敏

    B. 直接 Coombs 试验可用于新生儿溶血症等的检测

    C. 间接 Coombs 试验用于检测血清中的不完全抗体

    D. 间接 Coombs 试验用于免疫性血型抗体及自身免疫性血型抗体检测

    E. 以上都不对

36. Ⅲ型超敏反应中，免疫复合物通过以下哪些细胞和分子的共同作用引起组织损伤

    A. 补体、IgE 抗体和血小板   B. 补体、中性粒细胞和血小板

    C. 补体、血小板和抗体   D. 中性粒细胞、血小板和肥大细胞

    E. 中性粒细胞、肥大细胞和嗜碱性粒细胞

37. CIC 检测可以辅助诊断和疗效判断除外以下哪些疾病

    A. 系统性红斑狼疮   B. 类风湿关节炎

    C. 链球菌感染后肾小球肾炎   D. 血清病

    E. 支气管哮喘

38. 有蛋白尿、关节痛、血管炎、浆膜炎、紫癜等症状，诊断不明确的患者，可考虑哪项检测

    A. 血清补体   B. 血清 IgE

    C. 血小板计数   D. 循环免疫复合物

    E. 嗜酸性粒细胞计数

39. 关于Ⅳ型超敏反应的特点，正确的是

    A. 由抗体介导

    B. 由抗原特异性 T 细胞介导

    C. 发生反应早，接触相同抗原后几分钟发生

    D. 由 CD4$^+$T 细胞介导

    E. 又称速发型超敏反应

40. 下列哪项属于常见的Ⅳ型超敏反应性疾病

    A. 重症肌无力   B. 食物中毒

    C. 移植物排斥反应   D. 甲型流感

    E. 大肠埃希菌泌尿道感染

41. 青霉素通过不同的机制可以引起不同的超敏反应，可以引起

    A. Ⅰ、Ⅱ、Ⅲ和Ⅳ型超敏反应   B. Ⅰ型超敏反应

    C. Ⅱ型超敏反应   D. Ⅲ型超敏反应

    E. Ⅳ型超敏反应

42. 链球菌感染后的肾小球肾炎可能涉及的超敏反应包括

    A. Ⅱ、Ⅲ型超敏反应   B. Ⅱ型超敏反应

    C. Ⅲ型超敏反应   D. Ⅰ、Ⅲ和Ⅳ型超敏反应

    E. Ⅱ、Ⅲ和Ⅳ型超敏反应

43. 常见的Ⅱ型超敏反应性疾病不包括

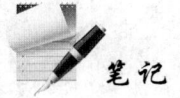

A. 肺出血肾炎综合征　　　　B. Graves 病

C. 药物过敏性血细胞减少症　D. 自身免疫性溶血性贫血

E. 类风湿关节炎

（二）B 型题

（1～2 题备选答案）下列免疫细胞与哪一型超敏反应相关

A. 单核细胞　　　　　　　　B. 淋巴细胞

C. 肥大细胞　　　　　　　　D. 中性粒细胞

E. 嗜碱性粒细胞

F. 嗜酸性粒细胞

1. 在Ⅲ型超敏反应中浸润的细胞主要是

2. IgE 型超敏反应时，数量增多的是

（3～6 题备选答案）下列免疫病与哪一型超敏反应相关

A. 类风湿关节炎　　　　　　B. 强直性脊柱炎

C. 新生儿溶血症　　　　　　D. 血清过敏性休克

E. 接触性皮炎

3. 属于Ⅰ型超敏反应的疾病是

4. 属于Ⅱ型超敏反应的疾病是

5. 属于Ⅲ型超敏反应的疾病是

6. 属于Ⅳ型超敏反应的疾病是

（7～9 题备选答案）这 5 种免疫活性物质与哪一种介质相关

A. 组胺　　　　　　　　　　B. 白三烯（LT）

C. 前列腺素　　　　　　　　D. 激肽

E. 内啡肽

7. 贮存在嗜碱性粒细胞颗粒内的介质

8. 引起支气管持续痉挛的主要介质

9. 合成能被阿司匹林阻断的介质

（10～13 题备选答案）这些抗原分别可引起哪一型超敏反应

A. 花粉　　　　　　　　　　B. 油漆

C. 自身变性的 IgG　　　　　D. Rh 抗原

E. 内啡肽

10. 可引起Ⅰ型超敏反应的变应原

11. 可引起Ⅱ型超敏反应的变应原

12. 可引起Ⅲ型超敏反应的变应原

13. 可引起Ⅳ型超敏反应的变应原

（14～17 题备选答案）下列超敏反应相应称为

A. 速发型超敏反应　　　　　B. 迟发型超敏反应

C. 抗体刺激型超敏反应　　　D. 细胞毒型超敏反应

E. 免疫复合物型超敏反应

14. Ⅰ型超敏反应又称

15. Ⅱ型超敏反应又称

16. Ⅲ型超敏反应又称

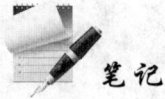

17. Ⅳ型超敏反应又称

（18～21题备选答案）这5种疾病分别属哪一型反应性疾病

A. 自身免疫性溶血性贫血   B. 过敏性鼻炎

C. 全身性红斑狼疮   D. 支原体肺炎

E. 接触性皮炎

18. 属于Ⅰ型超敏反应性疾病

19. 属于Ⅱ型超敏反应性疾病

20. 属于Ⅲ型超敏反应性疾病

21. 属于Ⅳ型超敏反应性疾病

（22～25题备选答案）下列物质分别与哪一种疾病相关

A. 自身变性的IgG   B. DNA－抗DNA复合物

C. 抗甲状腺激素受体的抗体   D. 免疫血型抗体

E. 组胺

22. 与过敏性休克有关

23. 与格雷夫斯病（Graves病）有关

24. 主要与全身性红斑狼疮有

25. 与类风湿性关节炎有关

（26～28题备选答案）有关超敏反应的相关指标

A. 总IgE水平   B. 总IgG水平

C. 皮肤点刺试验   D. 特异性IgE

E. 外周血嗜碱性粒细胞激活试验

26. 与人体过敏体质密切相关的实验室指标是

27. 用于鉴别过敏原的体内试验指标是

28. 用于评估接触过敏原风险程度的实验室指标是

（三）X型题

1. 支气管哮喘

     A. 具有个体差异   B. K细胞、巨噬细胞也参与其发病机制

     C. 可出现单个核细胞浸润性炎症   D. 患者可出现Authus反应

     E. 肥大细胞和嗜碱性粒细胞参与了发生机制

2. 补体可参与

     A. Ⅱ型超敏反应   B. Ⅱ型超敏反应

     C. Ⅲ型超敏反应   D. Ⅳ型超敏反应

     E. 格雷夫斯（Graves）病

3. IgE

     A. 与嗜碱性粒细胞有高度亲和力

     B. 是肥大细胞产生的重要免疫球蛋白

     C. 在速发型超敏反应中发挥重要作用

     D. 与内啡肽释出有密切关系

     E. 分子量最大的Ig

4. Ⅱ型超敏反应性疾病包括

A. Graves 病   B. 过敏性休克

C. 全身性红斑狼疮   D. 新生儿溶血症

E. 肾小球肾炎

5. Ⅱ型超敏反应的组织和细胞损伤的机制是

     A. ADCC 作用

     B. 通过替代途径激活补体

     C. IgG 与循环靶细胞特异性结合后，通过调理作用促进靶细胞溶解破坏

     D. 抗原体复合物激活补体使其沉积在局部组织

     E. 补体激活后形成的膜攻击复合物使靶细胞发生溶解

6. 接触性皮炎

     A. 经皮肤致敏引起

     B. 其发生与 IL－2、IFN－γ和 TNF－β有密切关系

     C. 主要由小分子化学物质引起

     D. 通常在接触变应原后几个小时内出现

     E. 局部以单个核细胞浸润为主

7. 关于参与Ⅰ型超敏反应的生物活性介质

     A. 白三烯由花生四烯酸降解形成

     B. 前列腺素主要与平滑肌持续痉挛有关

     C. 缓激肽是激肽原降解产物

     D. 与肝素结合的组胺是无活性的

     E. 磷脂酶 D 可以破坏血小板活化因子

8. 新生儿溶血症

     A. 发生于母亲为 Rh＋而胎儿为 Rh－的情况下

     B. 发生于母亲 Rh－而胎儿为 Rh＋的情况下

     C. 是由母体内的天然血型抗体通过胎盘进入胎儿体内引起

     D. 是由母体内 IgG 类抗 Rh 抗体通过胎盘进入胎儿体内引起

     E. 可于产前 72 小时给胎儿注射抗 Rh 抗体进行预防

9. 与Ⅰ型超敏反应发生、发展有关的细胞是

     A. 嗜酸性粒细胞   B. 中性粒细胞

     C. NK 细胞   D. 嗜碱性粒细胞

     E. LAK 细胞

10. 可引起组织损伤的超敏反应性疾病是

     A. 过敏性鼻炎

     B. 接触性皮炎

     C. ABO 血型不合引起的血管内溶血

     D. 荨麻疹

     E. 肾小球肾炎

11. Ⅱ型超敏反应中的效应细胞主要包括

     A. 巨噬细胞   B. NK 细胞

     C. Tc 细胞   D. 中性粒细胞

E. 血小板

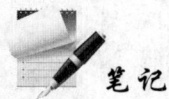

12. 在Ⅲ型超敏反应中，哪些作用与组织细胞损伤有关
    A. 激活血小板，形成微血栓
    B. Th1 细胞介导的炎性反应
    C. 大分子免疫复合物沉积在局部组织
    D. 激活补体，产生炎症介质
    E. 中性粒细胞释放溶酶体酶

13. 以下哪些是Ⅰ型超敏反应的变应原
    A. 昆虫毒液   B. 花粉颗粒
    C. 鱼和虾   D. 动物皮屑
    E. 植物提取液

14. Ⅰ型超敏反应中细胞内新合成的介质有
    A. 白三烯   B. 前列腺素 D2
    C. 血小板活化因子   D. 花生四烯酸
    E. 5 – 羟色胺

15. 以下可用于血清 IgE 检测的方法包括
    A. 颗粒凝集试验   B. 免疫荧光法
    C. 免疫比浊法   D. 化学发光法
    E. 酶联免疫吸附试验

16. Ⅱ型超敏反应可通过以下哪种途径杀伤靶细胞或导致靶细胞功能紊乱
    A. 补体介导的细胞溶解   B. 巨噬细胞的吞噬作用
    C. ADCC 作用   D. 刺激或抑制靶细胞的功能
    E. 以上都不是

17. CIC 的抗原非特异性检测方法包括
    A. PEG 比浊试验   B. C1q 固相试验
    C. mRF 固相抑制试验   D. Raji 细胞试验
    E. ELISA 法

18. 关于超敏反应，正确的是
    A. Ⅰ型超敏反应由 IgG 介导
    B. Ⅲ型超敏反应与免疫复合物形成有关
    C. 肥大细胞在速发型超敏反应中起重要作用
    D. 迟发型超敏反应在新生儿溶血性疾病中起重要作用
    E. 支气管哮喘是Ⅲ型超敏反应

19. 用于"确认"过敏原的指标包括
    A. 血清 tIgE 水平   B. 血清 sIgE 水平
    C. 皮肤点刺试验   D. 血清 CIC 水平
    E. 血清组胺水平

二、判断题（对：用 T 表示，错：用 F 表示）

1. 迟发型超敏反应与细胞因子有关。

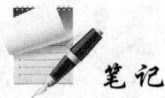

2. 机体接触变应原后几小时产生的症状由迟发相反应引起，一般不引起明显的组织损伤。

3. Ⅳ型超敏反应由 T$_{DTH}$ 细胞介导，单核细胞浸润、活化及产生的细胞因子引起炎症反应和组织损伤。

4. 血清特异性 IgE 是血清中针对某一变应原的 IgE，可采用 RIST、免疫印迹法、荧光酶免疫测定方法检测。

5. 血清总 IgE 是指血清中针对各种变应原的 IgE 的总和，可采用 RAST、免疫比浊法、化学发光免疫法检测。

6. IgE 升高常见于Ⅳ型超敏反应性疾病。

7. 血清总 IgE 检测对Ⅰ型超敏反应疾病的诊断有重要价值，可以确定变应原的种类。

8. 流式细胞术定量检测表达有特异性标志物的嗜碱性粒细胞，可精确反映嗜碱性粒细胞的活化程度和功能状态。

9. 荧光酶免疫测定特异性 IgE 敏感性高、特异性强、测定自动化、操作简便迅速，是目前公认的检测特异性 IgE 的金标准。

10. 化学发光免疫法检测血清总 IgE 敏感性高、特异性强、稳定性好、测定自动化、操作简便迅速，临床多采用。

三、填空题

1. 根据超敏反应发生的机制和临床特点，将其分为 _____、_____、_____、_____。

2. Ⅰ型超敏反应又称 _____，其所致疾病称为 _____。

3. 引起Ⅰ型超敏反应的抗体主要是 _____ 类抗体，具有 _____ 特性。

4. 表面具有 IgE Fc 受体的细胞有 _____ 和 _____。

5. 参与Ⅰ型超敏反应的细胞主要有 _____、_____、_____、_____。

6. 嗜酸性粒细胞可合成和释放 _____、_____、_____、_____、_____、_____，参与Ⅰ型超敏反应的迟发相反应。

7. 嗜酸性粒细胞可通过 _____、_____、_____，在Ⅰ型超敏反应中发挥负反馈调节作用。

8. Ⅱ型超敏反应由抗细胞表面抗原的 _____ 或 _____ 类抗体介导，又称 _____ 或 _____ 超敏反应。

9. Ⅲ型超敏反应由 _____ 介导，又称 _____ 或 _____ 超敏反应。

10. 介导Ⅲ型超敏反应的抗体主要是 _____、_____ 和 _____ 类抗体。

11. 免疫复合物通过 _____、_____ 和 _____ 引起组织损伤。

12. Ⅳ型超敏反应由 _____ 细胞介导，_____ 浸润、活化及产生的 _____ 引起炎症反应和组织损伤，又称 _____。

13. 补体不参与 _____ 型和 _____ 型超敏反应。

四、名词解释

1. hypersensitivity

2. allergen

3. circulating immune complex，CIC

4. Ⅰ型超敏反应

5. Ⅱ型超敏反应

6. Ⅲ型超敏反应

7. Ⅳ型超敏反应

五、简答题

1. 简述参与Ⅰ型超敏反应的介质及其作用。

2. 简述Ⅰ型超敏反应的发生过程。

3. 简述诱发Ⅱ型超敏反应的抗原。

4. 简述Ⅱ型超敏反应的效应机制。

5. 简述甲状腺功能亢进的发病机制。

6. 简述重症肌无力的发病机制。

7. 影响免疫复合物的形成和沉积有哪些因素？

8. 简述免疫复合物引起组织损伤的机制。

9. 简述Ⅳ型超敏反应的发生过程。

10. 简述过敏性哮喘的发病机制。

11. 简述过敏性鼻炎的发病机制。

12. 简述急性输血反应的发病机制。

13. 简述新生儿溶血症的发病机制及预防措施。

14. 简述血清总 IgE 检测方法及原理。

15. 简述血清特异性 IgE 检测方法及原理。

16. 简述血清 IgE 检测的临床意义。

17. 简述特异性过敏原嗜碱性粒细胞激活试验检测活化的嗜碱性粒细胞的原理。

18. 非抗原特异性循环免疫复合物的检测方法有哪些？

19. 简述 PEG 沉淀法检测 CIC 的原理。

20. 简述固相 C1q 结合试验检测 CIC 的原理。

21. 简述 Raji 细胞法检测 CIC 的原理。

22. 简述 mRF 固相抑制试验检测 CIC 的原理。

23. 简述Ⅰ型超敏反应速发相反应的特点。

24. 简述Ⅰ型超敏反应迟发相反应的特点。

25. 比较Ⅰ、Ⅱ、Ⅲ、Ⅳ型超敏反应的参与成分和发生机制。

第四部分　强化训练参考答案

一、选择题

（一）A 型题

1. C　2. B　3. E　4. D　5. E　6. D　7. D　8. D　9. A　10. A　11. C　12. E　13. C　14. B　15. A　16. A　17. D　18. E　19. D　20. D　21. D　22. E　23. D　24. A　25. C　26. C　27. B　28. E　29. C　30. D　31. A　32. C　33. E　34. A　35. E　36. B　37. E　38. D　39. B　40. C　41. A　42. A　43. E

（二）B 型题

1. D　2. F　3. D　4. C　5. A　6. A　7. A　8. B　9. C　10. A　11. D　12. C　13. B　14. A　15. C　16. E　17. B　18. B　19. A　20. C　21. E　22. E　23. C　24. B　25. A　26. A　27. C　28. E

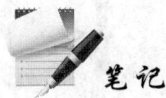

（三）X 型题

1. AE　2. BCE　3. AC　4. ADE　5. ACE　6. ABCE　7. ACE　8. BD　9. AD　10. BCE
11. ABD　12. ACDE　13. ABCDE　14. ABC　15. CDE　16. ABCD　17. ABCD　18. BC　19. BC

二、判断题

1. T　2. F　3. T　4. F　5. F　6. F　7. F　8. T　9. F　10. T

三、填空题

1. Ⅰ型，Ⅱ型，Ⅲ型，Ⅳ型。

2. 过敏反应，特应症。

3. IgE，亲细胞。

4. 肥大细胞，嗜碱性粒细胞。

5. 肥大细胞，嗜碱性粒细胞，嗜酸性粒细胞。

6. 白三烯，血小板活化因子，嗜酸性粒细胞阳离子蛋白，嗜酸性粒细胞过氧化物酶，主要碱性蛋白，神经毒素。

7. 组胺酶，芳基硫酸酯酶，磷脂酶 D。

8. IgG，IgM，细胞溶解型，细胞毒型。

9. 免疫复合物，免疫复合物型，血管炎型。

10. IgG，IgM，IgA。

11. 补体，中性粒细胞，血小板。

12. T_{DTH}，单核细胞，细胞因子，迟发型超敏反应。

13. Ⅰ型，Ⅳ型。

四、名词解释

1. 超敏反应，是指机体受到抗原持续刺激或再次受到相同抗原刺激后产生的以组织损伤或功能紊乱为特征的免疫应答。

2. 变应原，是指能引起Ⅰ型超敏反应的抗原性物质称为变应原。

3. 循环免疫复合物。当抗原略多于抗体时，可形成中等大小、沉降系数为 19S 的可溶性免疫复合物，它既不容易从肾排出，又不容易被吞噬细胞清除，长期存在于血循环中，又称循环免疫复合物。

4. Ⅰ型超敏反应：是指由 IgE 类抗体介导，肥大细胞和嗜碱性粒细胞释放的活性介质引起的生理功能紊乱和（或）组织损伤。

5. Ⅱ型超敏反应：由抗细胞表面抗原的 IgG 或 IgM 类抗体介导，补体活化、抗体和补体的调理作用及 ADCC 造成细胞损伤。

6. Ⅲ型超敏反应：由免疫复合物介导，补体活化、中性粒细胞释放溶酶体酶和血小板活化导致血管性炎症和组织损伤。

7. Ⅳ型超敏反应：由 T_{DTH} 细胞介导，单核细胞浸润、活化及产生的细胞因子引起炎症反应和组织损伤。

五、简答题

1. 参与Ⅰ型超敏反应的介质及其作用：参与Ⅰ型超敏反应的介质主要包括肥大细胞和嗜碱性粒细胞颗粒内预存的介质和受刺激后新合成的介质。颗粒内预存的介质包括以下 3 种。①组胺：使血管扩张和通透性增加；刺激支气管、胃肠道平滑肌收缩；促进黏膜腺体分泌；刺激皮肤中感觉神经末梢，引起瘙痒；②激肽原酶：激肽原酶作用于血浆激肽原使之生成激肽。其中缓激肽主要作用是使血管扩张和通透性增加；刺激平滑肌收缩，使支气管痉挛；刺激痛觉神经纤维，引起疼痛；③嗜酸性粒细胞趋化因子和中性粒细胞趋化因子：分别使嗜酸性粒细胞、中性粒细胞趋化至炎症部位。

新合成的介质包括以下4种。①白三烯：使支气管平滑肌强烈而持久地收缩；使毛细血管扩张和通透性增加；促进黏膜腺体分泌；②前列腺素D_2：刺激支气管平滑肌收缩；使血管扩张和通透性增加；③血小板活化因子：凝聚和活化血小板，使之释放组胺、5-羟色胺等血管活性物质，引起血管扩张和通透性增加；④细胞因子：TNF-α、IL-1、IL-4、IL-5、IL-6、CSF等细胞因子，既可直接参与炎症反应，亦能招募中性粒细胞、嗜酸性粒细胞等炎症细胞至炎症局部，在迟发相反应中起重要作用。

2. Ⅰ型超敏反应的发生过程分为两个阶段。①致敏阶段：抗原初次进入机体，诱发能合成IgE的B细胞产生IgE类抗体。IgE的Fc段与肥大细胞、嗜碱性粒细胞膜表面的FcεRⅠ结合，使机体处于致敏状态；②效应阶段：相同抗原再次进入机体时，与肥大细胞、嗜碱性粒细胞膜表面的IgE Fab段结合，使FcεRⅠ交联。所产生的信号通过FcεRⅠγ链转导，激活信号转导级联反应，使肥大细胞、嗜碱性粒细胞活化。活化的细胞脱颗粒及合成新的活性介质。颗粒中生物活性介质和新合成的活性介质作用于相应的效应器官，引起效应器官病理改变。

3. 诱发Ⅱ型超敏反应的抗原有以下四类。①细胞表面的同种异型抗原：如ABO血型抗原、Rh抗原和HLA等；②正常组织细胞上的与外源性抗原具有的共同抗原：如链球菌胞壁成分与人肾小球基底膜、心瓣膜组织之间的共同抗原；③由于感染、理化因素改变了的自身抗原；④吸附于组织细胞上的外来抗原、半抗原或抗原抗体复合物：如药物半抗原，可结合于血液有形成分的表面成为完全抗原。

4. Ⅱ型超敏反应的效应机制分为以下四个方面。①补体介导的细胞毒作用：IgM或IgG类抗体与靶细胞表面抗原特异性结合后，通过激活补体经典途径，形成膜攻击复合物，直接引起膜损伤，使靶细胞溶解死亡；②免疫调理作用：抗体与靶细胞表面抗原特异性结合后，通过其Fc段与吞噬细胞表面的Fc受体结合，发挥抗体的调理作用，促进吞噬细胞吞噬破坏靶细胞；或激活补体产生C3b，通过与吞噬细胞表面C3b受体结合，发挥补体的调理作用，促进吞噬细胞吞噬破坏靶细胞；③ADCC作用：抗体与靶细胞表面抗原特异性结合后，通过其Fc段与NK细胞、Mφ、中性粒细胞表面Fc受体结合，溶解破坏靶细胞；④刺激或阻断靶细胞受体功能：某些抗细胞表面受体的自身抗体与相应受体结合后，并不引起靶细胞破坏，而是刺激受体功能，导致靶细胞功能紊乱；某些抗细胞表面受体的自身抗体与相应受体结合后，阻断受体功能，导致靶细胞功能紊乱。

5. 甲状腺功能亢进的发病机制：甲状腺功能亢进患者产生抗甲状腺刺激素受体的自身抗体，此抗体能高亲和力结合甲状腺细胞表面的TSH受体，并持续激活TSH受体，使甲状腺细胞产生大量甲状腺素，出现甲状腺功能亢进。

6. 重症肌无力的发病机制：重症肌无力患者体内产生抗乙酰胆碱受体的自身抗体，该抗体与乙酰胆碱受体结合后，由于受体的内吞和胞内的降解，受体数目减少，阻断了乙酰胆碱介导的神经-肌肉信号传导，引起进行性肌肉萎缩，导致肌无力。

7. 影响免疫复合物的形成和沉积有以下5个因素。①免疫复合物的数量：长期反复感染、长期用药、长期接触外源性抗原，或自身抗原长期存在于体内，均可形成较大量免疫复合物，不易完全被清除；②免疫复合物的性质：免疫复合物的大小、电荷、亲和力等均可影响免疫复合物的沉积。中等大小免疫复合物，它既不容易从肾排出，又不容易被吞噬细胞清除，长期存在于血循环中，又称循环免疫复合物，容易沉积于毛细血管基底膜；带正电荷的抗原和抗体容易沉积于带负电荷的肾小球基底膜上；有些组织对某些抗原具有特别的亲和力；③毛细血管通透性：免疫复合物可通过激活补体产生过敏毒素C3a和C5a，使肥大细胞、嗜碱性粒细胞活化，释放组胺等血管活性介质；免疫复合物通过与血小板表面IgG Fc受体结合使血小板活化，释放组胺等血管活性物质，使毛细血管通透性增加，内皮间隙加大，有利于免疫复合物沉积和嵌入间隙之中；④局部血流动力学因素的作用：免疫复合物容易沉积在血管静水压高、血管迂曲、产生血流漩涡的组织；⑤机体清除免疫复合物的能力：免疫复合物在组织中的沉积与机体清除它们的能力呈反比。

8. 免疫复合物引起组织损伤的机制分别为以下三点。①补体：免疫复合物通过经典途径激活补体系统，产生 C3a 和 C5a 等活性片段。C3a 和 C5a 能与嗜碱性粒细胞、肥大细胞上的 C3a 和 C5a 受体结合，使其释放组胺等炎性介质，导致局部毛细血管通透性增加，渗出增多，出现水肿；②中性粒细胞：补体系统活化产生的 C3a、C5a 是趋化因子，能趋化中性粒细胞至免疫复合物沉积部位。中性粒细胞在吞噬免疫复合物的过程中可释放多种酶类如蛋白水解酶、胶原酶、弹性纤维酶等，使血管基底膜和周围组织细胞损伤。局部形成以中性粒细胞浸润为主的炎症是Ⅲ型超敏反应的特征；③血小板：免疫复合物通过与血小板的 IgG Fc 受体结合，使血小板聚集活化并释放 5 - 羟色胺等血管活性物质，引起血管扩张、血管通透性增加，导致渗出和水肿；血小板聚集能激活凝血系统，形成微血栓，造成局部组织缺血、出血、坏死。

9. Ⅳ型超敏反应的发生过程分两个阶段。①致敏阶段：抗原经 APC 摄取、加工处理成抗原肽 - MHC 分子复合物并表达于 APC 表面，经 T 细胞表面的 TCR 识别后，T 细胞活化、增殖分化为致敏 T 细胞；②效应阶段：当致敏 T 细胞再次与相应抗原接触时，可迅速增殖分化为效应 T 细胞。T_{DTH} 细胞：再次与 APC 表面相应抗原作用后，可释放 IFN - γ、TNF - β、IL - 3、GM - CSF、MCP - 1 和 IL - 2 等细胞因子，吸引和活化 Mφ，在局部产生以 T 细胞和 Mφ 浸润为主的炎症反应。CD8$^+$ CTL：与靶细胞表面相应抗原结合作用后，通过释放穿孔素和颗粒酶等介质，使靶细胞溶解破坏或凋亡；致敏 CD8$^+$ CTL 细胞活化后也表达 FasL，与靶细胞表面表达的 Fas 分子结合，诱导靶细胞发生凋亡。

10. 过敏性哮喘的发病机制：变应原进入下呼吸道，使支气管平滑肌收缩、黏膜血管扩张和血浆渗出以及腺体分泌增加，引起支气管管腔变窄、呼吸困难。支气管哮喘有速发相反应和迟发相反应两种类型，前者发生快，消失也快；后者发生慢，持续时间长，同时局部出现以嗜酸性粒细胞和中性粒细胞浸润为主的炎症。

11. 过敏性鼻炎的发病机制：致敏个体再次吸入变应原后，变应原与鼻腔和眼结膜中肥大细胞表面的特异性 IgE 结合，引起肥大细胞脱颗粒，释放组胺等活性介质。组胺可使鼻黏膜血管扩张、通透性增强、黏膜分泌增加，产生鼻塞、流涕、喷嚏等症状。组胺作用于球结膜和睑结膜的血管，产生流泪、眼睑肿胀、畏光等症状。

12. 急性输血反应的发病机制：A 和 B 血型抗原主要表达于红细胞表面。血型为 A 者体内存在针对 B 的 IgM 天然抗体，血型为 B 者体内存在针对 A 的 IgM 天然抗体，O 型个体体内存在针对 A 和 B 的 IgM 天然抗体。如果 A 型供血者的血误输给 B 型受血者，由于 A 型血红细胞表面有 A 抗原，B 型血清中含抗 A 抗体，两者结合后激活补体，可使红细胞溶解破坏，引起溶血反应。

13. 新生儿溶血症的发病机制及预防措施：新生儿溶血症可因母子间 Rh 血型不符引起。Rh 血型抗原中 RhD 抗原最重要。母亲为 RhD 阴性，由于输血、流产或分娩等原因接受了 RhD 阳性红细胞表面 RhD 抗原刺激后，可产生 RhD 抗体。此类抗体为 IgG 类抗体，可通过胎盘。当体内产生有 Rh 抗体的母亲妊娠或再次妊娠时，母体内的 RhD 抗体便可通过胎盘进入胎儿体内，如胎儿血型为 RhD 阳性时，RhD 抗体与其红细胞结合，使之溶解破坏，引起流产或发生新生儿溶血症。如果对初产妇分娩后 72 小时内注射 RhD 抗体，及时清除进入母体内的 RhD 阳性红细胞，可有效预防再次妊娠时发生新生儿溶血症。

14. 血清总 IgE 检测方法有三种，其原理分别如下。①放射免疫吸附试验：采用双抗体夹心模式。其原理是将抗 IgE 抗体偶联到滤纸上，使其与待测血清和 IgE 参考标准品反应，再与 ^{125}I 标记的抗人 IgE 抗体反应，形成双抗体夹心复合物。最后测定滤纸片的放射活性。其放射活性与血清 IgE 含量呈正相关。利用标准曲线可得出待测血清总 IgE 的含量；②免疫比浊法：采用微粒增强散射免疫比浊法。其原理是用鼠抗人 IgE 单克隆抗体包被聚苯乙烯微粒，与血清中 IgE 结合使聚苯乙烯微粒靠近和聚集，此种聚集导致穿过血清的光束发生散射，散射光的强度与待测血清中 IgE 浓度呈正比；③化学发光免疫法：采用双抗体夹心模式。其原理是包被抗 IgE 抗体的磁颗粒首先与待测血清和 IgE 参考标准品反应，再与吖啶酯标记的抗 IgE 抗体反应形成双抗体夹心复合物。最后根据化学发光强度和标准曲线，仪器可以自动计算出 IgE 含量。

15. 血清特异性 IgE 检测方法有三种，其原理分别如下。①放射变应原吸附试验：吸附于固相载体的变应原与待测血清和 IgE 参考标准品反应，再与放射性核素标记的抗 IgE 反应，最后测定固相载体的放射活性。其放射活性与血清 IgE 含量呈正相关。利用标准曲线可得出待测血清中特异性 IgE 的含量；②免疫印迹法：采用固相已知抗原测定未知抗体的间接分析模式。将多种特异性变应原包被在 NC 膜上，与待测样本中的 sIgE 反应，再与酶标记的鼠抗人 IgE 抗体结合。加入底物后显色形成肉眼可见的颜色；③荧光酶免疫测定：该方法采用内含多孔弹性纤维素粒的帽状新型载体结合变应原，与待测血清和 IgE 参考标准品反应，然后再与 β – 半乳糖苷酶标记的抗人 IgE 反应。β – 半乳糖苷酶作用于荧光底物 4 – 甲基伞桂 – β – 半乳糖苷（4 – methylumbelliferyl – β – o – galactoside）产生荧光。荧光强度与 IgE 含量呈线性关系。根据标准曲线可得出待测血清中特异性 IgE 的含量。

16. 血清 IgE 检测的临床意义如下。①总 IgE 的临床意义：IgE 升高常见于 I 型超敏反应性疾病，如支气管哮喘、过敏性鼻炎、特应性皮炎等，IgE 含量与病情发作及缓解呈平行关系；②特异性 IgE 的临床意义：对 I 型超敏反应疾病的诊断有重要价值，可以确定变应原的种类。其试验的敏感度和特异度都很高，特别是对花粉、螨类、动物毛皮屑、牛奶、鸡蛋、坚果等变应原的特异性 IgE 测定，敏感度和特异度都可在 90% 以上，有的甚至可接近 100%。

17. 特异性过敏原嗜碱性粒细胞激活试验检测活化的嗜碱性粒细胞的原理：外周血嗜碱性粒细胞表面高表达 CD123 分子，不表达 HLA – DR 分子，因此，可联合应用不同荧光素标记的抗 CD123 和抗 HLA – DR 来鉴别外周血中的嗜碱性粒细胞。嗜碱性粒细胞处于静息状态时，CD63 只表达于胞内颗粒中，很少表达于膜表面；而在激活状态时，嗜碱性粒细胞脱颗粒，引发 CD63 易位，高表达于细胞膜表面，因此，CD63 可作为活化的嗜碱性粒细胞的特异性标志物。

外周血与特异性过敏原温育后，分别加入三种不同荧光素标记抗体，先以 CD123$^+$ 和 HLA – DR$^-$ 细胞设门，圈选嗜碱性粒细胞，再通过测定 CD63 的表达即可定量检测活化的嗜碱性粒细胞。

18. 非抗原特异性循环免疫复合物的检测方法有以下四类。①根据免疫复合物的理化性质而设计的检测技术，例如：聚乙二醇沉淀法、冷沉淀法、选择性超滤法、超速离心法等；②根据免疫复合物能与某些活性分子上的补体和 Fc 受体结合原理而设计的分子受体法，例如：C1q 结合试验、抗补体试验、胶固素结合试验等；③根据某些细胞上具有补体受体和（或）Fc 受体能与免疫复合物结合原理而设计的细胞受体法，例如：Raji 细胞法、巨噬细胞法、血小板凝聚试验等；④根据免疫复合物能与抗球蛋白结合而设计的抗球蛋白技术，如抗球蛋白试验、mRF 固相抑制试验、mRF 凝胶扩散试验等。

19. PEG 沉淀法检测 CIC 的原理：PEG 6000 对蛋白质沉淀具有良好的选择性，3% ~ 4% PEG 可使免疫复合物自液相析出，利用透射比浊法或散射比浊法可测出循环免疫复合物的存在与含量。

20. 固相 C1q 结合试验检测 CIC 的原理：循环免疫复合物具有与 C1q 结合的特性，包被 C1q 于固相载体，加入待测血清，免疫复合物与 C1q 结合，再用放射性核素或酶标记的抗人 IgG 检测免疫复合物中 IgG。根据其放射活性或酶活性判断免疫复合物含量。

21. Raji 细胞法检测 CIC 的原理：Raji 细胞表面有大量 C1q、C3b 和 C3d 受体，故能吸附已结合补体的循环免疫复合物。将待测血清与 Raji 细胞反应，再与放射性核素标记的抗人 IgG 反应，最后测定沉淀细胞的放射活性。以热聚合 IgG 作为参考标准绘制标准曲线，根据标准曲线可得出待测血清中免疫复合物的含量。

22. mRF 固相抑制试验检测 CIC 的原理：类风湿因子（RF）与变性 IgG、热聚合 IgG、免疫复合物具有较强亲和力的特性，将单克隆 RF（mRF）吸附于固相载体，加入待测血清，再加入放射性核素标记的热聚合 IgG。如果待测血清中含有免疫复合物，则与固相 mRF 结合，从而抑制放射性核素标记的热聚合 IgG 与 mRF 的结合。固相载体的放射活性与免疫复合物的含量呈负相关。

23. Ⅰ型超敏反应速发相反应的特点：患者反应在接触变应原后几秒钟至几分钟内发生。机体接触变应原后立即产生的症状由速发相反应引起。该种反应最早由组胺介导，$5 \sim 30$min 后 LTs 和 PGD_2 介入，其主要特点是毛细血管扩张和通透性增强、平滑肌收缩、腺体分泌增加等，一般不引起明显的组织损伤；

24. Ⅰ型超敏反应迟发相反应的特点：在接触变应原 $4 \sim 6$ 小时后发生，可持续 $1 \sim 2$ 天。机体接触变应原后几小时产生的症状由迟发相反应引起。该种反应主要由 Th2 型细胞因子、趋化性细胞因子、脂类介质引起。其特点是嗜酸性粒细胞和中性粒细胞浸润。嗜酸性粒细胞脱颗粒并合成释放炎症介质和毒性蛋白如 LTs、ECP、MBP、神经毒素等，中性粒细胞产生 LTs、PAF 和溶酶体酶，引起炎症反应和组织损伤。

25. Ⅰ、Ⅱ、Ⅲ、Ⅳ型超敏反应的参与成分和发生机制如表 18 – 1 所示。

表 18 – 1　四型超敏反应的比较

型别	参与成分	发生机制
Ⅰ型 （速发型）	IgE（IgG4） 肥大细胞、嗜碱性粒细胞、嗜酸性粒细胞	IgE 以 Fc 段与肥大细胞和嗜碱性粒细胞结合，其 Fab 段与变应原特异性结合。使上述细胞活化，释放和产生生物活性介质，作用于效应器官，以功能紊乱为主
Ⅱ型 （细胞毒型）	IgG、IgM、补体、巨噬细胞、NK 细胞等	抗体与细胞表面抗原结合后，通过激活补体、调理吞噬、ADCC 破坏靶细胞
Ⅲ型 （免疫复合物型）	IgG、IgM 和 IgA 与相应抗原形成的免疫复合物、补体、中性粒细胞、血小板	中等大小可溶性免疫复合物沉积于血管基底膜，激活补体、吸引中性粒细胞释放溶酶体酶，导致组织损伤
Ⅳ型 （迟发型）	T 细胞、巨噬细胞	致敏 T 细胞再次接触抗原所导致的细胞免疫效应，表现为单个核细胞浸润为主要特征的炎症

（曾常茜）

案例分析题

【案例】秦某某，男，45 岁，爱好养花。患者曾有多年"气管炎、支气管哮喘、肺心病"病史。每年春季会出现打喷嚏、流涕、流眼泪，鼻、眼及外耳道奇痒等症状。本次因咳嗽、哮喘加重入院。

【问题】1. 如疑似为花粉所致"过敏性支气管哮喘"，可以考虑的实验室检测项目包括

A. 外周血白细胞三分类计数　　　　　B. 外周血淋巴细胞及其亚群计数

C. 血清 IgG 水平检测   D. 血清 IgM 水平检测

E. 血清 IgA 水平检测   F. 血清总 IgE 水平检测

G. 吸入性过敏原皮肤点刺试验   H. 吸入性过敏原血清特异性 IgE 检测

【答案】G、H。

【分析】诊断过敏性哮喘的关键是确定过敏原，当过敏原进入机体后、刺激敏感机体产生相应的抗体，因此，吸入性过敏原皮肤点刺试验（选项 G）和血清特异性 IgE 检测（选项 H）是确定过敏原常用检测项目。临床上严重的过敏性哮喘患者一般不建议做外源性加重的相关刺激和检查。虽然，吸入性过敏原皮肤点刺试验的诊断价值较高，但有时可能诱发严重的支气管哮喘，甚至危及生命。因此，皮肤点刺试验一定在有条件情况下慎重进行。血清总 IgE 水平（选项 F）不能用于确定过敏原。

【问题】2. 目前临床实验室采用的血清特异性 IgE 检测的方法包括

A. 酶联免疫吸附试验   B. 酶斑点印迹试验

C. 间接凝集抑制试验   D. CAP 荧光酶免疫试验

E. 补体结合试验   F. 免疫固定电泳试验

【答案】A、B、D。

【分析】酶联免疫吸附试验、酶斑点印迹试验及 CAP 荧光酶免疫试验是目前临床检测血清特异性 IgE 抗体最敏感及可靠的实验方法。

【问题】3. 关于血清特异性 IgE 酶斑点印迹试验的检测原理叙述正确的包括

A. NC 膜包被抗人 IgE（抗体）   B. 用已知过敏原（抗原）检测未知 sIgE（抗体）

C. NC 膜包被系列过敏原（抗原）   D. 采用酶标记抗人 IgE（抗体）

E. 采用双抗体夹心法分析模式   F. 采用间接法分析模式

G. 采用捕获法分析模式

【答案】B、C、D、F。

【分析】血清特异性 IgE 酶斑点印迹试验以 NC 膜为载体，线性方式包被系列过敏原作为已知抗原（选项 B、C），用酶标记抗人 IgE 抗体（选项 D），用间接法分析模式（选项 F）测定血清中未知 sIgE（抗体）。

【问题】4. 关于特异性过敏原嗜碱性粒细胞激活试验叙述正确的包括

A. 能够反映血清 IgE 水平或含量

B. 能够评估机体接触相应过敏原的风险性

C. 能够用于评估脱敏效果

D. 以血清作为待检标本

E. 以新鲜外周血细胞作为待检标本

F. 表达 CD63 作为嗜碱性粒细胞的活化标志

G. CD123 作为嗜碱性粒细胞的活化标志

H. 游离型 sIgE 同样参与激活过程

【答案】B、C、E、F。

【分析】特异性过敏原嗜碱性粒细胞激活试验是以新鲜外周血细胞作为待检标本（选项 E），测定结合在细胞表面的结合型 sIgE，抗体结合特异性过敏原形成抗原桥，激活嗜碱性粒细胞，表达 CD63 分子（选项 F），在通过 FCM 进行检测。此项试验为生物学试验，直接反映特异性 IgE 的致病活性，用于评估机体接触相应过敏原的风险性（选项 B）和脱敏效果（选项 C）。

（佘钿田　李会强）

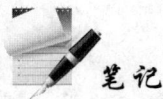

第十九章　自身免疫病与免疫学检测

第一部分　目的要求

1. **掌握**　自身免疫病的概念、基本特征和免疫学（尤其是自身抗体）检验方法。
2. **熟悉**　诱发自身免疫病的因素，常见的自身免疫病。
3. **了解**　自身免疫病的分类和病理损伤机制。

第二部分　学习指导

一、学习提要

（一）诱发自身免疫病的因素

与自身免疫病发生相关的因素包括：自身抗原因素（隐蔽抗原的释放、自身抗原的改变、共同抗原的存在及表位扩展），免疫调节机制的紊乱因素（淋巴细胞的多克隆化、清除自身反应性淋巴细胞克隆的异常、Th1 和 Th2 细胞的功能失衡、MHC－Ⅱ类抗原的表达异常和淋巴细胞的突变等），生理因素（年龄、性别和性激素变化等）和遗传因素（个体 MHC 基因型）等。

（二）自身免疫病的病理损伤机制

1. 自身抗体引起的免疫损伤

由抗细胞表面抗原的自身抗体引起的免疫损伤（自身抗体直接与靶抗原结合，通过激活补体、吸引中性粒细胞和单核细胞、促进吞噬作用及局部释放炎症介质等，导致细胞和组织损伤）和抗细胞表面受体的自身抗体引起的细胞和组织功能障碍（模拟配体作用、竞争性阻断效应和介导受体内化与降解）所致。

2. 免疫复合物引起的免疫损伤

可溶性自身抗原与相应抗体结合可形成循环免疫复合物，随血流抵达某些组织部位并沉积下来，激活补体，促进炎性细胞浸润，造成组织损伤，干扰相应器官的正常生理功能。

3. 自身反应性 T 细胞引起的免疫损伤

$CD8^+CTL$ 和 $CD4^+Th1$ 细胞均可介导自身组织细胞损伤，其机制为Ⅳ型超敏反应，主要引起淋巴细胞和单核细胞浸润为主的炎性病变。

（三）自身免疫病的分类及基本特征

按自身抗原的分布范围，可分为器官特异性和非器官特异性自身免疫病。按发病部位的解剖系统，可分为结缔组织、内分泌系统、消化系统、血液系统等自身免疫病。按发病先后，可分为原发性和继发性自身免疫病。

自身免疫病的共同特征：①病因不明，女性高发，遗传倾向；②患者体内可检出高效价的自身抗体和（或）自身反应性 T 淋巴细胞；③病程较长，迁延不愈；④免疫抑制治疗可缓解症状；⑤具有重叠现象；⑥可在体外复制出相关动物病理模型。

（四）常见的自身免疫病

1. 系统性红斑狼疮

年轻女性多发，男女发病比例为 1∶10。关节炎、皮肤红斑、血细胞减少、中枢神经系统功能障碍及肾病是最常见的临床表现。患者体内存在有多种抗核抗体，抗 Sm、抗 dsDNA、抗心磷脂、狼疮抗凝物、RPR 假阳性。这些自身抗体和抗原形成的大量免疫复合物，可沉积在皮肤、肾小球、关节、脑等部位的小血管，激活补体及 ADCC，造成组织细胞免疫损伤。

2. 类风湿关节炎

男女发病比例为 1∶3。病变主要发生在手与脚的对称性小关节，晚期常导致进行性关节破坏、变形。患者除关节疼痛和活动障碍，还常产生系统性病症，如皮下结节、贫血、胸膜炎、心包炎、间质性肺病、血管炎等。

3. 血管炎

指发生于血管壁及其血管周围的炎症性疾病，病谱可从急性坏死性血管炎到慢性血管炎，患者多伴有倦怠、发热、体重减轻等症状。累及小血管，多表现为明显紫癜、多神经炎、巩膜外层炎、溶血或镜下血尿；累及中等大小血管，则可导致心脏、肾脏、肠道、肢端甚至脑组织的梗死；累及大血管，可表现为主动脉弓综合征或者是血栓性静脉闭塞。检测抗中性粒细胞胞浆抗体对某些小血管炎有一定诊断价值。

4. 弥漫性甲状腺肿

多发生于 30～40 岁人群，男女比例 7∶1。患者血清中出现针对促甲状腺激素受体的抗体，又称为长效甲状腺刺激抗体（LATSA），它与 TSHR 结合能持续刺激甲状腺细胞分泌过量的甲状腺素，从而引发甲状腺功能亢进。LATSA 与多种组织细胞（如脂肪细胞）存在明显交叉反应，可使眼眶内脂肪细胞增生而致突眼症状。LATSA 几乎只存在于弥漫性甲状腺肿患者中，检出阳性率及滴度最高。

（五）自身免疫病的免疫学检测

1. 抗核抗体

抗核抗体是活动性 SLE 非常敏感的指标，其滴度、荧光着色模式（均质型、斑点型、核膜型、核仁型等）及不同类型 ANA 检测（抗 dsDNA 抗体、U1 - RNP、Sm、SS - A、SS - B、Scl - 70、Jo - 1、Rib 等）对 SLE 与其他系统性自身免疫病的鉴别诊断、SLE 病情观测等也有重要意义。ANA 主要采用间接免疫荧光法（IIF）检查，抗原基质片常用人喉癌上皮细胞（Hep - 2）或其他细胞系或动物组织（如鼠肝）制作；检测 dsDNA 抗体的抗原基质片，常采用马疫锥虫或绿蝇短膜虫制作。抗原基质片与适当稀释的受检患者血清进行反应，再用荧光标记的抗人免疫球蛋白抗体或其 F（ab'）$_2$ 染色，然后在荧光显微镜下观察细胞核荧光着色情况，判断荧光核型。

2. 类风湿因子

类风湿因子是诊断类风湿关节炎的重要指标之一，高滴度 RF 对 RA 的诊断具有特异性。RF 并非 RA 所特有，因此 RF 阴性并不能排除 RA，RF 阳性也不能简单断定是 RA，应综合分析。其他相关自身抗体：抗角蛋白抗体、抗环瓜氨酸肽抗体和抗核周因子等与 RA 活动度有关，尤其对早期患者和 RF 阴性患者有较高诊断价值。

3. 抗中性粒细胞胞浆抗体

抗中性粒细胞胞浆抗体与临床多种小血管炎性疾病密切相关的抗体，是系统性血管炎的标志性抗体。除了系统性坏死性血管炎，ANCA 也可见于慢性炎性肠病和自身免疫性肝炎。常采用间接免疫荧光法检测 ANCA，主要有三种荧光图形：胞浆型 ANCA（cANCA、见于韦格纳肉芽肿、变应性肉芽肿性脉管炎、微细型多动脉炎、坏死性肾小球肾炎等），核周型 ANCA（pANCA、见于微细型多动脉炎、变应性肉芽肿性脉管炎、肺出血肾炎综合征、肼苯哒嗪诱导的红斑狼疮等）和非典型 ANCA（aANCA、相关疾病为慢性炎症性肠病、溃疡性结肠炎、原发性硬化性胆管炎）等。

其他相关的免疫学检测包括：淋巴细胞检测（特异性致敏淋巴细胞、淋巴细胞数量和比值），狼疮细胞试验，免疫球蛋白、补体和免疫复合物检测，细胞因子检测等。

二、本章重难点

（一）重点

1. 自身免疫病的基本特征

归纳总结：自身免疫病的病因复杂，发病有性别差异，常遗传，患者自身抗体增高和（或）出现自身反应性 T 淋巴细胞，病程较长，免疫抑制治疗可缓解症状。

2. 自身抗体的检测方法

归纳总结：抗 ANA 主要采用间接免疫荧光法（IIF）检查，在荧光显微镜下观察细胞核荧光着色情况，判断荧光核型。

ENA 可用盐水或磷酸盐缓冲液从细胞核中提取，检测抗 ENA 抗体的方法较多，早期常采用双向免疫扩散和对流免疫电泳的方法检测，但是特异性和敏感性较低，目前常采用免疫印迹法和斑点酶免疫法进行检测。RF 目前主要是使用 RIA、ELISA 或免疫浊度方法检测，与过去常用的胶乳凝集试验比较，敏感性和特异性有明显提高。ANCA 常采用间接免疫荧光法检测。

3. 抗核抗体的检测意义

归纳总结：自身抗体是自身免疫病的重要标志。患者体内存在的高效价的自身抗体和（或）自身反应性 T 淋巴细胞是自身免疫病的重要特征，也是临床诊断的重要依据。自身免疫病常检测的自身抗体主要有抗核抗体、类风湿因子、抗中性粒细胞胞浆抗体等。许多自身免疫病可产生多种自身抗体，而同一种自身抗体可涉及多种自身免疫病，因此临床需要结合多项指标进行综合判断。

抗核抗体是活动性 SLE 非常敏感的指标，检测抗核抗体对 SLE 与其他系统性自身免疫病的鉴别诊断、SLE 病情观测等也有重要意义。

（二）难点

1. 抗核抗体的荧光着色模式与临床

学习思路：抗核抗体是活动性 SLE 非常敏感的指标，其滴度、荧光着色模式及不同类型 ANA 检测对 SLE 与其他系统性自身免疫病的鉴别诊断、SLE 病情观测等有重要意义。ANA 的经典检测方法是间接免疫荧光法。

ANA 荧光核型是学习的难点之一。我们要求掌握其中常见的四种。

（1）均质型（H）：Hep－2 细胞核均匀着染荧光，分裂期细胞的浓缩染色体荧光着色增强，染色体周围荧光较弱。与均质型相关的自身抗体主要有抗组蛋白抗体及抗核小体抗体。高滴度均质型主要见于 SLE 患者，低滴度均质型可见于 RA、慢性肝脏疾病、传染性单核细胞增多症或药物诱发的狼疮患者。

（2）斑点型（S）：细胞核内出现颗粒状荧光，胞浆部分无荧光着色。分裂期细胞染色体无荧光显色，染色体以外显示颗粒荧光。抗 ENA 抗体、抗 PCNA 抗体呈现斑点型着色，常见于MCTD、SLE、硬皮病、SS 等自身免疫性疾病。

（3）核膜型（M）：主要在细胞核的周边荧光着色，核轮廓鲜明，核中心荧光弱或无；分裂期细胞染色体区出现荧光着色；在灵长类肝组织切片中显现出特征明显的沿核膜走向的环状荧光。核膜型相关的抗体主要是抗抗板层素抗体。主要见于慢性活动性自身免疫性肝病，尤其是原发性胆汁性肝硬化 PBC。

（4）核仁型（N）：荧光均匀着色主要在核仁区，分裂期细胞染色体无荧光着色。相关抗体是抗核仁特异性低分子量的 RNA、抗 RNA 聚合酶 – 1、抗 U3RNP、抗 PM – Scl 等。核仁型在硬皮病中出现率最高，尤其高滴度对诊断硬皮病具有一定特异性，也见于重叠综合征和雷诺现象者。

2. 抗中性粒细胞胞浆抗体的荧光着色模式及其靶抗原

学习思路：抗中性粒细胞胞浆抗体是与临床多种小血管炎性疾病密切相关的抗体，是系统性血管炎的标志性抗体。除了系统性坏死性血管炎，ANCA 也可见于慢性炎性肠病和自身免疫性肝炎。常采用间接免疫荧光法检测 ANCA，常见的荧光图形与临床意义是学习难点之一。

（1）胞浆型 ANCA（cANCA）：在乙醇和甲醇固定的中性粒细胞中，均呈现整个胞质出现粗大至细的颗粒型荧光，分叶核之间荧光增强。见于韦格纳肉芽肿、变应性肉芽肿性脉管炎、微细型多动脉炎等。

（2）核周型 ANCA（pANCA）：在乙醇固定的中性粒细胞中呈现细胞核周围平滑的带状荧光，荧光阳性的胞质集中在分叶核周围，形成环状或不规则块状；而在甲醇固定的中性粒细胞中呈现胞质颗粒型荧光。见于坏死型或新月型肾小球肾炎、微细型多动脉炎、变应性肉芽肿性脉管炎、肺出血肾炎综合征、肼苯哒嗪诱导的红斑狼疮等。

（3）非典型 ANCA（aANCA）：相关疾病为慢性炎症性肠病（克罗恩病、溃疡性结肠炎）、原发性硬化性胆管炎等。

筛查阳性者可以使用印迹法、ELISA 或发光法等进行 ANCA 靶抗原的确认。需要注意的是：cANCA 的靶抗原主要是蛋白酶 3（PR3），pANCA 的靶抗原主要是髓过氧化物酶（MPO），但是两者之间不能完全划等号，因为还有其他的靶抗原。

第三部分　强化训练（测试习题）

一、选择题

（一）A 型题

1. 自身免疫病的特征不包括
   A. 免疫抑制剂可缓解症状
   B. 患者血液中可检测到高效价的自身抗体和/或自身反应性 T 淋巴细胞
   C. 病因不明，好发于男性，具有遗传倾向
   D. 反复发作和慢性迁延不愈
   E. 可在体外复制出动物病理模型

2. 属于器官非特异性自身免疫病的是
   A. 自身免疫性肝病　　　　　　B. 桥本甲状腺炎
   C. 系统性红斑狼疮　　　　　　D. 胰岛素依赖型糖尿病
   E. 交感性眼炎

3. 强直性脊柱炎患者通常可以检出
   A. HLA – DR2　　　　　　　　B. HLA – DR3
   C. HLA – DR4　　　　　　　　D. HLA – DR5
   E. HLA – B27

4. 毒性弥漫性甲状腺肿患者体内存在
   A. 抗乙酰胆碱受体的抗体
   B. 抗胰岛素受体拮抗剂样自身抗体
   C. 抗甲状腺激素的抗体
   D. 抗甲状腺刺激素受体的抗体
   E. 抗髓鞘碱性蛋白的抗体

5. 链球菌感染后肾小球肾炎的发病机制是
   A. 隐蔽抗原的释放
   B. 自身抗原发生改变
   C. 决定基扩展、隐蔽决定基暴露
   D. T细胞激活所致
   E. Fas 或 FasL 表达异常，导致细胞凋亡

6. 可以检出抗核抗体的自身免疫病是
   A. 系统性红斑狼疮
   B. 类风湿关节炎
   C. 链球菌感染后的肾小球肾炎
   D. 重症肌无力
   E. 自身免疫性血小板减少性紫癜

7. 超抗原诱发自身免疫病的机制是
   A. 可激活某些对自身抗原处于耐受状态的 T、B 细胞
   B. 可诱导隐蔽性抗原表位暴露
   C. 可诱导隐蔽性抗原释放
   D. 可诱导自身抗原发生改变
   E. 可诱导细胞表面 Fas 或 FasL 表达异常

8. 诱导 RF 产生的抗原是
   A. 自身变性的 IgA
   B. 自身变性的 IgG
   C. 自身变性的 IgM
   D. 自身变性的 IgE
   E. 自身变性的 IgD

9. 诱发重症肌无力的自身抗体可识别
   A. 胰岛素受体
   B. 乙酰胆碱受体
   C. 平滑肌膜蛋白
   D. 神经髓鞘蛋白
   E. 核蛋白

10. 与风湿性心脏病的发病机制相关的是
    A. 免疫隔离部位抗原的释放
    B. 分子模拟
    C. 表位扩展
    D. 免疫忽视的打破
    E. 自身抗原的改变

11. 符合自身抗体特性的是
    A. 健康人血清中可存在
    B. 自身免疫病患者才有
    C. 均为器官特异性
    D. 均为 IgM 型
    E. 通过 I 型超敏反应导致组织损伤

12. 引发重症肌无力的自身抗原是
    A. 平滑肌
    B. 乙酰胆碱受体
    C. 胰岛素受体
    D. 细胞核
    E. 血小板

13. 引起自身免疫性肾小球肾炎的主要抗原是

A. 链球菌 M 蛋白   B. SPA

C. 肺炎球菌荚膜多糖   D. PPD

E. LPS

14. 自身免疫病的组织损伤机制是

A. Ⅰ、Ⅱ、Ⅲ型超敏反应   B. Ⅱ、Ⅲ、Ⅳ型超敏反应

C. Ⅲ、Ⅳ型超敏反应   D. Ⅰ、Ⅱ、Ⅳ型超敏反应

E. Ⅱ、Ⅲ型超敏反应

15. 由Ⅱ型超敏反应引起的自身免疫病是

A. 自身免疫性溶血性贫血   B. 毒性弥漫性甲状腺肿

C. 重症肌无力   D. 系统性红斑狼疮

E. 胰岛素依赖型糖尿病

16. 由Ⅳ型超敏反应引起的自身免疫病是

A. 自身免疫性溶血性贫血   B. 毒性弥漫性甲状腺肿

C. 重症肌无力   D. 系统性红斑狼疮

E. 胰岛素依赖型糖尿病

17. 不属于隐蔽抗原的是

A. 精子   B. 组织相容性抗原

C. 脑组织   D. 睾丸

E. 眼晶状体

18. 柯萨奇病毒感染引发糖尿病的主要机制是

A. 隐蔽抗原的释放   B. 表位扩展

C. 免疫忽视   D. 分子模拟

E. 自身抗原改变

19. 青霉素诱导溶血性贫血是由于

A. 药物吸附到红细胞上，与抗青霉素抗体反应

B. 非特异性吸附和活化补体成分

C. 红细胞膜上出现一种新抗原

D. 形成可溶性免疫复合物，吸附到红细胞膜，补体活化或吞噬作用

E. 以上都不是

20. 参与 SLE 患者可溶性免疫复合物形成的主要抗原是

A. RNA   B. Sm 抗原

C. 天然双链 DNA   D. RNA – 蛋白

E. 组蛋白

21. 与 SLE 疾病活动性相关的抗体是

A. 抗核抗体 ANA   B. 抗 dsDNA 抗体

C. 抗 Sm RNP 抗体   D. 抗 SSA、SSB 抗体

E. 抗组蛋白抗体

22. 由抗红细胞表面抗原的抗体引起的自身免疫病是

A. Graves 病   B. 多发性硬化症

C. 自身免疫性血小板减少性紫癜　　　　D. 低血糖症

E. 胰岛素依赖型糖尿病

23. SLE 发病机制中，细胞因子异常表现为

　　A. Th2 细胞功能亢进

　　B. Th1 细胞功能亢进

　　C. Th1 和 Th2 细胞功能协调相互作用

　　D. Th2 细胞功能低下

　　E. Th1 细胞功能低下

24. SLE 患者在活动期补体水平

　　A. 升高　　　　　　　　　　　　　　B. 降低

　　C. 先升高后降低　　　　　　　　　　D. 不变

　　E. 不确定

25. 在药物性狼疮患者中检出的自身抗体是

　　A. 抗组蛋白抗体　　　　　　　　　　B. 抗核糖核蛋白抗体（抗 RNP 抗体）

　　C. 抗线粒体抗体　　　　　　　　　　D. 抗 SSA、SSB 抗体

　　E. 抗 SCL - 70 抗体

26. 不属于 ENA 抗原的是

　　A. Sm　　　　　　　　　　　　　　　B. RNP

　　C. dsDNA　　　　　　　　　　　　　D. SSA

　　E. Jo - 1

27. SLE 诊断价值最大的 ANA 类型是

　　A. 均质型　　　　　　　　　　　　　B. 斑点型

　　C. 核膜型　　　　　　　　　　　　　D. 核仁型

　　E. 以上都不是

28. ANA 主要存在于

　　A. 血液　　　　　　　　　　　　　　B. 血清

　　C. 胸水　　　　　　　　　　　　　　D. 关节滑膜液

　　E. 尿液

29. 自身免疫性疾病的重要标志是

　　A. 补体　　　　　　　　　　　　　　B. 自身抗体

　　C. 淋巴细胞　　　　　　　　　　　　D. 免疫复合物

　　E. 巨噬细胞

30. 检查多种自身抗体最常用的方法是

　　A. ELISA　　　　　　　　　　　　　B. RIA

　　C. FIA　　　　　　　　　　　　　　D. EIA

　　E. CIA

31. 以下物质在机体中异位后，不会刺激机体产生自身抗体的是

　　A. 晶状体蛋白　　　　　　　　　　　B. 精子

　　C. 甲状腺球蛋白　　　　　　　　　　D. 皮肤

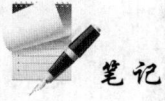

E. 葡萄膜

32. 哪项类风湿性关节炎的特征是错误的
    A. 关节病变为主的慢性 AID
    B. 多发于青壮年，女多于男
    C. 血清中可检出 RF
    D. 血清中 IgG、IgA、IgM 下降
    E. 病变常累及多个关节

33. 高滴度的抗 RNP（核糖核蛋白颗粒）抗体为下列哪种疾病特有
    A. 混合性结缔组织病
    B. SLE
    C. 干燥综合征
    D. 重症肌无力
    E. 类风湿关节炎

（二）B 型题

（1～5 题备选答案）不同的自身免疫病、其 HLA 的构成各异
    A. HLA – DR2
    B. HLA – DR3
    C. HLA – DR4
    D. HLA – DR5
    E. HLA – B27

1. 重症肌无力患者大多具有

2. 类风湿关节炎患者具有

3. 强直性脊柱炎患者大多具有

4. 多发性硬化症患者大多具有

5. 桥本甲状腺炎患者大多具有

（6～10 题备选答案）不同的自身免疫病、其自身产生的抗自身抗体有别
    A. 抗 Jo – 1 抗体
    B. 抗核糖核蛋白抗体
    C. 抗平滑肌抗体
    D. 抗 SSA、SSB 抗体
    E. 抗 SCL – 70 抗体

6. 干燥综合征患者可检出的自身抗体

7. 混合性结缔组织病患者诊断相关的主要自身抗体

8. 系统性硬化症患者特异性自身抗体

9. 多发性肌炎诊断相关的主要自身抗体

10. 自身免疫性肝炎诊断相关的主要自身抗体

（三）X 型题

1. 用于防治自身免疫病的方法包括
    A. 口服抗原，诱导免疫耐受
    B. 注射自身抗原，诱导免疫耐受
    C. 采用细胞因子，调节免疫应答
    D. 使用免疫抑制剂，如环孢菌素
    E. 使用细胞毒类药物，如环磷酰胺

2. 与靶细胞表面抗原结合后，不破坏靶细胞的抗体是
    A. 抗甲状腺刺激素受体的抗体
    B. 抗胰岛素受体拮抗剂样抗体
    C. 抗乙酰胆碱受体的抗体
    D. 抗红细胞表面抗原的抗体
    E. 抗血小板表面抗原的抗体

3. 通过分子模拟，产生交叉反应引起的自身免疫病包括
    A. 感染后肾小球肾炎
    B. 类风湿关节炎
    C. 桥本甲状腺炎
    D. 心肌炎

E. 重症肌无力

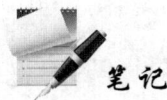

4. Ⅰ型糖尿病
    A. 是胰岛素非依赖性糖尿病
    B. 是自身免疫反应损伤胰岛 β 细胞的结果
    C. 患者体内可检测到针对胰岛 β 细胞的反应性 CD8$^+$CTL
    D. NOD 小鼠可作为研究用动物模型
    E. 具有胰岛素受体激动剂样自身抗体

5. 能使静息状态自身反应性 T 细胞激活的途径是
    A. 丝裂原激活途径　　　　　　　　B. 分子模拟激活途径
    C. 超抗原激活途径　　　　　　　　D. 抗原性质改变激活途径
    E. 隐蔽抗原释放途径

6. 器官特异性自身免疫病包括
    A. 系统性红斑狼疮　　　　　　　　B. 胰岛素依赖型糖尿病
    C. 类风湿关节炎　　　　　　　　　D. 多发性硬化症
    E. 桥本甲状腺炎

7. 抗细胞表面受体的抗体引起的自身免疫病包括
    A. Graves 病　　　　　　　　　　　B. 肺出血 – 肾病综合征
    C. 重症肌无力　　　　　　　　　　D. 类风湿关节炎
    E. 桥本甲状腺炎

8. 自身免疫病的基本特征包括
    A. 患者体内可检出自身抗体和（或）自身反应性 T 淋巴细胞
    B. 自身抗体和（或）自身反应性 T 淋巴细胞造成组织损伤或功能障碍
    C. 病情的转归与自身免疫反应强度相关
    D. 反复发作，慢性迁延
    E. 可彻底治愈

9. 参与自身免疫病组织损伤的免疫学分子或细胞包括
    A. 抗体　　　　　　　　　　　　　B. 补体
    C. 免疫复合物　　　　　　　　　　D. T 淋巴细胞
    E. K 细胞

10. 属于器官特异性自身免疫病的包括
    A. 桥本甲状腺炎　　　　　　　　　B. Graves 病
    C. 系统性红斑狼疮　　　　　　　　D. 胰岛素依赖型糖尿病
    E. 类风湿关节炎

11. 引起自身免疫病免疫损伤的机制包括
    A. 自身抗体引起细胞破坏　　　　　B. 细胞表面受体的自身抗体
    C. 细胞外成分的自身抗体　　　　　D. 自身抗体形成免疫复合物
    E. 自身免疫性 T 淋巴细胞

12. 与 HLA – Ⅱ类分子 DR3 相关的自身免疫病包括
    A. 类风湿关节炎　　　　　　　　　B. 重症肌无力

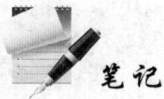

　　C. 系统性红斑狼疮　　　　　　　　D. 胰岛素依赖型糖尿病

　　E. 突眼性甲状腺肿

13. 与 HLA - Ⅱ类分子 DR4 相关的自身免疫病包括

　　A. 类风湿关节炎　　　　　　　　　B. 寻常天疱疮

　　C. 强直性脊柱炎　　　　　　　　　D. 系统性红斑狼疮

　　E. 多发性硬化

14. 与表位扩展相关的自身免疫病包括

　　A. 系统性红斑狼疮　　　　　　　　B. 类风湿关节炎

　　C. 多发性硬化症　　　　　　　　　D. 胰岛素依赖型糖尿病

　　E. Graves 病

15. 病毒感染引发自身免疫病的机制包括

　　A. 分子模拟　　　　　　　　　　　B. 打破免疫忽视

　　C. 增强 MHC 分子表达　　　　　　D. 引起免疫调节功能紊乱

　　E. 改变自身抗原

16. 类风湿因子阳性的疾病包括

　　A. 银屑病性关节炎　　　　　　　　B. 强直性脊柱炎

　　C. 类风湿关节炎　　　　　　　　　D. 系统性红斑狼疮

　　E. 干燥综合征

17. 自身免疫性溶血性贫血的特征包括

　　A. 经常感染肺炎支原体而致病

　　B. 是Ⅲ型超敏反应介导的免疫损伤

　　C. 是由抗红细胞表面抗原的抗体引起的自身免疫病

　　D. 是 T 细胞对自身抗原血管引起的炎症性伤害

　　E. Coombs 实验阳性

18. 下列属于可提取性核抗原（ENA）抗体的是

　　A. 抗 Sm 抗体　　　　　　　　　　B. 抗 RNP 抗体

　　C. 抗 SSA 抗体　　　　　　　　　D. 抗 dsDNA 抗体

　　E. 抗 Scl - 70 抗体

19. 一般认为，对系统性红斑狼疮（SLE）具有诊断价值的包括

　　A. ANA　　　　　　　　　　　　　B. anti - dsDNA

　　C. anti - ssDNA　　　　　　　　　D. anti - Sm

　　E. RF

二、判断题（对：用 T 表示，错：用 F 表示）

1. 抗 Sm 抗体仅发现于 SLE 患者，对早期、不典型的 SLE 诊断具有很大帮助，与 SLE 疾病活动及临床表现相关。

2. 抗 RNP 抗体是 MCTD 的重要诊断依据，无论在疾病的活动期或者缓解期，高滴度的抗 RNP 抗体可持续存在。

3. 部分 SLE 患者可检出 SSA/Ro 抗体和 SSB/La 抗体，其中抗 SSB 抗体可通过胎盘进入胎儿，引起新生儿狼疮综合征。

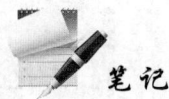

4. 类风湿因子（RF）主要类型是 IgM 型，采用胶乳凝集试验方法可以检出 IgM 型和 IgG 型 RF。

5. 高滴度抗平滑肌抗体的检测方法主要采用间接免疫荧光法。

6. 桥本甲状腺炎表现为甲状腺内淋巴细胞、浆细胞及巨噬细胞浸润与组织损伤，是引起甲状腺功能低下的重要原因。

7. 免疫性血小板减少性紫癜患者体内存在抗血小板抗体，该抗体可以缩短血小板的寿命，表现为皮肤黏膜紫癜，血小板减少，骨髓中巨核细胞正常或增多。

8. ANCA 是原发性小血管炎的特异性血清标志物，并且 ANCA 的滴度与疾病活动性有关。

9. 坏死性或新月型肾小球肾炎患者中，主要检出的是抗蛋白酶 3 抗体，阳性率可高达 80%。

10. 系统性红斑狼疮（SLE）的自身抗体检测是 SLE 重要诊断标准之一。

三、填空题

1. 由抗细胞表面受体抗体引起的自身免疫性疾病包括_____和_____。

2. A 族溶血性链球菌与人_____和_____有共同抗原成分。

3. 毒性弥漫性甲状腺肿患者血清中有的自身抗体是_____；重症肌无力患者体内存在的自身抗体是_____。

4. 自身变性 IgG 刺激机体产生的抗体称为_____，此种抗体通常为_____型的抗体。

5. Fas/FasL 基因缺陷患者可因_____机制出现障碍，而易患_____；具有 HLA – DR2 基因的个体易患_____。

6. RF 与体内_____结合形成免疫复合物后可活化_____，或被吞噬细胞吞噬。

7. 按细胞内分子理化性质与抗原分布部位将 ANA 分为四大类，即_____、_____、_____、_____。

8. 高滴度均质型 ANA 主要见于_____患者；高滴度颗粒型 ANA 主要见于_____患者；高滴度核膜型 ANA 目前认为主要见于_____患者；高滴度核仁型 ANA 主要见于_____患者。

9. ANCA 主要有两种类型：_____和_____，其中_____靶抗原主要是蛋白酶 3，_____靶抗原主要是髓过氧化物酶。

10. 常见的致敏 T 细胞主要有两类：_____和_____。

11. 应用免疫荧光法检查_____，阳性的荧光核型可分为_____，_____，_____，_____。

四、名词解释

1. autoimmunity

2. autoimmune disease

3. molecularmimicy

4. epitope spreading

5. autoimmune tolerance

6. organspecific autoimmune disease

7. non – organ specific autoimmune disease

8. sequestered antigen

9. ANA

10. ANCA

11. RF

五、简答题

1. 自身免疫性疾病的基本特点有哪些？
2. 什么是 ENA？
3. ANA 检测采用的方法、原理。

六、问答题

1. 自身免疫性疾病的致病相关因素是什么？
2. 自身免疫性疾病的免疫损伤机制及典型疾病有哪些？
3. 自身免疫性疾病的防治原则有哪些？

第四部分　强化训练参考答案

一、选择题

（一）A 型题

1. C　2. C　3. E　4. D　5. C　6. A　7. A　8. B　9. B　10. B　11. A　12. B　13. A　14. B
15. A　16. E　17. B　18. D　19. A　20. C　21. B　22. C　23. A　24. B　25. A　26. C　27. A
28. B　29. B　30. C　31. D　32. D　33. B

（二）B 型题

1. B　2. C　3. E　4. A　5. D　6. D　7. B　8. E　9. A　10. C

（三）X 型题

1. ACDE　2. ABC　3. ABD　4. BCD　5. BDE　6. BE　7. AC　8. ACD　9. ABCDE　10. ABD
11. ABCDE　12. BCDE　13. ABCDE　14. ABCD　15. ABCDE　16. CDE　17. ACE　18. ABCE
19. BD

二、判断题

1. F　2. T　3. F　4. F　5. T　6. T　7. T　8. T　9. F　10. T

三、填空题

1. 毒性弥漫性甲状腺肿，重症肌无力。

2. 心肌，肾小球基底膜。

3. 抗甲状腺刺激素受体，抗乙酰胆碱受体。

4. 类风湿因子，IgM。

5. 活化诱导的细胞死亡，系统性红斑狼疮，多发性硬化症。

6. 变性的 IgG，补体。

7. 抗 DNA 抗体，抗组蛋白抗体，抗非组蛋白抗体，抗核仁抗体。

8. SLE，混合性结缔组织病，原发性胆汁性肝硬化，硬皮病。

9. 胞质型，核周型，cANCA，pANCA。

10. $CD4^+Th1$ 细胞，$CD8^+CTL$ 细胞。

11. ANA，均质型，颗粒型，核膜型，核仁型。

四、名词解释

1. 自身免疫：在某些情况下，自身免疫耐受受到破坏，机体免疫系统对自身成分发生免疫应答，这种现象称为自身免疫。

2. 自身免疫病：机体免疫系统受环境或遗传因素作用产生针对自身正常或变性的组织、器官、细胞、蛋白质或酶类等自身抗原的免疫应答，导致自身组织器官损伤或功能障碍所致的疾病。

3. 分子模拟：某些微生物与正常宿主细胞或细胞外成分具有相似的抗原表位，此类微生物感染机体后激发的免疫应答，也能对人体相应组织细胞或细胞外成分产生作用，引起自身免疫性疾病，这种现象称为分子模拟。

4. 表位扩展：在持续性免疫应答过程中，由于隐蔽性抗原表位暴露，或因酶解、修饰而产生新的功能性表位，致使能够刺激免疫系统产生免疫应答的抗原表位数目不断增加的现象称为表位扩展。

5. 自身免疫耐受：正常情况下，机体能识别自我，对自身成分不产生应答，或仅产生微弱的免疫应答，这种现象称为自身免疫耐受。

6. 器官特异性自身免疫病：指病变局限于某一特定器官或组织，可以检出对该器官组织成分特异的自身抗体或致敏 T 细胞。

7. 非器官特异性自身免疫病：是指侵犯多种组织器官或系统的一组疾病，可检出针对多种器官或组织成分的自身抗体或致敏 T 细胞。

8. 隐蔽抗原：是指体内某些组织成分如精子、眼内容物、脑等，正常情况下从未与免疫细胞接触过，一旦手术、外伤、感染等原因破坏隔绝屏障，隐蔽抗原释放入血或淋巴液，免疫系统将其误认为是异物，引发自身免疫应答，导致自身免疫病发生。

9. 抗核抗体：是一组将自身各种细胞核成分作为靶抗原的自身抗体总称。

10. 抗中性粒细胞胞浆抗体：是一组以人中性粒细胞胞质成分为靶抗原，与临床多种小血管炎性疾病密切相关的自身抗体。

11. 类风湿因子：患者体内产生的变性 IgG 作为自身抗原刺激免疫系统产生多种抗变性 IgG 的自身抗体。

五、简答题

1. 自身免疫性疾病的基本特点：①女性发病率高于男性；②多发生于育龄阶段；③多为慢性进行性疾病，反复发作，慢性迁延；④病理损伤主要由免疫应答引起的炎症反应所致，患者血液可检测到高效价自身抗体和/或自身应答性 T 淋巴细胞，其作用于自身的组织或细胞成分，造成组织损伤或功能障碍，病情的转归与自身免疫应答强度密切相关；⑤有明显的遗传倾向。

2. ENA 是可提取抗原的总称，ENA 抗原可用盐水或磷酸盐缓冲液从细胞核中提取，是由许多小分子 RNA 与各自对应的特定蛋白质组成的核糖核蛋白颗粒，该组成使其各自的抗原性得以增强。

3. ANA 检测采用的方法：常采用间接免疫荧光法。原理：采用核质丰富的培养细胞——Hep2 细胞作为抗原，与灵长类肝组织冷冻切片固定于载玻片上，与受检血清反应，血清中 ANA 与核抗原结合，形成抗原抗体复合物，再加入 FITC 标记的抗人 IgG，反应后标记人 IgG 与核抗原结合，形成抗原 – 抗体复合物，在荧光显微镜下可观察到抗原片上 ANA 荧光着染强度和荧光图形。

六、问答题

1. 自身免疫性疾病的致病相关因素有如下六个方面。

（1）免疫隔离部位抗原的释放：在手术、外伤或感染等情况下，脑、精子、眼晶状体等免疫隔离部位的抗原释放入血或淋巴液，发生自身免疫应答，引起自身免疫性疾病。（2）自身抗原的改变：生物、物理、化学或药物等因素使自身抗原发生改变，引起自身免疫性疾病。（3）微生物感染：微生物可通过分子模拟、释放免疫隔离部位的抗原和多克隆激活等机制引起

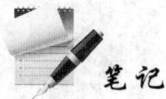

自身免疫性疾病。（4）表位扩展：针对自身抗原隐蔽部位的免疫细胞克隆，可能逃逸胸腺和骨髓中淋巴细胞发育过程中的阴性选择，存在于正常淋巴库中。在自身免疫性疾病发生过程中，机体免疫系统会针对自身抗原的自身反应性 T 淋巴细胞克隆和 B 淋巴细胞克隆会相继识别自身抗原的隐蔽表位，引起自身免疫病。（5）免疫忽视的破坏：多克隆激活剂、协同刺激因子和细胞因子等可打破免疫忽视，对低水平的自身抗原产生免疫应答。（6）遗传因素。

2. 自身免疫性疾病的免疫损伤机制及典型疾病如下。

（1）某些自身抗体与可启动自身细胞的破坏而引起自身免疫性疾病。其破坏机制可能是自身抗体与细胞膜上的自身抗原结合后激活补体或细胞表面的 Fc 受体结合导致 ADCC 效应。其典型疾病有自身免疫性溶血性贫血、自身免疫性血小板减少性紫癜等。（2）细胞表面受体自身抗体引起的自身免疫性疾病：一些自身抗体可激动细胞表面的受体引起自身免疫性疾病，如 Graves 病，是由血清中促甲状腺激素受体的自身 IgG 抗体引起的自身免疫性疾病；一些自身抗体可阻断细胞受体的功能引起自身免疫性疾病，如重症肌无力，是由乙酰胆碱受体的自身抗体与乙酰胆碱受体结合后，致使肌细胞对运动神经元释放的乙酰胆碱的反应性降低引起的自身免疫病。（3）细胞外成分自身抗体引起的自身免疫性疾病，如肺出血肾炎综合征，是由于抗基底膜 Ⅳ 型胶原自身抗体启动的免疫应答损伤肾小球基底膜和肺基底膜，发生肾炎和肺出血。（4）自身抗体－免疫复合物引起的自身免疫性疾病，如 SLE 是典型代表，SLE 患者体内存在针对自身细胞核的抗体，这些抗体与细胞核抗原物质形成大量的免疫复合物沉积在皮肤、肾小球、关节、脑等器官的小血管壁，激活补体造成细胞的损伤。

3. 防治原则有：①采用疫苗和抗生素预防和控制病原体感染；②使用免疫抑制剂，如环孢菌素 A 和 FK506 等，可通过抑制 IL－2 信号通路转导通路，抑制 T 细胞的分化和增殖；③抗炎疗法，采用皮质激素、前列腺素抑制剂等抑制炎症反应，减轻症状；④采用细胞因子（如 IL－4、10、13），调节 Th1 和 Th2 细胞的功能；⑤采用抗促炎症细胞因子抗体（如抗 IL－1、TNF－α 抗体）或抗 MHC－Ⅱ类分子、CD4 分子抗体进行免疫治疗；⑥口服自身抗原，诱导特异性免疫耐受，预防和抑制某些自身免疫性疾病的发生。

案例分析题

【案例】患者，王某某，女，33 岁，因"多关节肿痛伴面部红斑八年余，加重一月"入院。该患者八年前曾因双膝关节疼痛，下蹲、起立困难，双手近端指间关节肿胀、疼痛、晨僵，握拳困难，伴有口唇上方红斑，有时双手遇冷发白、发紫，后出现双侧颧部红斑，伴轻度瘙痒脱屑至我院住院治疗，静脉血检查显示：WBC 2.1×10^9/L；血沉 100mm/h；ANA 阳性（1∶1000）；抗 dsDNA 抗体阳性；抗 SSA 抗体弱阳性；抗心磷脂抗体阳性。给予激素等药物治疗，病情好转。

【问题】1. 综合患者的临床表现，考虑可能是以下哪种或哪几种疾病

A. 类风湿关节炎

B. 系统性红斑狼疮

C. 多发性骨髓瘤

D. 重叠综合征

E. 获得性免疫缺陷综合征

F. 干燥综合征

G. 轻链病

【答案】A、B、D、F。

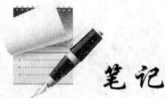

【分析】 类风湿关节炎、系统性红斑狼疮、重叠综合征和干燥综合征等均为自身免疫性疾病；多发性骨髓瘤和轻链病为免疫增殖病；获得性免疫缺陷综合征为免疫缺陷病。该患者的临床表现符合自身免疫性疾病尤其是系统性红斑狼疮的特征，诊断及鉴别诊断需要做相关实验室检查。

【问题】 2. 建议该患者做以下哪些实验室检查

A. 本－周蛋白

B. 抗人类免疫缺陷病毒抗体

C. 抗核抗体

D. 抗环瓜氨酸肽抗体

E. 抗可提取性核抗原抗体谱

F. 单克隆蛋白

G. 抗结核抗体

【答案】 C、D、E。

【分析】 本－周蛋白和单克隆蛋白主要用于鉴别诊断免疫增殖病。抗人类免疫缺陷病毒抗体主要用于诊断获得性免疫缺陷综合征（艾滋病）。抗核抗体、抗环瓜氨酸肽抗体以及抗可提取性核抗原抗体谱主要用于诊断和鉴别诊断自身免疫性疾病。抗结核抗体主要用于结核感染的诊断。

【问题】 3. 以下哪种或哪几种抗体是 SLE 的血清学特征性抗体

A. 抗 CCP 抗体

B. 抗 dsDNA 抗体

C. 抗 SSA 抗体

D. 抗 ANCA 抗体

E. 抗 ANA 抗体

F. 抗 Sm 抗体

G. 抗 AMA 抗体

【答案】 B、F。

【分析】 SLE 特征性自身抗体包括：抗 Sm 抗体、抗 dsDNA 抗体、抗心磷脂抗体、狼疮抗凝物等。抗 CCP 抗体是类风湿关节炎的特征性抗体。抗 SSA 为干燥综合征的特征性抗体。抗 ANCA 抗体为系统性血管炎的标志性抗体。抗 ANA 抗体为诊断 SLE 的重要指标，但非 SLE 所特有，是为自身免疫性疾病的初筛实验。抗 AMA 抗体是自身免疫性肝病的特征性抗体。

【问题】 4. 以下哪种或哪几种抗体的浓度与 SLE 的疾病活动性相关

A. 抗 AunA 抗体

B. 抗 dsDNA 抗体

C. 抗 SSA 抗体

D. 抗 Sm 抗体

E. 抗 ANA 抗体

F. 抗 ANCA 抗体

G. 抗 AMA 抗体

【答案】 A、B。

【分析】 抗 dsDNA 抗体和抗 AunA 抗体的浓度变化与 SLE 的疾病活动性相关，可以作为动态监测的指标。

【问题】 5. 以下哪些项目有助于鉴别诊断类风湿关节炎

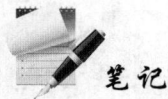

A. APF

B. 抗 RA33 抗体

C. RF

D. 抗 AKA 抗体

E. 抗 ANA 抗体

F. 抗 Sm 抗体

G. 抗 CCP 抗体

【答案】A、B、C、D、G。

【分析】抗核周因子、抗 RA33 抗体、类风湿因子、抗角蛋白抗体、抗环瓜氨酸肽抗体均为类风湿关节炎相关自身抗体。抗核抗体为自身免疫性疾病的筛查实验。抗 Sm 抗体为 SLE 的血清学特征性抗体。

【问题】6. 以下哪些方法适用于自身抗体的检测

A. 酶联免疫吸附试验

B. 化学发光法

C. 免疫印迹法

D. 间接免疫荧光法

E. 胶乳凝集试验

F. 散射比浊法

G. 免疫固定电泳

【答案】A、B、C、D、E、F。

【分析】间接免疫荧光法主要用于 ANA、ANCA 以及抗 dsDNA 抗体等自身抗体的检测；免疫印迹法主要用于 ENA 抗体谱、自身免疫性肝病抗体谱、肌炎抗体谱以及糖尿病抗体谱等自身抗体的联合检测；酶联免疫吸附试验以及化学发光法主要用于各种单个自身抗体的定量检测；胶乳凝集试验主要用于 RF 的定性检测；散射比浊法主要用于 RF 的定量检测；免疫固定电泳主要用于免疫增殖病的 M 蛋白鉴定。

（李　丽）

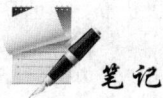

第二十章　免疫增殖病与免疫学检测

第一部分　目的要求

1. **掌握**　免疫增殖性疾病的概念、免疫增殖性疾病的免疫学检测。
2. **熟悉**　免疫增殖性疾病的发病机制、常见免疫增殖性疾病的临床特征和免疫学特征。
3. **了解**　免疫增殖性疾病的分类，多发性骨髓瘤患者的主要临床特征。

第二部分　学习指导

一、学习提要

（一）免疫增殖性疾病定义

免疫增殖病（IPD）指免疫器官、免疫组织或免疫细胞（包括淋巴细胞、浆细胞、单核－巨噬细胞）异常增生（包括良性或恶性）引起机体病理损伤的一组疾病。这类疾病的表现有免疫功能异常及免疫球蛋白质和量的变化。

（二）免疫增殖性疾病分类

按病情轻重可分为良性增生型和恶性增生型，按增殖细胞的表面标志进行分类，可分为：T 细胞类、B 细胞类和裸细胞类。

T 细胞类包括：急性淋巴细胞白血病（20%）、淋巴母细胞瘤、部分非霍奇金淋巴瘤、Sezary 综合征、蕈样真菌病等。

B 细胞类包括：慢性淋巴细胞性白血病、原发性巨球蛋白血症、多发性骨髓瘤、重链病、轻链病、传染性单核细胞增多症、Burkitt 淋巴瘤及其他大多数淋巴细胞淋巴瘤等。

裸细胞类：急性淋巴细胞性白血病（80%）、部分非霍奇金淋巴瘤等。

组织－单核细胞：急性单核细胞白血病、急性组织细胞增多症等。其他：霍奇金淋巴瘤、毛细胞白血病等。

（三）常见的免疫增殖性疾病

免疫增殖性疾病的单克隆丙种球蛋白病是指患者血清和尿中出现理化性质均一、异常增多的单克隆蛋白（MP，M 蛋白）。M 蛋白是一类免疫球蛋白或免疫球蛋白一种轻链的异常增多，但多无免疫活性。若 κ 或 λ 轻链的合成超过重链时，则轻链游离于血清中，由于分子量较小，容易通过肾小球从尿中排出。这种在尿中检出的免疫球蛋白的轻链由 Bence－Jones 于 1987 年测知，故称为本－周蛋白（B－J 蛋白）。

1. 多发性骨髓瘤

多发性骨髓瘤（MM）也称为浆细胞骨髓瘤，是浆细胞异常增殖的恶性肿瘤。多发于老年

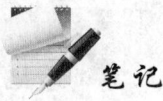

人，常见骨痛、肾损害、M 蛋白增多、神经系统症状以及血液成分变化等临床表现。常见分型中，以 IgG 型最常见，IgA 型次之，IgD 型少见，而 IgM 型和 IgE 型则罕见。

主要免疫学特征如下。①血清中出现大量的 M 蛋白：IgG $> 3.5 \times 10^3$ g/L，或 IgA $> 2.0 \times 10^3$ g/L，或尿中本 – 周蛋白 >1 g/24h；②血清中正常免疫球蛋白减少 50% 以上：IgM <0.5 g/L，IgA <1 g/L，或 IgG <6 g/L；③骨髓中不成熟浆细胞增多或组织活检证实有浆细胞瘤；④原发性溶骨损害或广泛性骨质疏松。

2. 原发性巨球蛋白血症

原发性巨球蛋白血症是一种起源于能分化为成熟浆细胞的 B 淋巴细胞的恶性增殖性疾病，主要表现为骨髓中有浆细胞样淋巴细胞浸润，并合成单克隆 IgM。该病发病年龄较大，男性稍多于女性，多以肝、脾、淋巴结肿大为突出的特征，可出现雷诺现象及周围神经症状，大分子球蛋白 IgM 浓度过高导致血液高黏滞综合征，可见贫血。

免疫学特征：①血清中单克隆 IgM 明显增高，主要为 19S 五聚体，含量一般大于 10 g/L；②尿中有本 – 周蛋白，常为 κ 型；③血清中黏度增加 >4，发生高黏滞综合征；④正细胞正色素性贫血，ESR 增快；⑤血清呈胶冻状难以分离，电泳时血清有时难以泳动，集中于原点是该病的电泳特征；⑥骨髓中浆细胞样淋巴细胞浸润。

3. 重链病

重链病（HCD）又称 Franklin 病，是突变的浆细胞所产生的重链异常增多或质量异常不能与轻链装配，导致血清重链过剩，致使血清和尿中出现大量游离的无免疫功能的免疫球蛋白重链所引起的疾病。按重链抗原不同，可将本病分为 γ、α、μ、δ 重链病，ε 重链病尚未见报道。

4. 轻链病

轻链病（LCD）是由于浆细胞发生突变和异常增生，产生大量的异常轻链，致血浆中轻链异常增多，经肾脏从尿中排出，部分过多的轻链蛋白沉积于肾脏和其他内脏组织，引起淀粉样变性而导致的疾病。该病发病年龄轻，以发热、贫血、严重的肾功能损害为主要症状，多数患者溶骨性损害严重。根据轻链蛋白类型可分为 λ 型和 κ 型，λ 型肾毒性较强。

主要免疫学特征：①血清中免疫球蛋白水平轻度降低或处于正常水平低限，但免疫球蛋白 κ/λ 型比值明显异常；②血清蛋白电泳几乎无 M 带，但尿蛋白电泳显示 M 带，位于 β ~ γ 区间；③血清和尿中可同时检测出同类型的免疫球蛋白轻链片段；④尿中可检测出本 – 周蛋白。

5. 冷球蛋白血症

冷球蛋白是指血浆温度降至 4℃ ~20℃ 时发生沉淀或胶冻状，温度回升至 37℃ 时又溶解的一类球蛋白。正常血清仅含微量冷球蛋白，当血清冷球蛋白浓度超过 0.1g/L 时，称为冷球蛋白血症。根据是否伴有原发病，可将冷球蛋白血症分为原发性冷球蛋白血症和继发性冷球蛋白血症。

（四）免疫学检测

1. 血清蛋白组分分析

血清蛋白组分分析血清区带电泳是测定 M 蛋白的一种定性实验，醋酸纤维薄膜和琼脂糖凝胶是目前最常采用的两大介质。蛋白质在碱性条件下带不同量的负电荷，在电场中由阴极向阳极泳动。由于等电点的差异，电泳后由正极到负极可分为：白蛋白、α1 – 球蛋白、α2 – 球蛋白、β1 球蛋白、β2 球蛋白和 γ 球蛋白五个区带。

正常人血清 γ 区带较宽而且着色较淡，扫描图显示一低矮蛋白峰。γ – 球蛋白区域主要由 IgG 免疫球蛋白组成。在低丙种球蛋白血症和丙种球蛋白缺乏症中，γ – 球蛋白区带降低。γ – 球蛋白水平升高的疾病包括霍奇金病、恶性淋巴瘤、慢性淋巴细胞白血病、肉芽肿病、结缔组织病、肝病、多发性骨髓瘤等。单克隆丙种球蛋白增高时常在 γ 区（有时在 β 或 α 区），呈现

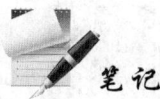

浓密狭窄的蛋白带，经扫描显示为高尖蛋白峰（高∶宽＞2∶1），这是由于 M 蛋白的化学结构高度均一，因而其电泳迁移率十分一致。而多克隆丙种球蛋白增高时，如肝病、慢性感染和自身免疫病等，γ 区带宽而浓密，扫描图显示为宽大的蛋白峰。

在某些情况下还会出现假的狭区带，易与 M 蛋白混淆，应注意区别。例如溶血标本中血红蛋白形成的 β 位区带，陈旧血清中聚合 IgG 形成的近原位窄区带，以及由类风湿因子形成的位于 γ 区中间的细区带都易与 M 区带相混淆，遇到这些可疑情况时，应进一步做免疫电泳等分析加以区别。

2. 血清免疫球蛋白定量

免疫球蛋白定量测定较常用的方法有单向扩散法与免疫浊度法。恶性单克隆丙种球蛋白病常呈现某一类丙种球蛋白的显著增高，大多在 30g/L 以上；而正常的免疫球蛋白，包括与 M 蛋白同类的丙种球蛋白的含量则显著降低。在良性丙种球蛋白病的血清标本中，M 蛋白的升高幅度一般多在 20g/L 以下；M 蛋白以外的免疫球蛋白含量一般仍在正常范围之内。

进行免疫球蛋白的定量检测，不仅有助于丙种球蛋白病的诊断，并对丙种球蛋白病的良、恶性鉴别具有帮助。M 蛋白含量的多少常可反映病情的轻重，尤其对同一患者，M 蛋白含量明显增高常提示病情恶化；经有效治疗后，M 蛋白含量逐渐下降，而正常免疫球蛋白的含量则由降低趋向正常。

3. M 蛋白检测

M 蛋白检测是使用免疫固定电泳检测，即血清区带电泳和免疫沉淀反应结合的一项定性实验，将患者血清在琼脂糖凝胶介质上经电泳分离后，将固定剂和各型免疫球蛋白及轻链抗血清，加于凝胶表面的泳道上，经孵育让固定剂和抗血清在凝胶内渗透并扩散后，若有对应的抗原存在，则在适当位置形成抗原抗体复合物。漂洗，经染色后蛋白质电泳参考泳道和抗原抗体沉淀区带被氨基黑着色，根据电泳移动距离分离出单克隆组分，可对各类免疫球蛋白及其轻链进行分型。

M 蛋白在免疫固定电泳上显示狭窄而界限分明的区带，而多克隆增生或正常血清则显示为宽大、弥散而深染的区带。该技术的最大优势是敏感高，操作周期短，分辨率高，结果易于分析。目前已经取代了传统的免疫电泳技术，成为单克隆蛋白（M 蛋白）鉴定和分型的首选方法。

4. 本－周蛋白的检测

本周蛋白在 pH5.0 的条件下，加热至 50℃~60℃ 时出现沉淀，继续加热至 90℃ 后又重新溶解。根据这种理化性质，又称为凝溶蛋白，故可根据这一特点，用化学方法进行检测。这种加热沉淀法简便易行，但敏感度较低，也不能确定轻链的型别。

对怀疑为本－周蛋白阳性的标本应做进一步的确证实验，可以对尿中 κ 链和 λ 链用定量检测方法进行分析，也可将尿液透析浓缩 50 倍后做免疫固定电泳分析。轻链病患者尿中可测得本周蛋白，但由于其分子量较小，易迅速自肾排出，故血中反而呈阴性，检测时应该注意。

本周蛋白检测对轻链病的诊断是必不可少的项目，并对多发性骨髓瘤、原发性巨球蛋白病、重链病等疾病的诊断、鉴别和预后判断均有一定帮助。并能确定 Kappa 轻链、Lamda 轻链及游离轻链。一般认为，当浆细胞恶性增殖时，可能有过多的轻链产生或重链的合成被抑制，致使过多的轻链通过尿液排出；约50%的多发性骨髓瘤患者及约15%的巨球蛋白血症患者，其尿液可出现本－周蛋白；肾淀粉样变、慢性肾盂肾炎及恶性淋巴瘤患者等，亦可出现本－周蛋白。

笔记

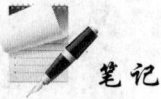

二、本章重难点

（一）重点

1. 免疫增殖性疾病的定义

归纳总结：免疫增殖病（IPD）是指免疫器官、免疫组织或免疫细胞（包括淋巴细胞、浆细胞、单核－巨噬细胞）异常增生（包括良性或恶性）引起机体病理损伤的一组疾病。这类疾病的表现有免疫功能异常、免疫球蛋白质和量的变化。

2. 多发性骨髓瘤、原发性巨球蛋白血症的免疫学特征

归纳总结：多发性骨髓瘤的主要免疫学特征有如下三点。①血清中出现大量的 M 蛋白，或尿中本－周蛋白；②血清中正常免疫球蛋白减少；③骨髓中不成熟浆细胞增多或组织有浆细胞瘤；④溶骨损害或骨质疏松。常见多发性骨髓瘤中，以 IgG 型最为常见。

原发性巨球蛋白血症的主要免疫学特征有如下六点：①血清中单克隆 IgM 明显增高；②尿中常有 κ 型的本－周蛋白；③血清中黏度增加；④正细胞正色素性贫血；⑤血清呈胶冻状难以分离；⑥骨髓中浆细胞样淋巴细胞浸润。

（二）难点

1. 免疫增殖性疾病的免疫检测方法以及结果判读

学习思路：免疫增殖病常用的免疫检测方法有血清区带电泳、免疫电泳、免疫固定电泳、血清免疫球蛋白定量以及本周蛋白的检测。结合免疫增殖病的免疫学特征，即免疫功能的异常和免疫球蛋白质与量的变化，便能掌握免疫增殖性疾病在各种免疫检测结果的判读。例如，单克隆性丙种球蛋白病中，单克隆蛋白即 M 蛋白增高，而 M 蛋白是化学结构高度均一免疫球蛋白或者免疫球蛋白轻链，电泳迁移率一致。所以，在区带电泳中，主要在 γ 区呈现浓密狭窄的蛋白带。

2. M 蛋白、本－周蛋白的定义、临床意义与检测

学习思路：M 蛋白是一类免疫球蛋白或免疫球蛋白一种轻链的异常增多，而轻链合成超过重链时，不能够相互结合，则游离的轻链通过肾小球排出，所以在尿液中能检测到这种轻链蛋白即本－周蛋白。因此，在免疫增殖性疾病或其他疾病的血液或尿液中能够分别检测到这两种物质。此外，根据两种蛋白的特点，可使用不同的技术检测这两种物质。例如本－周蛋白具有凝溶的特点，在不同的温度中能够溶解或沉淀，因此，根据这一特点，使用化学方法可进行检测。

第三部分　强化训练（测试习题）

一、选择题

（一）A 型题

1. 免疫增殖性疾病常用的检测方法不包括

　　A. 血清区带电泳　　　　　　　　B. 免疫电泳

　　C. 免疫固定电泳　　　　　　　　D. 免疫荧光

　　E. 血清免疫蛋白定量

2. 属于 T 细胞型免疫增殖性疾病的是

　　A. 慢性淋巴细胞性白血病　　　　B. 淋巴母细胞瘤

C. 原发性巨球蛋白血症　　　　D. 急性淋巴细胞性白血病

E. 急性单核细胞白血病

3. 不属于 B 细胞型免疫增殖性疾病的是

A. Sezary 综合征　　　　　　B. 原发性巨球蛋白血症

C. 多发性骨髓瘤　　　　　　D. 重链病和轻链病

E. 传染性单核细胞增多症

4. 属于原发性良性单克隆丙种球蛋白病的是

A. 重链病　　　　　　　　　B. 慢性淋巴细胞白血病

C. 持续性单克隆丙种球蛋白病　D. 多发性骨髓瘤

E. 轻链病

5. 能够促进 B 细胞分化为浆细胞的是

A. IL－4　　　　　　　　　　B. IL－5

C. IL－6　　　　　　　　　　D. IL－7

E. IL－8

6. 浆细胞异常增殖的原因不包括

A. HLA 抗原　　　　　　　　B. 染色体变异

C. 遗传　　　　　　　　　　D. 物理化学因素

E. 外伤

7. 多发性骨髓瘤是由于哪种细胞异常增殖导致

A. 浆细胞　　　　　　　　　B. T 细胞

C. B 细胞　　　　　　　　　D. NK 细胞

E. 红细胞

8. 多发性骨髓瘤的临床表现不包括

A. 骨痛　　　　　　　　　　B. 神经系统症状

C. 肾脏损害　　　　　　　　D. 本－周蛋白增多

E. 贫血或血小板减少

9. M 蛋白增多常见于

A. 霍奇金淋巴瘤　　　　　　B. 多发性骨髓瘤

C. Sezary 综合征　　　　　　D. 毛细胞白血病

E. 蕈样真菌病

10. 多发性骨髓瘤的免疫学特征不包括

A. 血清正常免疫球蛋白减少 50% 以上

B. 骨髓中不成熟的浆细胞增多

C. 原发性溶骨损害

D. 皮肤症状

E. 组织活检可见浆细胞

11. 多发性骨髓瘤最常见的类型是

A. IgA　　　　　　　　　　B. IgB

C. IgG　　　　　　　　　　D. IgE

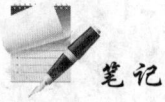

E. IgD

12. 原发性巨球蛋白血症产生哪类异常蛋白
    A. IgM　　　　　　　　　　　　　　B. IgB
    C. IgD　　　　　　　　　　　　　　D. IgE
    E. IgG

13. 本 – 周蛋白可见于哪种疾病患者的尿液中
    A. 重链病　　　　　　　　　　　　　B. 原发性巨球蛋白血症
    C. Sezary 综合征　　　　　　　　　　D. 持续性单克隆丙种球蛋白病
    E. 霍奇金淋巴瘤

14. 原发性巨球蛋白血症的免疫学特征不包括
    A. 血清中单克隆 IgM 明显增高　　　　B. 高黏滞综合征
    C. 骨髓中浆细胞样淋巴细胞浸润　　　　D. 血清呈胶冻状难以分离，集中于原点
    E. 血清中出现大量的 M 蛋白

15. 免疫固定电泳是区带电泳和以下哪种技术的结合
    A. 荧光免疫　　　　　　　　　　　　B. 发光免疫
    C. 免疫沉淀　　　　　　　　　　　　D. 放射免疫
    E. 酶免疫

16. M 蛋白定性检测常用的技术是
    A. 血清区带电泳　　　　　　　　　　B. 免疫电泳
    C. 免疫固定电泳　　　　　　　　　　D. 免疫荧光
    E. 血清免疫蛋白定量

17. 本 – 周蛋白检测多用于诊断
    A. 传染性单核细胞增多症　　　　　　B. 毛细胞白血病
    C. Sezary 综合征　　　　　　　　　　D. 多发性骨髓瘤
    E. 蕈样真菌病

18. 血清区带电泳从正极到负极按顺序可分为
    A. 白蛋白、α1 – 球蛋白、β1 球蛋白、α2 – 球蛋白、β2 球蛋白和 γ 球蛋白
    B. α1 – 球蛋白、α2 – 球蛋白、白蛋白、β1 球蛋白、β2 球蛋白和 γ 球蛋白
    C. α1 – 球蛋白、α2 – 球蛋白、β1 球蛋白、β2 球蛋白、γ 球蛋白和白蛋白
    D. γ 球蛋白、白蛋白、α1 – 球蛋白、α2 – 球蛋白、β1 球蛋白和 β2 球蛋白
    E. 白蛋白、α1 – 球蛋白、α2 – 球蛋白、β1 球蛋白、β2 球蛋白和 γ 球蛋白

19. 单克隆丙种球蛋白增高时，在区带电泳可见
    A. α 区呈现稀疏而狭窄区带　　　　　B. γ 区呈现浓密而狭窄区带
    C. γ 区呈现浓密而宽区带　　　　　　D. γ 区呈现稀疏而狭窄区带
    E. β 区呈现浓密而宽区带

20. 多克隆丙种球蛋白增高时，在区带电泳可见
    A. α 区呈现稀疏而狭窄区带　　　　　B. β 区呈现浓密而宽区带
    C. γ 区呈现浓密而宽区带　　　　　　D. γ 区呈现稀疏而狭窄区带
    E. γ 区呈现浓密而狭窄区带

21. 单克隆蛋白（M 蛋白）鉴定和分型的首要方法是
    A. 免疫固定电泳　　　　　　　　B. 血清免疫蛋白定量
    C. 血清区带电泳　　　　　　　　D. 免疫电泳
    E. 免疫荧光

22. 多发性骨髓瘤克隆性免疫球蛋白增多的最佳实验诊断方法是
    A. 免疫固定电泳　　　　　　　　B. 免疫扩散
    C. ELISA　　　　　　　　　　　D. 比浊法
    E. 对流电泳

23. 血清蛋白电泳时，M 蛋白区带常位于
    A. α1 区　　　　　　　　　　　　B. α2 区
    C. β1 区　　　　　　　　　　　　D. β2 区
    E. γ 区

（二）B 型题

（1~2 题备选答案）如下两种免疫增殖性疾病其血清中的 Ig 各异

A. IgM　　　　　　　　　　　　　B. IgB
C. IgD　　　　　　　　　　　　　D. IgE
E. IgG

1. 多发性骨髓瘤最常见的类型

2. 原发性巨球蛋白血症患者血液中出现大量的

（3~5 题备选答案）不同的 IL，其功能有别

A. IL－4　　　　　　　　　　　　B. IL－5
C. IL－6　　　　　　　　　　　　D. IL－7
E. IL－8

3. 促进 B 细胞分化成为浆细胞

4. 启动休止期的 B 细胞进入 DNA 合成期

5. 促进 B 细胞继续增殖

（6~8 题备选答案）如下免疫增殖性疾病其相应的疾病

A. 毛细胞白血病　　　　　　　　B. 急性组织细胞增多症
C. Burkitt 淋巴瘤　　　　　　　　D. 急性淋巴细胞性白血病
E. Sezary 综合征

6. T 细胞型免疫增殖性疾病

7. B 细胞型免疫增殖性疾病

8. 组织－单核细胞型免疫增殖性疾病

（9~11 题备选答案）利用区带电泳可协助诊断下列疾病

A. 恶性肿瘤　　　　　　　　　　B. 肾病综合征
C. 多发性骨髓瘤　　　　　　　　D. 肝硬化
E. 病毒感染

9. 区带电泳时 γ 区呈现高尖而狭窄区带见于

10. 区带电泳时 α2－球蛋白、β 球蛋白明显降低，白蛋白降低见于

11. 区带电泳时出现 β－γ 桥见于

（12～13 题备选答案）血清 M 蛋白的定性和分型可选用相应的电泳技术

A. 血清区带电泳　　　　　　　　　　B. 免疫电泳

C. 免疫固定电泳　　　　　　　　　　D. 免疫荧光

E. 对流免疫电泳

12. M 蛋白定性检测常用的技术是

13. M 蛋白鉴定和分型的首要方法是

（三）X 型题

1. 下列属于 T 细胞型免疫增殖性疾病的有

    A. 淋巴母细胞瘤　　　　　　　　　B. 多发性骨髓瘤

    C. Sezary 综合征　　　　　　　　　D. 急性单核细胞白血病

    E. 蕈样真菌病

2. 下列不属于 B 细胞型免疫增殖性疾病的有

    A. Sezary 综合征　　　　　　　　　B. 原发性巨球蛋白血症

    C. 多发性骨髓瘤　　　　　　　　　D. 急性组织细胞增多症

    E. 重链病和轻链病

3. 下列属于原发性恶性单克隆性疾病的有

    A. 重链病　　　　　　　　　　　　B. 轻链病

    C. 原发性巨球蛋白血症　　　　　　D. 恶性淋巴瘤

    E. 风湿病

4. 免疫增殖性疾病的损伤机制有

    A. 免疫功能缺陷　　　　　　　　　B. 体液免疫抑制

    C. 浆细胞异常增生　　　　　　　　D. 异常球蛋白增多造成的病理损伤

    E. 免疫细胞异常凋亡

5. 多发性骨髓瘤的免疫学特征包括

    A. 血清中出现大量的 M 蛋白　　　B. 骨髓中不成熟的浆细胞增多

    C. 冷球蛋白血症　　　　　　　　　D. 多关节肿痛

    E. 组织活检可见浆细胞

6. 不属于多发性骨髓瘤的特征的是

    A. 多发于中老年

    B. 患者血液中 IgM 明显增高

    C. 患者尿液电泳可检测到本 – 周蛋白

    D. 大部分患者可出现腰背部和肋骨痛

    E. 患者常出现贫血和血小板减少

7. 以下疾病，尿液中可检测出本 – 周蛋白的有

    A. 毛细胞白血病　　　　　　　　　B. 多发性骨髓瘤

    C. Sezary 综合征　　　　　　　　　D. 原发性巨球蛋白血症

    E. 轻链病

8. 原发性巨球蛋白血症的特征有

    A. 发病年龄较大，男性多于女性

    B. 患者血液中出现大量的 IgM

C. 患者血液黏度增高，可发生高黏滞综合征

D. 患者尿液中有本－周蛋白

E. 患者骨髓中可出现浆细胞样淋巴细胞浸润

9. 重链病具有的特点是

    A. 尿蛋白电泳显示 M 带

    B. 尿液中可检测出本－周蛋白

    C. 血清和尿液中可检测得到大量的游离的免疫球蛋白重链

    D. 外周血及骨髓可见异常的淋巴细胞和浆细胞

    E. 大部分患者可出现骨痛的症状

10. 关于轻链病，下列说法错误的是

    A. 由于浆细胞异常增生，产生大量异常轻链所致

    B. 该病发病年龄较轻

    C. 以发热、贫血、严重的肾功能损害为主要症状

    D. 多发于中老年人

    E. 患者皮肤可出现紫癜

11. 关于冷球蛋白血症的说法，正确的是

    A. 患者常见多关节对称或不对称疼痛

    B. 该病可见多种皮肤症状

    C. 患者血浆温度降至 4℃ ~ 20℃ 时发生沉淀或胶冻状

    D. 以 IgM 免疫球蛋白多见

    E. 该病分为 5 型

12. 关于血清区带电泳结果的判读，正确的是

    A. 正极到负极分为白蛋白、α_1球蛋白、α_2球蛋白、β_1球蛋白、β_2球蛋白和 γ 球蛋白

    B. 单克隆丙种球蛋白增高时在区带电泳可见 γ 区呈现高尖而宽区带

    C. 单克隆丙种球蛋白增高时在区带电泳可见 γ 区呈现高尖而狭窄区带

    D. 多克隆丙种球蛋白增高时在区带电泳可见 γ 区呈现浓密而宽区带

    E. 多克隆丙种球蛋白增高时在区带电泳可见 γ 区呈现稀疏而宽区带

13. 下列属于免疫固定电泳的优势有

    A. 操作繁琐   B. 操作周期短

    C. 结果易分析   D. 分辨率高

    E. 敏感度高

14. 常用于检测免疫增殖性疾病的免疫学实验方法有

    A. 血清蛋白区带电泳   B. 免疫球蛋白定量测定

    C. 免疫电泳   D. 酶联免疫技术

    E. 免疫固定电泳

15. 关于本－周蛋白检测的说法，正确的有

    A. 可用于对多发性骨髓瘤等疾病的诊断与鉴别

    B. 对某些免疫增殖性疾病预后判断有一定帮助

    C. 能确定轻链的型别

    D. 肾淀粉样变、慢性肾盂肾炎及恶性淋巴瘤患者等，亦可出现本－周蛋白

笔记

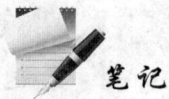

E. 轻链病患者本 – 周蛋白一定是阳性

二、判断题（对：用 T 表示，错：用 F 表示）

1. 正常情况下，免疫球蛋白单克隆增殖多呈良性发展趋势，多克隆增殖多为恶性。

2. 单克隆丙种球蛋白病是以单株浆细胞过度增殖为特征的免疫增殖性疾病。

3. 高水平的 IL – 6 可能会导致浆细胞瘤的发生。

4. 多发性骨髓瘤是血液系统第一大常见恶性肿瘤。

5. 多发性骨髓瘤患者体内的正常的免疫球蛋白会增高 50% 以上。

6. IgG 型多发性骨髓瘤患者常见高黏滞综合征。

7. 轻链病患者血清蛋白电泳可见位于 β – γ 区间的 M 带。

8. 对于同一患者，M 蛋白含量明显增高常提示病情恶化。

9. 免疫固定电泳中，多克隆增生显示为狭窄而界限分明的区带。

10. 本 – 周蛋白的在一定的酸碱度的情况下加热至 50℃ ~60℃ 时发生溶解。

三、填空题

1. 免疫球蛋白的多克隆增殖多为_____；单克隆增殖多呈_____发展趋势。

2. 免疫增殖性疾病的发病机制是_____、_____以及_____。

3. 浆细胞异常增殖的内因有_____、_____和_____等。

4. 多发性骨髓瘤血清中出现大量的_____，正常的免疫球蛋白减少_____以上。

5. 最常见的多发性骨髓瘤的型是_____，其次是_____。

6. 原发性巨球蛋白血症血清黏度增高，发生_____，患者尿中有_____。

7. 区带电泳后由正极到负极蛋白可分为_____、_____、_____、_____、_____。

8. 免疫固定电泳是血清_____和_____反应两个过程结合的一项定性实验。

9. 血清免疫球蛋白定量测定较常用的方法是_____和_____。

10. 本周蛋白在 pH5.0 条件下加热至_____时发生沉淀。继续加热至_____后又重新溶解，再加热冷却又重现沉淀。

11. 免疫增殖性疾病的检测方法有_____、_____、_____、_____等。

四、名词解释

1. immunoproliferative disease，IPD

2. monoclonal protein，MP，M 蛋白

3. B – J 蛋白

4. multiple myeloma，MM

5. primary macroglobulinemia

6. 凝溶蛋白

7. cryoglobulin

8. heavy chain diseases，HCD

9. light chain disease，LCD

10. polyclonal immunoglobulinopathy

11. monoclonal immunoglobulinopathy

五、简答题

1. 常用于检测免疫增殖性疾病的免疫技术。

2. 简述多发性骨髓瘤的主要免疫学特征。

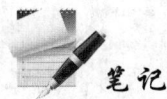

3. 简述原发性巨球蛋白血症的主要免疫学特征。

六、问答题

1. 试述免疫固定电泳的原理。

2. 试述本周蛋白的检测原理及意义。

第四部分　强化训练参考答案

一、选择题

（一）A 型题

1. D　2. B　3. A　4. C　5. C　6. E　7. A　8. D　9. B　10. D　11. C　12. A　13. B　14. E　15. C　16. C　17. D　18. E　19. B　20. C　21. A　22. A　23. E

（二）B 型题

1. E　2. A　3. C　4. A　5. B　6. E　7. C　8. B　9. C　10. B　11. D　12. A　13. C

（三）X 型题

1. ACE　2. AD　3. ABCD　4. BCD　5. ABE　6. ACDE　7. BDE　8. ABCDE　9. CD　10. DE　11. ABCD　12. ACD　13. BCDE　14. ABCE　15. ABD

二、判断题

1. F　2. T　3. T　4. F　5. F　6. F　7. T　8. T　9. F　10. F

三、填空题

1. 良性，恶性。

2. 浆细胞异常增殖，体液免疫抑制，免疫病理损伤。

3. 遗传，HLA 抗原，染色体变异。

4. M 蛋白，50%。

5. IgG，IgA。

6. 高黏滞综合征，本－周蛋白。

7. 白蛋白，α1－球蛋白，α2－球蛋白，β1 球蛋白，β2 球蛋白，γ 球蛋白。

8. 区带电泳，免疫沉淀。

9. 单向扩散法，免疫比浊法。

10. 50℃~60℃，90℃。

11. 血清区带电泳，免疫电泳，免疫固定电泳，血清免疫球蛋白定量。

四、名词解释

1. IPD 即免疫增殖性疾病，是指免疫器官、免疫组织或免疫细胞（包括淋巴细胞、浆细胞、单核－巨噬细胞）异常增生（包括良性或恶性）引起机体病理损伤的一组疾病。这类疾病的表现有免疫功能异常及免疫球蛋白质和量的变化。

2. MP 即 M 蛋白，是指由于浆细胞或淋巴细胞异常增殖而产生的一类免疫球蛋白或免疫球蛋白一种轻链的异常增多，多无免疫活性。

3. B－J 蛋白即本－周蛋白，若 κ 或 λ 轻链的合成超过重链时，则轻链游离于血清中，由于分子量较小，容易通过肾小球从尿中排出，而这种在尿中检出的免疫球蛋白的轻链即本－周蛋白（B－J 蛋白）。

4. MM 即多发性骨髓瘤，也称为浆细胞骨髓瘤，是浆细胞异常增殖的恶性肿瘤。

5. 原发性巨球蛋白血症是指一种起源于能分化为成熟浆细胞的 B 淋巴细胞的恶性增殖性疾

病，主要表现为骨髓中有浆细胞样淋巴细胞浸润，并合成单克隆 IgM。

6. 凝溶蛋白即本周蛋白，是指在 pH5.0 的条件下，加热至 50℃~60℃时出现沉淀，继续加热至 90℃后又重新溶解的蛋白。根据这种理化性质，又将其称为凝溶蛋白。

7. 冷球蛋白是指血浆温度降至 4℃~20℃时发生沉淀或呈胶冻状，温度回升至 37℃时又溶解的一类蛋白。

8. HCD 即重链病，又称 Franklin 病，是指突变的浆细胞所产生的重链异常增多或质量异常不能与轻链装配，导致血清重链过剩，致使血清和尿中出现大量游离的无免疫功能的免疫球蛋白重链所引起的疾病。

9. LCD 即轻链病，是指由于浆细胞发生突变和异常增生，产生大量的异常轻链，致血浆中轻链异常增多，经肾脏从尿中排出，部分过多的轻链蛋白沉积于肾脏和其他内脏组织，引起淀粉样变性而导致的疾病。

10. 多克隆丙种球蛋白血症是指两个克隆以上的浆细胞同时增生，血清中多种免疫球蛋白异常增多和（或）尿中出现游离轻链或重链的病理现象，多为良性增殖或继发与免疫球蛋白产生有关的疾病。

11. 单克隆丙种球蛋白血病是指患者血清中和尿中出现异常增多的理化性质均一的单克隆蛋白，即 M 蛋白。

五、简答题

1. 免疫增殖病的免疫检测方法有血清区带电泳、免疫电泳、免疫固定电泳、血清免疫球蛋白定量以及本周蛋白的检测。

2.（1）血清中出现大量的 M 蛋白：$IgG > 3.5 \times 10^3 g/L$，或 $IgA > 2.0 \times 10^3 g/L$，或尿中本 - 周蛋白 $>1g/24h$；

（2）血清中正常免疫球蛋白减少 50% 以上：$IgM < 0.5g/L$，$IgA < 1g/L$，或 $IgG < 6g/L$；

（3）骨髓中不成熟浆细胞增多或组织活检证实有浆细胞瘤；

（4）原发性溶骨损害或广泛性骨质疏松。

3.（1）血清中单克隆 IgM 明显增高，主要为 19S 五聚体，含量一般大于 10 g/L；

（2）尿中有本 - 周蛋白，常为 κ 型；

（3）血清中黏度增加 >4，发生高黏滞综合征；

（4）正细胞正色素性贫血，ESR 增快；

（5）血清呈胶冻状难以分离，电泳时血清有时难以泳动，集中于原点是该病的电泳特征；

（6）骨髓中浆细胞样淋巴细胞浸润。

六、问答题

1. 免疫固定电泳是血清区带电泳和免疫沉淀反应两个过程结合的一项定性实验。血清蛋白质在琼脂糖凝介质上经电泳分离后，应用固定剂和各型免疫球蛋白及轻链抗血清，加于凝胶表面的泳道上，经孵育让固定剂和抗血清在凝胶内渗透并扩散后，若有对应的抗原存在，则在适当位置形成抗原抗体复合物。漂洗，将未沉淀的蛋白质去除，已被沉淀的蛋白质贮留在凝胶内。经染色后蛋白质电泳参考泳道和抗原抗体沉淀区带被氨基黑着色，根据电泳移动距离分离出单克隆组分，可对各类免疫球蛋白及其轻链进行分型。

2. 原理：本周蛋白在 pH5.0 的条件下，加热至 50℃~60℃时出现沉淀，继续加热至 90℃后又重新溶解。根据这种理化性质，又将其称为凝溶蛋白，故可根据这一特点，用化学方法进行检测。这种加热沉淀法简便易行，但敏感度较低，也不能确定轻链的型别。

意义：其检测对轻链病的诊断是必不可少的项目，并对多发性骨髓瘤、原发性巨球蛋白病、重链病等疾病的诊断、鉴别和预后判断均有一定帮助。此外，还能确定 Kappa 轻链、Lamda 轻链及游离轻链，主要诊断多发性骨髓瘤。一般认为，浆细胞恶性增殖、约50%的多发性骨髓瘤、15%的巨球蛋白血症、肾淀粉样变、慢性肾盂肾炎及恶性淋巴瘤患者等，其尿液可出现本 – 周蛋白。

案例分析题

【案例】封某某，男，68 岁，既往有"骨质疏松症"病史 10 余年，4 月前自觉全身多处骨痛，近一月加重，因发热、头晕、面色苍白就诊。胸片 X 线检查提示肋骨骨质疏松明显，可见多发性穿凿样溶骨性病变。血常规检查发现血红蛋白 83.0g/L，血沉 85mm/h。肝功能总蛋白 96 g/L，球蛋白 64g/L，血清总钙 3.921mmol/L。

【问题】1. 该患者的临床诊断应考虑是什么

A. 骨转移瘤
B. 淋巴瘤
C. 多发性骨髓瘤
D. 冷球蛋白血症
E. 华氏巨球蛋白血症

【答案】C。

【分析】多发性骨髓瘤临床表现多样性，起病缓、贫血、骨痛、肾功能不全、感染、出血、神经症状、高钙血症、淀粉样变等。

【问题】2. 进一步检查可考虑什么项目

A. 血清和尿蛋白电泳
B. 骨髓检查
C. 肾功能检查
D. 单克隆免疫球蛋白和轻链定量
E. 其他影像学检测

【答案】A、B、C、D、E。

【分析】多发性骨髓瘤患者的血清和尿蛋白电泳可出现 M 蛋白；骨髓形态学检查可见较多骨髓瘤细胞；免疫球蛋白和轻链定量检测可见相应的单克隆免疫球蛋白或轻链水平增高；可有肾功能损害；骨骼 X 线检查，可见典型征象，常见于颅骨、脊椎骨、肋骨、盆骨、偶见于四肢骨骼，患者全身多处骨痛，可行全身检查，若有骨痛而 X 线摄片未见异常，应进行 MRI、PET、PET – CT 检查，以便尽早发现骨质病变。

【问题】3. 若血清蛋白电泳出现 M 带，需要分类鉴定，应选哪一项实验项目

A. 免疫电泳
B. 免疫固定电泳
C. 蛋白区带电泳
D. 免疫球蛋白定量
E. 尿本 – 周蛋白检测

【答案】B。

【分析】免疫固定电泳的原理是将待检血清做区带电泳，利用蛋白质的等电点不同，彼此分离。然后添加抗血清（包括 κ/λ 或各类重链），抗原抗体特异且比例合适，则形成免疫复合物为沉淀，最后经洗涤，染色并进行结果分析。比免疫电泳特异性强、反应时间短，结果清晰易判读。

【问题】4. M 蛋白正确的特征包括

A. M 蛋白指一类理化性质均一，且有免疫活性的免疫球蛋白
B. M 蛋白还应区分不同类型或亚型
C. M 蛋白在电泳场上，根据移动位置可以判定不同的类别
D. M 蛋白在免疫固定电泳中特异性强，不可能出现假阴性
E. M 蛋白是免疫增殖病的一个标志

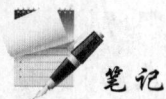

【答案】B、E。

【分析】M蛋白指一类理化性质均一，且无免疫活性的免疫球蛋白；当患者血清蛋白电泳后出现的异常蛋白区带并非全是单克隆免疫球蛋白，其次，虽然血清蛋白电泳在电泳场上，电泳速率不一样，IgG常在γ区，IgA在α区，IgM、IgD、IgE多在β和γ区带之间，但是需进行免疫固定电泳方可进一步判定类型。多数免疫固定电泳主要检测IgG、IgA、IgM三种重链和κ、λ轻链，IgD、IgE等类型的多发性骨髓瘤患者在免疫固定电泳的结果中可能检测不出相应重链及轻链；若M蛋白量过高，出现后带现象，亦会出现假阴性。

（秦　雪）

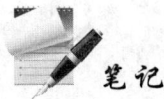

第二十一章　免疫缺陷病的免疫学检测

笔记

第一部分　目的要求

1. 掌握　免疫缺陷病的概念、分类以及各类免疫缺陷病的常用免疫学检测方法、AIDS 的发病机制及免疫学检测。

2. 熟悉　原发性免疫缺陷病的代表性疾病。

3. 了解　原发性免疫缺陷病的发病机制。

第二部分　学习指导

一、学习提要

（一）免疫缺陷病的分类

免疫缺陷病是免疫系统先天发育障碍或后天损伤所致疾病，分为原发性免疫缺陷病和获得性免疫缺陷病两大类。原发性免疫缺陷病按其累及的免疫成分不同，又可分为原发性 B 细胞免疫缺陷病（体液免疫缺陷）、原发性 T 细胞免疫缺陷病（细胞免疫缺陷）、原发性联合免疫缺陷病（T、B 细胞缺陷）、原发性吞噬细胞缺陷病和原发性补体系统缺陷病。获得性免疫缺陷病按其免疫功能受损类型可分为继发性 T 细胞功能缺陷、继发性低丙种球蛋白血症、继发性吞噬细胞缺陷和继发性补体缺陷。其中对人类危害最大的是感染人类免疫缺陷病毒后诱发的获得性免疫缺陷综合征。

（二）常见的免疫缺陷病

原发性免疫缺陷病主要有性联无丙种球蛋白血症、先天性胸腺发育不全、慢性肉芽肿病、重症联合免疫缺陷病和遗传性血管神经性水肿。性联无丙种球蛋白血症是一种典型的先天性 B 细胞缺陷病，患者均为男性，缺陷的基因位于 X 染色体。婴儿自身不能合成免疫球蛋白，频发化脓性细菌感染。先天性胸腺发育不全亦称为 DiGeorge 综合征，是典型的 T 细胞缺陷性疾病，其发病是由于妊娠早期胚胎第三、四咽囊发育障碍，易发生病毒、真菌、胞内寄生菌等反复感染。慢性肉芽肿病是由于编码还原型辅酶 Ⅱ（NADPH）氧化酶系统的基因缺陷，使吞噬细胞呼吸爆发受阻，表现为反复的化脓性细菌感染。重症联合免疫缺陷病较为罕见，患儿在出生后 6 个月即表现严重的细胞和体液免疫功能缺陷，对各种病原体、机会菌易感，常因严重感染死亡。遗传性血管神经性水肿是最常见的补体缺陷病，为常染色体显性遗传，是由于 C1 抑制因子基因缺陷引起，表现为反复发作的皮肤黏膜水肿，如发生在咽喉可致窒息死亡。

获得性免疫缺陷病主要是获得性免疫缺陷综合征，是由于 HIV 侵入机体导致 CD4$^+$ T 细胞减少及细胞免疫功能严重缺陷，表现为反复机会性感染、伴发恶性肿瘤及中枢神经系统退行性病变。HIV 的传染源主要是 HIV 携带者和 AIDS 患者。传播方式主要有性传播、血液传播、垂直传播。

（三）免疫学检测

免疫缺陷病的实验室检测主要包括体液免疫、细胞免疫、补体和吞噬细胞等方面，如 T 细胞、B 细胞、吞噬细胞数量和功能的测定，免疫球蛋白、补体、细胞因子含量的测定等。检测方法主要采用免疫学方法和分子生物学方法。

B 细胞缺陷病主要表现为 B 细胞数量减少或缺陷导致体内 Ig 水平降低，以及抗体产生功能障碍。其检测主要包括 B 细胞数量和功能的检测，如 B 细胞表面 SmIg 和 CD 抗原的检测，以及体内 Ig 水平的检测等。T 细胞缺陷病主要表现为 T 细胞数量减少和功能缺陷，导致机体细胞免疫功能缺陷，并影响机体体液免疫功能。其检测主要包括 T 细胞数量和功能的检测。数量的检测有 T 细胞总数的测定和 T 细胞亚群的测定；功能的检测有皮肤试验和 T 细胞增殖试验。吞噬细胞包括单核细胞、巨噬细胞和中性粒细胞，其缺陷可表现为细胞数量减少和功能缺陷，包括细胞吞噬能力、胞内杀菌作用、趋化运动等减弱或消失。具体的检测方法有白细胞计数、趋化功能检测、吞噬和杀伤试验、NBT 还原试验。补体系统的检测包括总补体活性和补体单个成分的测定。补体溶血试验可反映补体系统总的活性，单个补体成分常检测 C3、C1q、C4、B 因子、C1 酯酶抑制物等含量。另外，还可以采用分子生物学手段对一些原发性免疫缺陷病的染色体 DNA 进行序列分析，检测是否存在与缺陷相关的基因突变或缺损的部位。

AIDS 的免疫学检测主要包括针对 HIV 感染后产生抗原、抗体的检测和 T 淋巴细胞的检测。①HIV 抗原的检测常用抗体夹心 ELISA 法检测 HIV 核心抗原 p24；②HIV 抗体初筛检测可用明胶颗粒凝集试验、酶联免疫吸附法和胶体金法检测。明胶颗粒凝集试验是一种快速的 HIV 血清抗体检测方法；酶联免疫吸附法是最常用的 HIV 抗体检测方法，适合于大批量标本的检测，是献血员筛选和临床诊断最常用的方法；胶体金法是利用免疫层析分析原理来快速检测血清或血浆中是否含有 HIV 抗体，不需要任何仪器设备。HIV 抗体确认实验可采用免疫印迹试验、放射免疫沉淀试验和免疫荧光试验检测。免疫印迹试验是最常用的 HIV 抗体确认实验；放射免疫沉淀试验是目前最具敏感性和特异性的 HIV 抗体检测方法；免疫荧光试验的原理和操作类似于间接 ELISA，区别在于固相载体和指示系统不同；③淋巴细胞检测：淋巴细胞总数常低于 1.5×10^9/L；CD4/CD8 比值下降，常小于 0.5，比值越低，细胞免疫功能受损越严重；④其他检测目前多采用分子生物学技术从患者外周血单个核细胞、骨髓细胞或血浆中检测 HIV - cDNA、HIV - RNA 等。

二、本章重难点

（一）重点

1. 免疫缺陷病的概念

归纳总结：免疫缺陷病（immunodeficiency disease，IDD）是由于遗传或其他因素造成免疫系统先天发育障碍或后天损伤引起的免疫成分缺失、免疫功能障碍所引起的各种临床综合征。

2. 各类免疫缺陷病的主要免疫学检测方法

归纳总结：免疫缺陷病的实验室检测主要包括体液免疫、细胞免疫、补体和吞噬细胞等方面，如 T 细胞、B 细胞、吞噬细胞数量和功能的测定，免疫球蛋白、补体、细胞因子含量的测定等。检测方法主要采用免疫学方法和分子生物学方法。

（二）难点

本章学习的难点为免疫缺陷病的发病机制。

学习思路：原发性免疫缺陷病主要有性联无丙种球蛋白血症、先天性胸腺发育不全、慢性肉芽肿病、重症联合免疫缺陷病和遗传性血管神经性水肿。性联无丙种球蛋白血症是一种典型的先天性 B 细胞缺陷病，缺陷的基因位于 X 染色体。先天性胸腺发育不全发病是由于妊娠早期胚胎第三、四咽囊发育障碍。慢性肉芽肿病是由于编码还原型辅酶 II（NADPH）氧化酶系统的基因缺陷，使吞噬细胞呼吸爆发受阻。重症联合免疫缺陷病患儿在出生后 6 个月即表现严重的细胞和体液免疫功能缺陷。遗传性血管神经性水肿是由于 C1 抑制因子基因缺陷引起的遗传性血管神经性水肿。获得性免疫缺陷综合征是由于 HIV 侵入机体导致 $CD4^+T$ 细胞减少及细胞免疫功能严重缺陷。

第三部分　强化训练（测试习题）

一、选择题

（一）A 型题

1. 下列哪项检查结果提示体液免疫功能缺陷
   A. 白喉类毒素试验阴性
   B. 骨髓涂片可见浆细胞
   C. 淋巴母细胞转化率降低
   D. PPD 试验阴性
   E. IgG < 2.5g/L，IgA、IgM 各 < 0.05 ~ 0.1/L

2. 淋巴细胞转化率降低，见于以下哪种免疫缺陷病
   A. 先天性低丙种球蛋白血症
   B. 先天性胸腺发育不全症
   C. 婴儿暂时性低丙种球蛋白血症
   D. 选择性 IgA 缺乏症
   E. 选择性 IgM 缺乏症

3. X 连锁无丙种球蛋白血症的主要临床表现是
   A. 反复严重的病毒感染
   B. 反复严重的细菌感染
   C. 反复严重的真菌感染
   D. 反复严重的寄生虫感染
   E. 反复严重的支原体感染

4. 原发性免疫缺陷病的主要临床特点是
   A. 慢性反复感染史
   B. 体质虚弱
   C. 营养不良
   D. 扁桃体小
   E. 肝、脾肿大

5. 临床反复发生化脓性细菌感染的 6 ~ 9 月龄患儿很可能患有
   A. 选择性 IgA 缺陷
   B. 性联无丙种球蛋白血症
   C. 补体调节分子缺陷
   D. 吞噬细胞缺陷
   E. 补体系统缺陷

6. AIDS 的主要传播途径包括
   A. 性接触、注射途径、消化道传播
   B. 性接触、呼吸道传播、注射途径
   C. 性接触、垂直传播、消化道传播
   D. 性接触、呼吸道传播、垂直传播
   E. 性接触、血液传播、垂直传播

7. 女，10 个月，因反复呼吸道感染就诊，疑为婴幼儿暂时性低丙种球蛋白血症，以下检查中哪一项最有助于诊断

A. 外周血淋巴细胞计数　　　　　　　B. 淋巴细胞转化试验

C. 细胞计数　　　　　　　　　　　　D. T 细胞亚群

E. 血清 IgG、IgM、IgA 含量测定

8. 以下哪类细胞是 HIV 易感染的细胞

A. 中性粒细胞　　　　　　　　　　　B. 红细胞

C. Th 细胞　　　　　　　　　　　　 D. CTL 细胞

E. NK 细胞

9. AIDS 的免疫缺陷特征指标是

A. $CD4^+\uparrow$，$CD8^+$ 不变，$CD4^+/CD8^+$ 比值↑

B. $CD4^+\uparrow$，$CD8^+\downarrow$，$CD4^+/CD8^+$ 比值↑

C. $CD4^+\downarrow$，$CD8^+$ 不变，$CD4^+/CD8^+$ 比值↓

D. $CD4^+$ 不变，$CD8^+\downarrow$，$CD4^+/CD8^+$ 比值↑

E. $CD4^+$ 不变，$CD8^+\uparrow$，$CD4^+/CD8^+$ 比值↓

10. 检查体液免疫功能最常用的方法是

A. 血清免疫球蛋白定量测定　　　　　B. 溶血空斑试验

C. B 淋巴细胞计数　　　　　　　　　D. 淋巴母细胞转化试验

E. SmIgG 测定

11. X-性连锁重症联合免疫缺陷病的病因是

A. 胸腺发育不全

B. C3 缺乏

C. 还原型辅酶Ⅱ氧化酶系统基因缺陷

D. IL-2 受体 γ 链基因突变

E. 整合素 β2 亚单位基因突变

12. 遗传性血管神经性水肿的病因是

A. MHC Ⅰ类分子缺乏　　　　　　　 B. NADH/NADPH 缺乏

C. MHC Ⅱ类分子缺乏　　　　　　　 D. Cl INH 基因突变

E. 衰变加速因子基因突变

13. 属于原发性 B 细胞缺陷病是

A. DiGeoge 综合征　　　　　　　　　B. 慢性肉芽肿病

C. X-性连锁无丙种球蛋白血症　　　　D. 遗传性血管神经性水肿

E. 阵发性夜间血红蛋白尿病

14. 接种卡介苗减毒活疫苗后，可使接种者发生严重感染甚至死亡的原因是

A. B 细胞缺陷　　　　　　　　　　　B. T 细胞缺陷

C. 补体固有成分缺陷　　　　　　　　D. 吞噬细胞缺陷

E. 补体受体缺陷

15. HIV 的受体是

A. CD2 分子　　　　　　　　　　　　B. CD3 分子

C. CD4 分子　　　　　　　　　　　　D. CD19 分子

E. CD8 分子

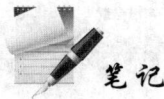

16. 诊断 AIDS 实验室应用最敏感的技术方法是
    A. 免疫印迹技术
    B. 荧光抗体技术
    C. 基因扩增技术
    D. ELISA 技术
    E. 免疫分析技术

17. 以下何种免疫缺陷发生率最高
    A. T 细胞免疫缺陷
    B. 联合免疫缺陷
    C. B 细胞免疫缺陷
    D. 补体缺陷
    E. 吞噬细胞缺陷

18. 血清中免疫球蛋白含量缺乏，一般应首先考虑何种病
    A. 轻链病
    B. 重链病
    C. 自身免疫病
    D. 免疫增殖病
    E. 免疫缺陷病

19. 遗传性血管神经性水肿为下列哪种成分缺陷
    A. C1q
    B. C2
    C. C3
    D. C1 抑制剂
    E. C4

20. Which disease should be considered generally when lack of immune serum globulin
    A. light chain disease
    B. heavy chain disease
    C. immunodeficiency disease
    D. immune proliferation disease
    E. autoimmune disease

21. 与 HIV 感染 T 细胞相关的病毒组分为
    A. P24 抗原
    B. gP120
    C. gP160
    D. gP41
    E. P42 抗原

（二）B 型题

(1~5 题备选答案) 不同的免疫缺陷病其临床表现及特征各异

A. HIV 感染

B. C1INH 缺乏

C. 在胚胎发育中，第三、四咽囊发育障碍

D. Bruton 酪氨酸激酶基因缺乏

E. 整合素 β_2 基因突变

1. 性联无丙种球蛋白血症

2. 获得性免疫缺陷综合征

3. 先天性胸腺发育不良

4. 遗传性血管神经性水肿

5. 白细胞黏附缺陷

（三）X 型题

1. 关于 Ig 的描述正确的有
    A. IgG，主要针对病毒、细菌、外毒素等蛋白质抗原

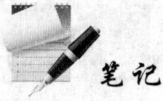

B. IgG，主要针对多糖抗原

C. 出生时 IgM 增高，表明胎儿在宫内已受过感染

D. 出生时 IgA 增高提示宫内感染可能

E. IgE 易通过胎盘，与 Ⅰ 型变态反应有关

2. 检测 T 淋巴细胞的过筛试验项目有

A. 外周血中性粒细胞检测   B. 外周血淋巴细胞检测

C. 皮肤迟发型超敏反应   D. T 细胞及亚群数量测定

E. 单克隆抗体测 CD19

3. 有助于诊断细胞免疫缺陷为主的免疫缺陷病的试验

A. CD3、CD4、CD8 测定   B. 膜表面免疫球蛋白测定

C. 淋巴细胞转化试验   D. 结核菌素皮肤试验

E. 血清免疫球蛋白测定

4. 获得性免疫缺陷综合征的典型特征

A. $CD4^+/CD8^+$ 比例倒置   B. 并发 Kaposi 肉瘤

C. 并发卡氏肺囊虫肺炎   D. 抗 HIV 抗体阳性

E. 迟发型皮肤超敏反应减弱或消失

5. HIV 侵犯下列哪些细胞

A. $CD4^+T$ 细胞   B. $CD8^+T$ 细胞

C. 神经胶质细胞   D. 单核细胞

E. 巨噬细胞

6. 性联无丙种球蛋白血症具有的特征

A. 男女幼儿患病均等   B. 患者为男性婴幼儿

C. 频发化脓性细菌感染   D. 缺陷的基因位于 X 染色体

E. 原发性 X 性连锁遗传病

7. 细胞免疫缺陷病的基本特征是

A. 反复病毒、真菌、胞内菌感染   B. 对许多抗原不产生迟发型皮肤超敏反应

C. 外周血淋巴细胞减少   D. 常有发生恶性肿瘤的倾向

E. 多数不伴有体液免疫功能障碍

二、判断题（对：用 T 表示，错：用 F 表示）

1. 先天性胸腺发育不全亦称为 DiGeorge 综合征，是典型的 T 细胞缺陷性疾病，由于妊娠早期胚胎第三、四咽囊发育障碍导致发病。

2. 正常情况下，外周血中 $CD4^+T$ 细胞约占 30%，$CD8^+T$ 细胞约占 70%。

3. 原发性补体缺陷大多为常染色体隐性遗传，少数为常染色体显性遗传。

4. 人类危害最大的是感染人类免疫缺陷病毒（HIV）后诱发的获得性免疫缺陷综合征。

5. 性联无丙种球蛋白血症是为原发性 X 性连锁遗传病。

6. 性联无丙种球蛋白血症是多见于男、女性婴幼儿，缺陷的基因位于 X 染色体。

7. 性联无丙种球蛋白血症是以抗体缺陷为主的先天性 B 细胞缺陷病，又称 Bruton 病。

8. 遗传性血管神经性水肿是最常见的补体缺陷病，为常染色体显性遗传。

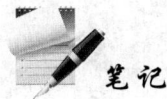

三、填空题

1. 免疫缺陷病的主要临床特点是_____，并易伴发过敏性疾病，_____和_____等。

2. 获得性免疫缺陷综合征是由_____感染引起的一组综合征，患者以_____为主要特征，临床表现为反复机会性感染、_____及_____。

3. AIDS 的主要传播途径是_____、_____、_____。

四、名词解释

1. immunodeficiency disease

2. acquired immunodeficiency syndrome

五、简答题

1. HIV 是如何入侵靶细胞的？

2. 简述 HIV 致病的免疫学机制。

六、问答题

叙述 AIDS 的传播途径及患者 CD4$^+$T 细胞数目减少的可能原因。

第四部分　强化训练参考答案

一、选择题

（一）A 型题

1. E　2. B　3. B　4. A　5. B　6. E　7. E　8. C　9. C　10. A　11. D　12. D　13. C　14. B　15. C　16. C　17. C　18. E　19. D　20. C　21. B

（二）B 型题

1. D　2. A　3. C　4. B　5. E

（三）X 型题

1. ABCD　2. BC　3. ACD　4. ABCDE　5. ACDE　6. BCDE　7. ABCD

二、判断题

1. T　2. F　3. T　4. T　5. T　6. F　7. T　8. T

三、填空题

1. 反复或持续感染，肿瘤，自身免疫病。

2. HIV，CD4$^+$T 细胞减少、细胞免疫功能严重缺陷，伴发恶性肿瘤，中枢神经系统退行性病变。

3. 性传播，血液传播，垂直传播。

四、名词解释

1. 免疫缺陷病：是由于遗传因素或其他因素造成免疫系统先天发育障碍或后天损伤引起的免疫成分缺失、免疫功能障碍所引起的各种临床综合征。

2. 获得性免疫缺陷综合征：又称艾滋病，是一种最常见的 AIDD，是由于 HIV 侵入机体，引起细胞免疫严重缺陷，导致以机会性感染、恶性肿瘤及神经系统病变为特征的综合征。

五、简答题

1. 进入机体的 HIV 主要侵犯 CD4$^+$T 细胞，此外，表达 CD4 分子的单核巨噬细胞、树突细胞、神经胶质细胞等也是其侵犯的重要细胞。HIV 通过其包膜上 gp120 与靶细胞表面 CD4 分子高亲和性结合，同时也与表达在靶细胞表面的趋化因子受体 CXCR4 和 CCR5 结合，再由 gp41 插入细胞膜，介导病毒包膜与靶细胞膜融合，使病毒的核衣壳进入靶细胞。

2. HIV 感染靶细胞后，病毒 RNA 逆转录产生的 DNA 可与宿主细胞 DNA 整合，形成潜伏感染，潜伏期可达数月甚至数年。当宿主受到微生物感染、细胞因子等刺激时，受感染的靶细胞转录因子 NF‒κB 和 SP1 被激活，启动病毒复制，HIV 在细胞内大量复制，最终导致靶细胞死亡。此外，HIV 感染细胞表面表达的 gp120 分子可与未感染细胞表面的 CD4 分子结合，导致细胞融合形成多核巨细胞，加上抗 HIV 抗体和特异性 CTL 对靶细胞的攻击，使 CD4$^+$T 细胞进行性减少，从而导致患者全身性、渐进性细胞免疫功能下降。

六、问答题

HIV 的主要传播方式有三种：①性接触；②血液途径；③母婴垂直传播。

HIV 的感染可使外周血 CD4$^+$T 细胞减少，其机制可能包括以下三个方面。

（1）HIV 直接杀伤靶细胞：①病毒包膜糖蛋白插入细胞膜或病毒颗粒以出芽的方式从细胞释放，引起细胞膜损伤；②抑制细胞膜磷脂合成，影响细胞膜功能；③感染 HIV 的 CD4$^+$T 细胞表面表达 gp120 分子与周围未感染细胞的 CD4 分子结合，导致细胞融合或形成多核巨细胞加速细胞死亡；④病毒增殖时产生大量未整合的病毒 RNA 及核心蛋白分子在胞质内大量积聚，干扰细胞正常代谢，影响细胞生理功能；⑤HIV 感染骨髓 CD34$^+$前体细胞，在造成细胞损伤的同时还削弱其生成增殖性骨髓细胞克隆的能力；同时由于骨髓基质细胞被感染，使骨髓微环境发生改变，导致造血细胞生成障碍。

（2）HIV 间接杀伤靶细胞：①HIV 诱导感染细胞产生细胞毒性细胞因子，并抑制正常细胞生长因子的作用；②HIV 诱生特异性 CTL 或抗体，通过特异性细胞毒作用或 ADCC 效应而杀伤表达病毒抗原的 CD4$^+$T 细胞；③HIV 编码的超抗原引起携带某些型别 TCRVβ 链的 CD4$^+$T 细胞死亡。

（3）HIV 诱导细胞凋亡：①可溶性 gp120、HIV 感染 DC 表面的 gp120 可与 T 细胞表面的 CD4 分子交联，通过激活钙通道而使胞内 Ca^{2+}浓度升高，导致细胞死亡；②gp120 与 CD4 分子交联，促使靶细胞表达 Fas 分子，通过 Fas 途径诱导凋亡；③HIV 附属基因编码的 tat 蛋白可增强 CD4$^+$T 细胞对 Fas/FasL 效应的敏感性，从而促进其凋亡。

案例分析题

【案例】男性，30 岁，因发热、乏力、消瘦半年就诊。患者于半年前无明显诱因发热，多呈低热，一般不超过 38℃，伴乏力、全身不适和厌食，大便每天 2～3 次，正常稀便，逐渐消瘦，服中药治疗，不见好转。查体：T 37.5℃，P 84 次/分，R 18 次/分，BP 120/80mmHg。右颈部和左腋窝各触及 1 个 2cm×2cm 大小淋巴结，活动无压痛。实验室检查：Hb 120g/L，WBC 3.5×10^9/L，N 70%，L 30%，PLT 78×10^9/L；血清抗 HIV（+）。

【问题】1. 如何诊断感染了 HIV

A. 类似感冒，但是不容易好   B. 发热消瘦疲乏无力

C. 咳嗽失眠腹泻   D. HIV 抗体检测呈阳性

E. 无痛性淋巴结肿大

【答案】D。

【分析】免疫印迹试验为 HIV 抗体的确认实验。同时符合以下 2 条标准可判为 HIV‒1 抗体阳性：①至少有 2 条 env 带（gp41 和 gp160/gp120）出现，或至少 1 条 env 带和 p24 带同时出现；②符合试剂盒提供的阳性判定标准。

【问题】2. HIV 感染的确认实验为

A. ELISA 测 HIV 抗体　　　　　　　　B. 免疫印迹法测 HIV 抗体

C. 血凝试验测 HIV 抗体　　　　　　　D. 胶体金免疫层析法测 HIV 抗体

E. 放射免疫法测 HIV 抗体

【答案】B。

【分析】HIV 感染的检测指标主要有抗 – HIV、P24 抗原和 HIV RNA，特异抗体和抗原的检测方法主要有酶联免疫吸附试验（ELISA）、明胶颗粒凝集试验（PA）、免疫渗滤层析（胶体金或硒试纸条）、免疫荧光试验、化学发光免疫测定和蛋白印迹（WB）等。ELISA、PA、免疫渗滤层析和化学发光免疫测定均属于初筛试验。WB 为 HIV 抗体的确认实验。HIV RNA 的检测方法主要有实时荧光逆转录（RT）– 聚合酶链反应（PCR）、基于核酸序列的扩增试验（NAS-BA）、分枝 DNA（bDNA）等。

【问题】3. 用于 HIV 感染诊断的实验诊断方法有

A. HIV 抗体检测　　　　　　　　　　B. 病毒培养

C. HIV 核酸检测　　　　　　　　　　D. T 细胞亚群检测

E. 淋巴细胞转化试验

【答案】A、B、C、D。

【分析】目前 HIV 感染的检测内容包括 HIV 抗体、P24 抗原、HIV RNA、HIV 耐药检测、CD4$^+$T 淋巴细胞计数等。

【问题】4. 第三代 HIV 诊断试剂（ELISA 法）的实验原理是

A. 双抗原夹心酶联免疫法原理

B. 双抗体夹心酶联免疫法原理

C. 双位点一步法

D. 间接法测抗体

E. 竞争法测抗体

【答案】A。

【分析】1994 年出现的第三代 HIV 诊断试剂一改过去间接法检测原理，利用双抗原夹心法检测标本中的抗体，酶标记物也由抗人 IgG 抗体（即第二抗体）改为特异性 HIV 抗原。此外，在非洲喀麦隆发现了 HIV – 1 O 群后，研究者以 HIV – 1/HIV – 2 抗体试剂检测 HIV – 1 O 群标本时发现常出现假阴性，又在试剂中加入 HIV – 1 O 群抗原（gp41 多肽）。

（伊正君　李　猛）

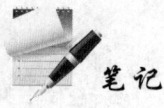

第二十二章　肿瘤免疫与免疫学检测

第一部分　目的要求

1. 掌握　肿瘤抗原和肿瘤标志物的概念和分类，常用肿瘤标志物的临床意义，肿瘤标志物的应用及肿瘤标志物检测的影响因素。

2. 熟悉　机体抗肿瘤免疫效应机制及肿瘤的免疫发生机制。

3. 了解　肿瘤标志物检测的质量控制，肿瘤相关抗原的种类。

第二部分　学习指导

一、学习提要

肿瘤是严重危害人类健康的常见病、多发病，是自身组织细胞的某些调控基因发生突变导致的细胞恶性转化、异常增生的结果。

肿瘤免疫学（tumor immunology）是研究肿瘤抗原及其免疫原性、机体的免疫功能与肿瘤发生、发展的关系以及肿瘤免疫诊断和防治的一门学科。尽管肿瘤细胞来源于宿主自身，但人们很早就意识到肿瘤细胞可能存在着与正常组织细胞不同的抗原成分，并一直努力证实肿瘤特异性抗原的存在，直到 20 世纪 50 年代，科学家通过近交系小鼠（遗传背景相同，科排除 MHC 抗原的影响）间肿瘤移植的实验研究，才初步证实了由化学致癌剂甲基胆蒽诱导小鼠发生肉瘤所表达的移植排斥抗原具有肿瘤特异性。随后，又发现多种化学、物理和生物致癌因素所诱发的肿瘤均存在肿瘤抗原并能够诱导机体产生抗肿瘤的免疫应答。据此，Thomas 于 1959 年首先提出了"免疫监视"（immune surveilance）的理论；1970 年 Burnet 又进一步完善了该理论。随着 20 世纪 70 年代单克隆抗体技术的问世，20 世纪 80 年代分子生物学技术和分子免疫学的迅速发展和相互渗透，各种肿瘤抗原被相继发现。20 世纪 90 年代以来，多种人类肿瘤抗原基因的成功克隆、基因工程抗体和基因工程细胞因子的成功制备，极大地丰富了肿瘤免疫学理论，拓宽了肿瘤免疫学诊断和治疗的思路和应用范围。目前临床上已广泛开展对肿瘤相关标志物的检测，在肿瘤的早期筛选、辅助诊断、病情监测和预后评估等方面正发挥着越来越重要的作用。

肿瘤抗原是在肿瘤发生、发展过程中过度表达的或新出现的抗原物质。按照肿瘤抗原的特异性可分为肿瘤特异性抗原和肿瘤相关性抗原；按肿瘤特异性抗原产生的机制可分为理化因素诱发的肿瘤抗原、病毒诱发的肿瘤抗原、基因突变产生的肿瘤抗原。机体的抗肿瘤免疫学机制较为复杂，细胞免疫比体液免疫更能发挥抗肿瘤作用。

肿瘤标志物检测是肿瘤免疫学检验的主要内容，其在临床肿瘤的治疗过程中发挥主要的监测作用。肿瘤标志物一般分为胚胎类抗原、糖蛋白类抗原、激素类抗原、酶及同工酶类、特殊蛋白类、癌基因类等。随着分子生物学技术和人类基因组学和蛋白质组学研究的不断进步，肿瘤标志物检测技术的发展，肿瘤标志物的内涵会越来越多，其在肿瘤早期诊断、治疗、监测、预后判断和肿瘤个体化治疗中的应用会越来越广泛。

肿瘤抗原其免疫原性较弱，多不能激起机体有效的免疫应答，加之肿瘤细胞又可通过多种机制逃逸机体的免疫攻击，使机体的免疫监视功能不能有效地清除肿瘤。目前，除了 PSA、AFP 外，大多数肿瘤标志物缺乏器官特异性，了解肿瘤标志物检测的干扰因素，合理地、科学地应用肿瘤标志物进行联合检测，是提高肿瘤诊断阳性率和准确性的有效手段，对于肿瘤的诊断、复发、预后评估和疗效监测具有十分重要的意义。血清肿瘤标志物的检测多采用放免（RIA）、酶免（ELISA）、荧光免疫（FIA）、化学发光免疫分析法（CLIA）等，建议肿瘤标志物检测应标准化，做好质量控制，不断推动肿瘤标志物检测的发展和应用，为人类健康发挥积极的作用。

二、本章重难点

（一）重点

1. 肿瘤抗原的定义，肿瘤特异性抗原、肿瘤相关抗原及其分类

归纳总结：肿瘤抗原是指细胞在发生恶变的过程中新出现的或异常表达的抗原物质。目前，被普遍接受的有两类，即按肿瘤抗原的特异性和肿瘤发生的情况的不同，分为肿瘤特异性抗原和肿瘤相关抗原。肿瘤抗原是肿瘤特异性免疫应答的主要靶抗原。

2. 机体抗肿瘤免疫效应机制

归纳总结：机体抗肿瘤细胞免疫机制包括 T 细胞介导的抗肿瘤免疫效应（CTL、CD4[+]T 细胞）、固有免疫细胞的抗肿瘤免疫机制（NK 细胞、巨噬细胞）和机体抗肿瘤体液免疫机制（抗体机制、细胞因子及补体等抗肿瘤机制）。

3. 常见肿瘤标志物的种类

归纳总结：常见的肿瘤标志物包括胚胎类抗原、糖链抗原类、激素类、酶和同工酶类、蛋白质类、特殊蛋白质类、癌基因产物类和其他肿瘤标志物。

（二）难点

1. 机体抗肿瘤免疫效应机制

学习思路：目前认为机体抗肿瘤的免疫功能主要由细胞免疫所介导。发挥免疫效应的细胞主要有 T 细胞、NK 细胞、巨噬细胞等，体液免疫通常仅在某些情况下起协同作用，而宿主机体对肿瘤免疫应答效应是细胞免疫和体液免疫综合发挥的免疫效果。

2. 肿瘤的免疫逃逸发生机制

学习思路：肿瘤细胞的免疫"逃逸"是指突变细胞生长过程中，部分免疫原性强的细胞被机体的免疫系统所识别和杀伤，而部分突变细胞通过多种机制逃避机体免疫系统的识别和清除，导致肿瘤的形成。肿瘤细胞能通过自身的改变适应宿主的内环境，不仅不能诱导宿主机体的免疫系统产生有效的免疫应答反应，而且能够抵宿主机体免疫系统的清除。

3. 肿瘤标志物的正确选择、联合检测及其临床应用价值

学习思路：肿瘤标志物（TM）可存在于细胞膜、细胞质、血液和体液中，TM 主要包括肿瘤抗原、激素、酶（同工酶）及代谢产物等。肿瘤的免疫学检验主要涉及肿瘤的免疫学诊断和肿瘤患者免疫功能状态的评估，检测肿瘤抗原是目前最常用的肿瘤免疫诊断方法。

第三部分 强化训练（测试习题）

一、选择题

（一）A 型题

1. 具有肿瘤特异性抗原的肿瘤是
   - A. 白血病
   - B. 黑色素瘤
   - C. 胃癌
   - D. 肝癌
   - E. 鼻咽癌

2. 能够诱发鼻咽癌的病毒是
   - A. EB 病毒
   - B. 乙型肝炎病毒
   - C. 丙型肝炎病毒
   - D. 人乳头瘤病毒
   - E. 单纯疱疹病毒

3. 可表达 ABO 血型抗原的肿瘤细胞是
   - A. 乳腺癌细胞
   - B. 黑色素瘤细胞
   - C. 前列腺癌细胞
   - D. 肝癌细胞
   - E. 胃癌细胞

4. 在机体抗肿瘤效应中起关键作用的是
   - A. CD4$^+$T 细胞
   - B. CD8$^+$T 细胞
   - C. CD3$^+$T 细胞
   - D. 巨噬细胞
   - E. 抗体依赖的细胞介导的细胞毒效应

5. 血清中 AFP 含量超过多少，原发性肝癌的可能性大
   - A. 30mg/L
   - B. 50mg/L
   - C. 200mg/L
   - D. 300mg/L
   - E. 500mg/L

6. 被称为卵巢癌相关抗原的是
   - A. CA153
   - B. CA125
   - C. CA19 – 9
   - D. CA50
   - E. NSE

7. 被称为胃肠癌相关抗原的是
   - A. CA72 – 4
   - B. CA15 – 3
   - C. CA19 – 9
   - D. CA125
   - E. SCC

8. 以下哪一种肿瘤标志物可辅助诊断小细胞肺癌
   - A. CEA
   - B. CA72 – 4
   - C. NSE
   - D. CA125
   - E. SCC

9. 下列哪种肿瘤标志物具有器官特异性
   - A. CEA
   - B. CA19 – 9

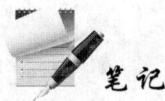

    C. CA50　　　　　　　　　　　　D. CA15 – 3

    E. PSA

10. 下列哪一种蛋白属于蛋白质类肿瘤标志物
    A. 转铁蛋白　　　　　　　　　　B. 铁蛋白
    C. 珠蛋白　　　　　　　　　　　D. 巨球蛋白
    E. 载脂蛋白

11. 患者刘某，实验动物饲养员，肿瘤标志物 CA15 – 3、CA125、CA19 – 9 等多项阳性，最有可能的原因是
    A. 肿瘤晚期　　　　　　　　　　B. 嗜异性抗体干扰
    C. 携带污染　　　　　　　　　　D. 试剂盒过期
    E. 标本保存室间太长

12. 有关 NK 细胞杀瘤的叙述，以下错误的是
    A. 释放穿孔素和颗粒酶引起肿瘤细胞坏死或凋亡
    B. 无需预先活化，即可直接杀瘤
    C. 可依赖抗体通过 ADCC 方式杀瘤
    D. 通过 Fas/FasL 途径诱导肿瘤细胞凋亡
    E. 受 MHC 限制

13. 与宫颈癌有关的病原体是
    A. 衣原体　　　　　　　　　　　B. 支原体
    C. HIV　　　　　　　　　　　　D. EBV
    E. HPV

14. 介导 ADCC 杀伤肿瘤细胞的主要抗体类型
    A. IgA　　　　　　　　　　　　B. IgG
    C. IgM　　　　　　　　　　　　D. IgD
    E. IgE

15. 可特异性直接杀伤肿瘤细胞的是
    A. NK 细胞和 B 细胞　　　　　　B. Tc 直接杀伤靶细胞
    C. NK 细胞参与杀伤靶细胞　　　D. T_{DTH} 介导 IV 型超敏反应引起靶器官损伤
    E. 以上都对

16. 机体的抗肿瘤免疫效应机制中起主导作用的是
    A. 干扰瘤细胞黏附作用　　　　　B. 细胞免疫
    C. 体液免疫　　　　　　　　　　D. 抗瘤抗体与肿瘤抗原结合形成免疫复合物
    E. 补体依赖的细胞毒作用

17. 关于 CEA 的叙述，哪项是不正确的
    A. 是一种糖蛋白
    B. 正常人血清含量 <5g/L
    C. 含量 >20g/L，应考虑患癌症的可能
    D. 对消化道肿瘤的诊断特异性较高
    E. 属肿瘤特异性抗原

18. 肿瘤标志物不可能是下列哪种物质
   A. 糖蛋白
   B. 糖脂类
   C. 酶类
   D. 单糖类
   E. 内分泌激素

19. 下列情况中血清 AFP 不升高的是
   A. 原发性肝细胞癌患者
   B. 肝炎患者
   C. 妊娠妇女
   D. 卵巢癌
   E. 转移肝癌

20. 下列哪一种不是肿瘤标志物
   A. 前列腺酸性磷酸酶
   B. 碱性磷酸酶
   C. 神经元特异性烯醇化酶
   D. α - L - 岩藻糖苷酶
   E. 脂肪酶

21. 肿瘤免疫学理论和实际应用的基础主要取决于肿瘤细胞是否具有
   A. 肿瘤抗原
   B. 共刺激分子
   C. MHC - Ⅰ类分子
   D. MHC - Ⅱ类分子
   E. 免疫抑制分子

22. AFP 属于
   A. 致癌病毒产物
   B. 基因突变产物
   C. 正常组织中的隐蔽抗原
   D. 胚胎类抗原
   E. 分化抗原

23. CD20 属于
   A. 致癌病毒产物
   B. 基因突变产物
   C. 正常组织中的隐蔽抗原
   D. 胚胎类抗原
   E. 分化抗原

24. PSA 属于
   A. 致癌病毒产物
   B. 基因突变产物
   C. 正常组织中的隐蔽抗原
   D. 胚胎类抗原
   E. 分化抗原

25. 下列关于肿瘤免疫的叙述错误的是
   A. 细胞免疫是抗肿瘤的主要机制
   B. 抗体在抗肿瘤中并不发挥主要作用
   C. NK 细胞是抗肿瘤的第一道防线
   D. T 细胞一般不参与抗肿瘤免疫
   E. 嗜酸性粒细胞参与抗肿瘤作用

26. 以下关于 NK 细胞杀瘤有关叙述,错误的是
   A. 无特异性
   B. 无需预先活化即可直接杀瘤
   C. 可依赖抗体通过 ADCC 方式杀瘤
   D. 依赖抗体,通过 CDC 方式杀瘤
   E. 无 MHC 限制

27. 肿瘤发生的主要机制
   A. 免疫防御功能的障碍
   B. 免疫监视功能的障碍
   C. 免疫自稳功能的障碍
   D. 免疫调节功能的障碍

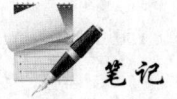

E. 免疫功能亢进

28. 抗肿瘤免疫的主要效应细胞
    A. NK 细胞
    B. 巨噬细胞
    C. CD8$^+$T 细胞
    D. T 细胞
    E. CD4$^+$T 细胞

29. 参与 ADCC 杀伤肿瘤细胞的有
    A. CTL 细胞
    B. 树突状细胞
    C. T 细胞
    D. NK 细胞
    E. 肥大细胞

30. 参与特异性抗肿瘤作用的细胞有
    A. CTL 细胞
    B. 树突状细胞
    C. 中性粒细胞
    D. 嗜酸性粒细胞
    E. 巨噬细胞

31. 不属于 CTL 杀伤肿瘤的机制是
    A. 分泌 INF－γ、TNF 杀瘤
    B. 分泌穿孔素
    C. 释放颗粒酶
    D. 分泌 NO
    E. 诱导瘤细胞凋亡

32. 关于肿瘤逃逸机制不正确的是
    A. 肿瘤细胞表面 MHCI类分子缺失
    B. 肿瘤细胞高表达 Fas
    C. 瘤细胞抗原调变
    D. 宿主免疫功能低下
    E. 瘤细胞缺乏 B7 协调刺激分子

33. 肿瘤细胞常高表达下述分子
    A. MHC Ⅰ类分子
    B. MHC Ⅱ类分子
    C. CD80
    D. CD86
    E. TGF－β、IL－10 等免疫抑制分子

34. 肿瘤细胞产生的免疫抑制物质
    A. IL－4
    B. IL－2
    C. Fas
    D. EGF
    E. TGF－β

35. 可直接杀伤肿瘤细胞的是
    A. LAK 细胞
    B. 树突状细胞
    C. CTL 细胞
    D. T 细胞
    E. CIK 细胞

36. 某男，56 岁，体检 B 超发现肝脏有一直径 6cm 结节，怀疑为肝癌，为进一步辅助诊断，所需的免疫学检查是
    A. CEA 检测
    B. EIA 检测
    C. AFP 检测
    D. HBV 检测
    E. 放射免疫显像法检查

37. 鼻咽癌发生可能与下列哪些因素有关

　　A. HCMV　　　　　　　　　　　B. HBV

　　C. HPA　　　　　　　　　　　　D. EBV

　　E. SV40

38. 下列哪个肿瘤细胞表面分子表达降低可使其逃避免疫监视

　　A. B7　　　　　　　　　　　　　B. MHC Ⅱ类分子

　　C. bcl - 2　　　　　　　　　　　D. FasL

　　E. CD40

39. HPV 瘤苗可以预防下列哪种肿瘤的发生

　　A. 宫颈癌　　　　　　　　　　　B. 乳腺癌

　　C. 黑色素瘤　　　　　　　　　　D. 肝癌

　　E. 前列腺癌

40. 下列何种情况下血清 AFP 一般不升高

　　A. 原发性肝细胞肝癌患者　　　　B. 肝炎患者

　　C. 妊娠妇女　　　　　　　　　　D. 睾丸肿瘤

　　E. 胆管癌

41. 下列哪种是前列腺癌的肿瘤标志物

　　A. AFP　　　　　　　　　　　　B. CEA

　　C. CA125　　　　　　　　　　　D. PSA

　　E. CA50

42. 细胞毒性 T 细胞的典型表面标志是

　　A. $CD3^-CD56^+CD16^+$　　　　　B. $CD3^+CD4^+CD8^-$

　　C. $CD8^+CD4^-CD3^+$　　　　　　D. $CD3^+CD8^+CD40^+$

　　E. $CD3^+CD8^+CD30^-$

（二）**B 型题**

（1~7 题备选答案）如下肿瘤抗原对相关肿瘤有诊断价值

A. AFP　　　　　　　　　　　　　　B. CEA

C. PSA　　　　　　　　　　　　　　D. CA125

E. NSE

1. 对小细胞肺癌最有价值的是

2. 对原发性肝癌最有诊断价值的是

3. 对畸胎瘤最有诊断价值的是

4. 对胃癌最有诊断价值的是

5. 对前列腺癌最有诊断价值的是

6. 对神经母细胞瘤最有诊断价值的是

7. 对卵巢癌最有诊断价值的是

（8~12 题备选答案）分别检测下列抗原可协助诊断相关肿瘤

A. 检测 AFP 抗原　　　　　　　　　B. 检测 CEA 抗原

C. 检测 CA19 - 9 抗原　　　　　　　D. 检测 PSA 抗原

E. 检测细胞表面 CD 分子

8. 协助淋巴瘤和白血病诊断的是

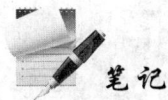

9. 协助诊断直结肠癌的是

10. 协助诊断原发性肝细胞癌的是

11. 协助诊断前列腺癌的是

12. 协助诊断胰腺癌的是

（13~17 题备选答案）下列病原分别与相关肿瘤发生有关

A. EBV　　　　　　　　　　　　B. HTLV-1

C. HPV　　　　　　　　　　　　D. HCV 和 HBV

E. HIV

13. 与宫颈癌发病有关的病原是

14. 与 B 细胞淋巴瘤发病有关的病原是

15. 与鼻咽癌发病有关的病原是

16. 与原发性肝细胞癌有关的病原是

17. 与成人淋巴细胞白血病发病有关的病原是

（三）X 型题

1. 在叙述甲胎蛋白时，下列哪几项是错误的

　　A. 是血浆中分子量最大的蛋白　　　　B. 多数原发性肝细胞癌患者血清中含量会增高

　　C. 主要在胎儿肝内合成　　　　　　　D. 参与物质的运输

　　E. 可见于胎儿神经管畸形产前监测

2. 关于甲胎蛋白的叙述，下列哪些是正确的

　　A. 正常人血清中无甲胎蛋白

　　B. 阴性者即可排除原发性肝细胞癌

　　C. 阳性者即可诊断为原发性肝细胞癌

　　D. 原发性肝细胞癌病情好转时降低，恶化时增高

　　E. 原发性肝细胞癌患者血清甲胎蛋白检查可呈阴性

3. 神经元特异性烯醇化酶（NSE）是哪一种肿瘤标志物

　　A. 神经母细胞瘤　　　　　　　　　　B. 多发性骨髓瘤

　　C. 小细胞肺癌　　　　　　　　　　　D. 乳腺癌

　　E. 甲状腺癌

4. 下列哪些是肿瘤标志物

　　A. 前列腺特异性抗原　　　　　　　　B. 前列腺酸性磷酸酶

　　C. 脂肪酶　　　　　　　　　　　　　D. 神经元特异性烯醇化酶

　　E. α-L-岩藻糖苷酶

5. 在肿瘤细胞不表达特异性抗原情况下，仍然具有杀伤肿瘤作用的是

　　A. CD4$^+$Th 细胞　　　　　　　　　B. CD8$^+$Tc 细胞

　　C. B 细胞　　　　　　　　　　　　　D. 巨噬细胞

　　E. NK 细胞

二、判断题（对：用 T 表示，错：用 F 表示）

1. 癌胚抗原 CEA 的特点是在宿主体内抗原性极弱。

2. 细胞免疫在抗肿瘤免疫中起主要作用。

3. 肿瘤特异性抗原是正常组织或细胞中也可表达的抗原物质。

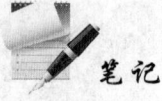

4. 肿瘤相关性抗原是指表达于某种肿瘤细胞表面的新抗原，多为突变基因产物。

5. 人类宫颈癌的发病与单纯疱疹病毒感染有关。

6. 甲胎蛋白、癌胚抗原均属于胚胎性肿瘤抗原。

7. 组织特异性抗原是组织细胞在分化、发育不同阶段表达或消失的正常分子。

8. 肿瘤标志物一般分为胚胎性抗原、糖链蛋白类、激素类、酶和同工酶类、癌基因产物类。

9. 目前认为体液免疫不参与机体的抗肿瘤免疫。

10. NK 细胞、巨噬细胞及 NKT 细胞在机体的抗肿瘤免疫效应中发挥着重要作用。

11. CTL 是抗肿瘤免疫的主要免疫效应细胞，其通过识别肿瘤细胞表面的 MHC – Ⅰ 类分子 – 肿瘤抗原肽复合物而被激活。

12. CD4$^+$T 细胞分泌的辅助细胞因子（IL – 2、IFN – γ、TNF 等）可以促进 CTL 细胞产生特异性杀肿瘤细胞作用。

13. CTL 主要通过脱颗粒和死亡受体途径完成杀伤肿瘤细胞的作用。

14. 肿瘤细胞的免疫逃逸是指突变细胞生长过程中，部分免疫原性强的细胞被机体的免疫系统识别和杀伤，而部分突变细胞通过多种机制逃避机体免疫系统的识别和清除，导致肿瘤形成的现象。

15. 抗原调变是指宿主对肿瘤抗原的免疫应答，导致了肿瘤细胞和其表面抗原表位减少或丢失，从而逃避免疫系统的识别和攻击的现象。

三、填空题

1. 采用 ELISA 或 RIA 法测定正常人血清中 AFP 的含量，通常低于_____，肝细胞发生癌变时，血清中 AFP 含量通常超过_____。

2. 作为肿瘤相关抗原和肿瘤标志物，CA125 主要与_____癌相关，PSA 与_____癌相关。

3. 根据肿瘤抗原的特异性，可将肿瘤抗原分为_____和_____。

4. 细胞免疫是抗肿瘤免疫的主要机制，参与抗肿瘤免疫的细胞主要包括：_____、_____、_____和_____。

5. 最常见的胚胎性抗原是_____和_____。

四、名词解释

1. tumor antigen

2. tumor specific antigen

3. tumor associated antigen

4. cancer – testis antigen

5. melanoma antigen – encoding

6. differentiation antigen

7. tissue polypeptide antigen

8. programmed cell death

9. tumor infiltrating lymphocyte

10. tumor marker

11. antigenic modulation

12. proto – oncogene

五、简答题

简述肿瘤细胞的免疫逃逸机制。

六、问答题

1. 叙述肿瘤抗原的分类方法及各类肿瘤抗原的主要特点。

2. 机体抗肿瘤免疫的效应机制有哪些？

3. 什么叫肿瘤抗原？机体产生肿瘤抗原的可能机制是什么？

4. 何谓总前列腺特异性抗原和游离前列腺特异性抗原？f－PSA/T－PSA 比值有何意义？

5. 试述肿瘤标志物检测的联合应用原则和评价。

第四部分　强化训练参考答案

一、选择题

（一）A 型题

1. B　2. A　3. E　4. B　5. D　6. B　7. A　8. C　9. E　10. B　11. B　12. B　13. E　14. B
15. C　16. B　17. E　18. D　19. E　20. E　21. A　22. D　23. E　24. C　25. D　26. D　27. B
28. C　29. D　30. A　31. D　32. E　33. E　34. E　35. C　36. C　37. D　38. A　39. A　40. E
41. D　42. C

（二）B 型题

1. E　2. A　3. A　4. B　5. C　6. E　7. D　8. E　9. B　10. A　11. D　12. C　13. C　14. A
15. A　16. D　17. B

（三）X 型题

1. AD　2. DE　3. AC　4. ABDE　5. DE

二、判断题

1. F　2. T　3. F　4. F　5. T　6. T　7. T　8. T　9. F　10. T　11. T　12. T　13. T　14. T
15. T

三、填空题

1. 20g/L，500g/L。

2. 卵巢，前列腺。

3. 肿瘤特异性抗原，肿瘤相关抗原。

4. T 细胞，NK 细胞，巨噬细胞，树突状细胞。

5. CEA，AFP。

四、名词解释

1. 肿瘤抗原：指在肿瘤发生、发展过程中新出现或过度表达的抗原物质。

2. 肿瘤特异性抗原：指仅表达于某种肿瘤细胞表面而不存在于正常细胞上的新抗原，故又称肿瘤特异性移植抗原（specific transplantation antigens）或肿瘤排斥抗原（tumor rejection antigens）。

3. 肿瘤相关抗原：是指在肿瘤细胞或正常细胞上存在的抗原分子，包括胚胎性蛋白、糖蛋白抗原、鳞状细胞抗原等，常用于临床肿瘤的诊断。肿瘤相关抗原并非肿瘤细胞所特有，正常细胞可微量合成，而在肿瘤细胞增殖时高度表达，因此称为"相关抗原"。

4. 肿瘤－睾丸抗原：简称 CTA，肿瘤细胞中某些肿瘤抗原由一些正常状态下静止的基因所表达，除人的正常睾丸细胞外，这类基因只在恶性肿瘤细胞中高表达，其编码蛋白可被免疫细胞所识别。故称为 CTA。

5. 黑色素瘤抗原：是肝细胞癌（HCC）三种相关的抗原之一。首次在恶性黑色素瘤检测到 MAGE－1，MAGE 通常在正常成熟组织中不表达（睾丸和胎盘除外），但在多个组织的肿瘤中却能不同程度地表达，表明 MAGE 可以作为 HCC 的特殊标志物。

6. 分化抗原：又称组织特异性抗原（tissue－specific antigen），是组织细胞分化、发育的不同阶段表达或消失的正常分子。不同来源、不同分化阶段细胞表面表达不同的分化抗原。恶性肿瘤细胞通常停留在细胞发育的某个幼稚阶段，表达其他正常组织的 CD。

7. 组织多肽抗原：组织多肽抗原是存在于胎盘和大部分肿瘤组织细胞膜和细胞质中的一种单链多肽。在恶性肿瘤患者血清中的检出率可高达 70% 以上，但它的增高与肿瘤发生部位和组织类型无相关性；然而在观察疗效上则有较高的敏感性。

8. 程序性细胞死亡：即细胞凋亡（apoptosis），指为维持内环境稳定，由基因控制的细胞自主的有序的死亡。细胞凋亡与细胞坏死不同，细胞凋亡不是一件被动的过程，而是主动过程，它涉及一系列基因的激活、表达以及调控等的作用，它并不是病理条件下，自体损伤的一种现象，而是为更好地适应生存环境而主动争取的一种死亡过程。

9. 肿瘤浸润淋巴细胞：从肿瘤组织中分离出的浸润淋巴细胞。富含肿瘤特异性细胞毒性 T 淋巴细胞和 NK 细胞。将其用白细胞介素－2 扩增后转输给荷瘤个体，可使肿瘤消退。

10. 肿瘤标志物：又称肿瘤标记物，是指特征性存在于恶性肿瘤细胞，或由恶性肿瘤细胞异常产生的物质，或是宿主对肿瘤的刺激反应而产生的物质，并能反映肿瘤发生、发展，监测肿瘤对治疗反应的一类物质。肿瘤标志物存在于肿瘤患者的组织、体液和排泄物中，能够用免疫学、生物学及化学的方法检测到。

11. 抗原调变：是指由于宿主免疫系统攻击肿瘤细胞，致使表面肿瘤抗原表位减少或丢失，从而逃逸免疫系统识别和杀伤的现象。

12. 原癌基因：是细胞内与细胞增殖相关的基因，是维持机体正常生命活动所必须的，在进化上高度保守。当原癌基因的结构或调控区发生变异，基因产物增多或活性增强时，使细胞过度增殖，从而形成肿瘤。

五、简答题

肿瘤细胞的免疫逃逸是指突变细胞生长过程中，部分免疫原性强的细胞被机体的免疫系统所识别和杀伤，而部分突变的细胞通过多种机制逃避机体免疫系统的识别和清除，导致肿瘤的形成。肿瘤细胞能通过自身的改变适应宿主的内环境，不仅不能诱导宿主机体的免疫系统产生有效的免疫应答效应，反而能够降低宿主机体免疫系统的清除作用。

六、问答题

1. 肿瘤抗原的分类方法较多，其中普遍接受的分类方法有两种。（1）根据肿瘤抗原的特异性分类：①肿瘤特异性抗原（TSA），是肿瘤细胞特有的或只存在于正常细胞的新抗原。如黑色素瘤细胞的 MAGE－1；②肿瘤相关抗原（TAA），是非肿瘤细胞特有的，正常细胞或其他组织上也存在的抗原，其含量在细胞癌变时明显升高，如 AFP。（2）根据肿瘤诱发和发生情况分类：①理化因素诱发的抗原，其特点是特异性高而抗原性弱，存在个体差异；②病毒等生物因素诱发的肿瘤抗原，病毒核酸整合到宿主靶细胞基因组中，诱发细胞发生恶化，表达病毒基因编码的蛋白。不同宿主或组织表达相同的该抗原；③基因突变产生的肿瘤抗原，主要有癌基因编码蛋白；突变的抑癌基因编码蛋白；染色体易位产生的融合蛋白；正常静止基因表达的肿瘤抗原等。

2. 肿瘤抗原的效应机制主要如下。①细胞免疫机制，包括 T 细胞如 $CD4^+$ T 细胞、$CD8^+$ T

细胞，gd⁺T 细胞；NK 细胞；巨噬细胞等。②体液免疫机制：如补体的溶细胞效应；ADCC 效应；抗体的调理作用；抗体对肿瘤细胞表面某些受体的封闭效应；抗体对肿瘤细胞黏附作用的干扰作用等。总之，机体抗肿瘤的免疫效应十分复杂，涉及特异性和非特异性抗肿瘤机制的相互交叉，体液免疫和细胞免疫机制的相互提调和补充，共同执行抗肿瘤免疫效应。

3. 肿瘤抗原是指肿瘤发生、发展过程中新出现的或过度表达的抗原物质。机体产生肿瘤抗原的可能机制为：①基因突变；②细胞癌变过程使原本不表达的某些基因被激活；③抗原合成过程的某些环节异常，如糖基化异常，导致蛋白质异常降解产物的产生；④胚胎时期抗原或分化抗原的异常、异位表达；⑤某些基因产物尤其是信号转导分子的过度表达；⑥外源性（如病毒基因）的表达等。

4. 前列腺特异性抗原（PSA）是一种由前列腺上皮细胞分泌的蛋白酶（单链糖蛋白），分子量 34kD。近年来研究发现血清总的 PSA（tPSA）中有约 80% 的 PSA 以各种形式存在，称为复合 PSA；约 20% 的 PSA 以未结合形式存在，称为游离 PSA（f‑PSA）。临床应用时，若以 PSA >4ng/ml 作为 cut‑off 值作为前列腺癌的判断标准，其灵敏度 71%，特异性 49%，限制了 PSA 作为肿瘤标志物的作用。若 t‑PSA、f‑PSA 升高，而 f‑PSA/t‑PSA 比值降低，则前列腺癌的可能性更大，提高了诊断的特异性和准确性，减少了不必要的前列腺穿刺活检。

5. 选择一些敏感性好，特异性较高，可以互补的肿瘤标志物联合测定，对提高肿瘤的检出率是有价值的。但灵敏度和特异性常矛盾，提高灵敏度的同时反而会使特异性降低，即提高了肿瘤的检出率，同时提高了肿瘤的假阳性率；反之，提高了特异性，灵敏度会降低，即提高肿瘤诊断特异性的同时会降低肿瘤的检出率。因此，肿瘤标志物的联合应用值得在临床应用中不断探索。

案例分析题

【案例】患者，男性，39 岁，有乙型肝炎病史，右上腹隐痛 2 个月，B 超及 CT 示肝脏多发占位病变，实验室常规生化检查：肝功能 ALT 68U/L，AST 96U/L，T‑BIL 及 D‑BIL、ALB 均在正常范围。

【问题】1. 如疑似"原发性肝细胞癌"应考虑的首选实验室检查项目是

A. AFP
B. CA19‑9
C. CA72‑4
D. CA15‑3
E. AFU

【答案】A、E。

【分析】甲胎蛋白（AFP）主要在胎儿肝中合成，在胎儿 13 周 AFP 占血浆蛋白总量的 1/3。在妊娠 30 周达最高峰，以后逐渐下降，出生时血浆中浓度为高峰期的 1% 左右，约 40mg/L，在周岁时接近成人水平。但当肝细胞发生癌变时，体内却又恢复了产生这种蛋白质的功能，而且随着病情恶化它在血清中的含量会急剧增加，甲胎蛋白目前被认为是诊断原发性肝癌的一个良好临床诊断指标。α‑L‑岩藻糖苷酶（AFU）是一种溶酶体酸性水解酶，在诊断肝细胞癌中敏感性好，阳性率高，对 AFP 阴性病例及小细胞肝癌的诊断价值极大，是早期原发性肝癌诊断的有用指标。AFP 联合 AFU 检测，可以提高对原发性肝细胞癌诊断的阳性率。因此，临床对原发性肝细胞癌的诊断首选指标为 AFP 和 AFU 联合检测。

【问题】2. 如检查结果 AFP 不升高，最可能的解释是

A. 检查时间过早，AFP 尚未升高
B. 排除原发性肝细胞癌
C. 不能排除原发性肝细胞癌
D. 该患者不表达 AFP 蛋白

E. 转移性肝癌

【答案】C、D、E。

【分析】在成人，大约80%的肝癌患者血清中 AFP 升高，同时发现约20%的晚期肝癌患者直至病故前，AFP 仍不超过10。虽然 AFP 的阳性表达与原发性肝细胞癌的相关性较高，但其不是原发性肝细胞癌的特异性抗原，AFP 在肝外肿瘤如生殖细胞肿瘤阳性率为50%，在肠胃管肿瘤如胰腺癌、或肺癌及肝硬化等患者亦可出现不同程度的升高。

【问题】3. 目前，AFP 等肿瘤标志物的检测方法，主要选择是

A. 对流电泳   B. 单项扩散试验

C. 酶联免疫吸附试验（ELISA）   D. 化学发光免疫分析（CLIA）

E. 放射免疫分析技术（RIA）

【答案】C、D、E。

【分析】关于肿瘤标志物的检测方法，以上 ELISA、CLIA、RIA 等方法均可做到定量测定，这三种检测方法稳定性好，技术成熟，有较高的灵敏度和特异性。但 ELISA 法检测的线性范围较窄，试剂盒反复冻融检测的吸光度值会降低；RIA 方法存在放射性污染和自动化程度较低的缺点。而化学发光法具有检测灵敏度高、特异性强、检测线性范围宽，可以自动化检测的优点，因此，目前实验室检测肿瘤标志物大多选择化学发光法进行。

备注：该案例患者实验室检测血清 AFP 6250 U/L，AFU 38.0 U/L。临床确诊为原发性肝细胞癌，后行手术切除。

（秦东春）

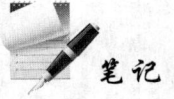

第二十三章 移植免疫学与免疫学检测

第一部分 目的要求

1. **掌握** HLA 分型和群体反应性抗体（PRA）的免疫学检测方法。
2. **熟悉** 移植排斥反应的类型和损伤机制、交叉配型的方法。
3. **了解** T 细胞对同种抗原的识别机制和移植排斥反应的监测方法。

第二部分 学习指导

一、学习提要

移植是将正常的异体（或自体）细胞、组织、器官置换病变的或功能缺损的细胞、组织、器官，以重建和维持机体生理功能的治疗方法。移植后，移植物与受者免疫系统相互作用，产生免疫应答，进而破坏移植物或对宿主造成损伤，此为移植排斥反应。移植排斥反应的防治原则是严格选择供者、抑制受者免疫应答、移植后免疫监测和诱导移植免疫耐受。

（一）移植排斥反应的发生机制

1. 移植排斥反应的本质和机制

排斥的本质和机制就是供者和受者的免疫细胞相互直接和间接识别对方的组织相容性抗原而发生的免疫应答。T 细胞介导的细胞免疫在移植排斥反应中起关键作用，体液免疫也发挥一定作用。

同一种属不同个体间，由等位基因差异而表达的多态性产物，即为同种异型（体）抗原（亦称同种抗原），包括主要组织相容性抗原（MHC 抗原）、次要组织相容性抗原（mH 抗原）、ABO 血型抗原和组织特异性抗原等，供、受者间同种异体抗原差异决定移植物的免疫原性，并因此决定排斥反应强弱。针对同种异型抗原的免疫应答称为同种异体反应，即同种移植排斥反应。引起移植排斥反应的抗原称为移植抗原或组织相容性抗原。主要组织相容性抗原 MHC 抗原（人为 HLA）在诱导移植排斥反应过程中发挥主要作用。

2. T 细胞识别同种抗原的机制

同种反应性 T 细胞是介导同种异体移植排斥反应的关键效应细胞，主要通过直接和间接途径识别同种抗原。移植器官与受者血管接通后，残留于移植物血管内的白细胞（包括 DC 和淋巴细胞），即过客白细胞，进入受者血液循环，并向受者外周淋巴器官迁移；同时，受者 APC 也可进入移植物组织，摄取和提呈同种异体抗原。

（1）直接识别机制 供者抗原递呈细胞表面的同种异型 MHC 分子－抗原肽复合物（pM-HC）被受者同种反应性 T 细胞直接识别，并产生免疫应答。直接识别引起的排斥反应有 2 个特点：①无须经历抗原摄取和加工，故速度快；②体内同种反应性 T 细胞克隆占 T 细胞库总克隆数的 1%～2%，而针对普通外源性抗原的 T 细胞克隆仅占 T 细胞库总数 $1/10^5$～$1/10^4$ 的克隆，故反应强度大。直接识别机制在移植早期急性排斥反应中起重要作用。

（2）间接识别机制　受者 APC 摄取、加工和处理供者移植物的 MHC 抗原，以供者抗原肽 - 受者 MHC 分子复合物的形式提呈给受者 T 细胞，使其识别并活化。间接识别在急性排斥反应早期与直接识别机制协同发挥作用，在急性排斥反应中晚期和慢性排斥反应中，间接识别机制起更为重要的作用。

（二）移植排斥反应的类型和损伤机制

1. 宿主抗移植物反应

宿主免疫系统识别移植物抗原并引发免疫应答，导致移植物被排斥。根据排斥反应发生的时间、机制和病理学表现，分为超急性、急性和慢性排斥反应三种类型。

（1）超急性排斥反应　指移植器官与受者血管接通后数分钟至 24 小时内发生的排斥反应。受者体内预先存在抗供者组织抗原的抗体与供者移植物组织的同种异型抗原结合，通过激活补体而直接或间接破坏移植细胞和组织，造成移植物血管内皮损伤、血栓、组织缺血坏死。可见于反复输血、多次妊娠、长期血液透析或再次移植的个体。免疫抑制药物对此类排斥反应的治疗（抑制）效果不佳。

（2）急性排斥反应　是同种移植中最常见的一类排斥反应，一般发生在移植术后数天至 1 个月内。主要为 T 细胞（如 Th1、CTL 和 Th17 细胞）介导的细胞免疫导致的以单个核细胞为主的炎性细胞浸润和组织破坏。体液免疫也在一定程度上参与介导急性排斥反应的组织损伤。及早给予适当的免疫抑制剂治疗，此型排斥反应大多可获缓解。

（3）慢性排斥反应　多发生于移植后数月、甚至数年。主要临床表现为移植物功能进行性减退；其病理学特征是血管内皮细胞和平滑肌细胞增生或纤维化，导致闭塞性血管损伤，正常器官组织结构破坏或消失。免疫学机制和非免疫学机制共同导致移植器官功能进行性衰退。慢性排斥反应对免疫抑制疗法不敏感。

2. 移植物抗宿主反应

移植物抗宿主反应（GVHR）即存在于供者移植物中的淋巴细胞识别受者组织抗原而发生的排斥反应。这种排斥反应一旦发生，非常凶险，难以逆转，常给患者带来严重后果。GVHR 常见于造血干细胞、胸腺、脾移植，偶尔在新生儿接受大量输血时发生。GVHR 发生需要一些特定条件：①受者与供者间 HLA 型别不符；②移植物中含有足够数量的免疫细胞，尤其是成熟的 T 细胞；③移植受者免疫功能极度低下（被抑制或免疫缺陷）。

3. 移植物抗白血病反应

移植物抗白血病反应（GVLR）即骨髓移植物中的供者淋巴细胞向受者残留的白血病细胞发动免疫攻击的现象。

4. 造血干细胞移植

造血干细胞（HSC）移植指将正常或经过基因修饰的造血干细胞输入患者体内，以达到治疗疾病的目的。根据 HSC 来源不同，HSC 移植分为三类：①骨髓移植；②外周血干细胞移植；③脐血干细胞移植。目前，自体 HSC 主要用于治疗大剂量化疗所致造血系统破坏或作为基因治疗载体的宿主细胞；同种异体 HSC 可用于治疗造血系统肿瘤（如白血病、淋巴瘤）、遗传性血液病和免疫缺陷病等。

（三）移植免疫学检测

1. 组织配型

组织配型是通过红细胞血型、HLA 型别、预存抗体、交叉配型等检测来选择合适供、受者的方法，目的是最大限度地降低供者与受者之间的同种异体免疫原性。

（1）红细胞血型检测　对供、受者进行 ABO、Rh 血型鉴定。ABO、Rh 血型抗原是重要的同种异型抗原。一般原则是供、受者同血型移植，或符合输血原则。

（2）HLA 分型　HLA 型别差异是决定排斥反应强弱的最关键因素。应尽可能选择 HLA 型别适配的供者。一般是先对等待移植的受者进行 HLA 分型（临床上常规检测 HLA - A、HLA - B 和 HLA - DR 三个位点），再对供者进行 HLA 分型。然后将供、受者 HLA 分型结果进行比对，筛选出相匹配的供、受者。骨髓移植时，易发生 GVHR，且不易被免疫抑制剂所控制，故对 HLA 配型的要求特别高。

血清学分型方法是应用 HLA 抗血清或抗体制剂来确定 HLA 抗原型别的方法。因微量细胞毒试验分型血清和淋巴细胞用量少，应用最为广泛。微量细胞毒试验的原理是待检淋巴细胞加入血清板并与相应的固相 HLA 抗体结合，继而在补体作用下细胞被溶解，溶解的细胞即带有与此抗体相应的抗原，通过染料着色（死亡）细胞（EB 染色为红色）占全部检测细胞的百分比确定 HLA 型别。造成血清学分型失败的原因主要有：①交叉反应；②抗原反应弱；③细胞活性低导致本底高而无法判断；④非特异性反应。

HLA - A、B、C 分型可以使用 T 淋巴细胞或总淋巴细胞。HLA - DR、DQ 分型需要从总淋巴细胞中分离出 B 淋巴细胞进行鉴定。

细胞学分型方法以混合淋巴细胞培养（MLC）/混合淋巴细胞反应（MLR）为基本技术的 HLA 分型法。分为双向 MLC 分型法和单向 MLC 分型法。常用 ^{3}H - TdR 掺入法测定细胞增殖强度。

分子生物学分型法应用分子生物学方法对 HLA 进行基因分型的方法。此类方法可在常规 HLA 分型、血清学分型不理想、骨髓移植要求 HLA 精确分型等情况下应用。基因分型有多种方法，如：PCR - RFLP 分型法、PCR - SSO 分型法、PCR - SSP 分型法等。

（3）群体反应性抗体（PRA）检测　PRA 即体内抗 HLA 抗体，反映对 HLA 抗原致敏的程度。移植前受者需常规动态监测进行 PRA 检测，有利于预测排斥反应。如果受者曾经接受器官移植或者输血、多次妊娠而接触过不同型别 HLA 抗原，则易产生高水平的 PRA。检测 PRA 方法有 ELISA 法和流式细胞术等方法。

（4）交叉配型　是直接检测供、受者间组织相容性的常规方法，即淋巴细胞毒交叉实验。由于多种同种异型抗原的存在，即使在检测供受者间 HLA 抗原型别完全一致的情况下，仍需做交叉配型，这在骨髓移植中特别重要。

交叉配型的方法如下。①供、受者间同种反应性 T 细胞的反应性检测：将供者和受者淋巴细胞互为反应细胞，即做两组单向混合淋巴细胞培养，两组中任何一组反应过强，均提示供者选择不当；②受者或供者血清预存细胞毒抗体检测：常采用供者新鲜淋巴细胞作为抗原，加入移植受者新鲜血清共同孵育，在补体的作用下，如果受者血清中含有抗供者 HLA 抗体，即可杀伤供者淋巴细胞。

交叉配型的意义：可直接判定供受者间实际的组织相容性程度。交叉配型是移植前最后的、必备的免疫学筛查，即使 PRA 结果阴性也不能省略交叉配型实验。否则将发生急性或超急性排斥反应。

2. 移植排斥反应的监测

移植后的免疫监测有助于及时采取相应防治措施。PRA 是监测移植排斥反应最常用和最可靠的检测指标。还可进行淋巴细胞亚群百分比和功能测定及免疫分子水平测定，以反映受者移植术后的免疫状态。上述检测指标均为非特异性，移植物的生理功能才是判断排斥反应发生及强度的关键指标。

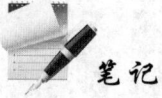

3. 免疫抑制剂血药浓度监测

对移植受者需常规监测血药浓度，根据指标变化并结合患者的临床表现，随时进行适当的药物剂量调整，使药物充分发挥防治移植排斥反应的作用，并减少其毒副作用。可应用酶免疫分析法、放射免疫分析法（RIA）等多种方法进行检测。也可进行免疫抑制剂药代动力学监测。

二、本章重难点

（一）重点

1. 移植排斥反应的本质和机制

归纳总结：移植排斥反应的本质和机制是供者和受者的免疫细胞相互直接和间接识别对方的组织相容性抗原而发生的免疫应答。T 细胞介导的细胞免疫在移植排斥反应中起关键作用。

2. T 细胞识别同种抗原的机制

归纳总结：T 细胞识别同种抗原的机制是 HLA 抗原是诱发移植排斥反应最重要的同种（异型）抗原。同种反应性 T 细胞是参与同种异体移植排斥反应的关键效应细胞，可主要通过直接和间接机制识别同种抗原。直接识别机制指受者同种反应性 T 细胞直接识别供者抗原递呈细胞表面的同种异型 MHC 分子 – 抗原肽复合物（pMHC），并产生免疫应答。间接识别机制指受者 APC 摄取、加工和处理供者移植物的 MHC 抗原，以供者抗原肽 – 受者 MHC 分子复合物的形式提呈给受者 T 细胞，使其识别并活化。

3. 移植排斥反应的类型和损伤机制

归纳总结：①宿主抗移植物反应（宿主免疫系统识别移植物抗原并引发免疫应答。超急性排斥反应是由于受者体内预先存在抗供者组织抗原的抗体与供者移植物组织的同种异型抗原结合，通过激活补体而直接或间接引起的移植细胞和组织损伤。急性排斥反应是同种移植中最常见的一类排斥反应，主要为 T 细胞介导的细胞免疫导致的以单个核细胞为主的炎性细胞浸润和组织破坏。慢性排斥反应是由免疫学机制和非免疫学机制共同导致移植器官功能进行性衰退。典型病理变化是移植物血管壁增生硬化、管腔狭窄，造成组织供血不足，导致结构破坏及功能丧失）。②移植物抗宿主反应（即存在于供者移植物中的淋巴细胞识别受者组织抗原而发生的排斥反应。主要见于骨髓移植后）。

4. 移植免疫学检测方法

归纳总结：组织配型是预防排斥反应的必要措施。供、受者血型需一致或至少符合输血原则。必须经 HLA 分型鉴定选择 HLA 型别相同或相近的个体作为供者。血清学方法是应用 HLA 抗血清或抗体来确定 HLA 抗原型别的方法。其中微量细胞毒试验法应用最为广泛。PRA 代表血液循环中抗 HLA 抗体，反映个体对 HLA 抗原致敏程度。检测 PRA 最常用的方法是 ELISA 法。交叉配型是直接检测判定供受者间组织相容性的常规方法。如果交叉配型阳性，不宜进行移植。移植后，通过 PRA 和多项免疫指标检测并结合受者临床表现对排斥反应进行监测。

（二）难点

1. 同种反应性 T 细胞对同种抗原识别机制

学习思路：首先要掌握同种（异型）抗原和同种反应性 T 细胞的概念，在此基础上理解同种反应性 T 细胞识别同种抗原的直接识别机制和间接识别机制，主要从以下两点区分：直接识别机制中，APC 是供者的，被识别的是供者 MHC – 抗原肽复合物；间接识别机制中，APC 是受者自身的，被识别的是受者 MHC – 供者 MHC 肽复合物。

2. 交叉配型的主要方法

学习思路：交叉配型是直接检测判定供受者间实际的组织相容性程度的方法。检测方法分两类。①检测供、受者间同种反应性 T 细胞的反应性的方法：将供者和受者淋巴细胞互为反应细胞，即做两组单向混合淋巴细胞培养，两组中任何一组反应过强，均提示供者选择不当；②检测受者或供者血清预存细胞毒抗体的方法：常采用供者新鲜淋巴细胞作为抗原，加入移植受者新鲜血清共同孵育，在补体的作用下，如果受者血清中含有抗供者 HLA 抗体，即可杀伤供者淋巴细胞。

第三部分　强化训练（测试习题）

一、选择题

（一）A 型题

1. 无血缘关系的同种器官移植，发生移植排斥反应的主要原因是
   A. 移植物被细菌污染
   B. 受者免疫功能紊乱
   C. 受者体内有自身反应性 T 细胞
   D. 移植物供血不足
   E. MHC 高度的多态性

2. 引起超急性移植排斥的成分不包括
   A. ABO 血型抗体
   B. 抗 HLA 的 Ig 类抗体
   C. 抗血管内皮细胞抗原的抗体
   D. 同种反应性 CTL
   E. 抗单核细胞抗原的抗体

3. 临床肾移植排斥反应最明确的诊断方法是
   A. 放射性核素显像
   B. 彩色多普勒超声检查
   C. T 细胞亚群检测
   D. 采用细针穿刺活检术
   E. 免疫制剂的血药浓度测定

4. 临床各类器官移植中，目前疗效最稳定的是
   A. 心脏移植
   B. 肝移植
   C. 肾移植
   D. 脾移植
   E. 肺移植

5. 器官移植前为选择理想的供体，常规不检测
   A. ABO 血型配型
   B. HLA 分型
   C. 次要组织相容性抗原
   D. 交叉配型
   E. 群体反应性抗体

6. 引起超急性排斥反应的主要原因是
   A. 移植物供血不足
   B. Th1 和 Tc
   C. 预存的 ABO 血型抗体或抗 HLA 抗体
   D. 自身抗体
   E. 单核/巨噬细胞和中性粒细胞

7. 移植患者使用免疫抑制剂治疗最常见的不良反应是
   A. 各种感染和肿瘤发病率增高
   B. 超敏反应
   C. 原发性免疫缺陷病发病率增高
   D. 药物中毒
   E. 自身免疫病发病率增高

8. 骨髓移植后，引起 GVHR 的主要效应细胞是骨髓中的
   A. B 淋巴细胞
   B. 浆细胞

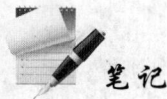

    C. T 淋巴细胞   D. 巨噬细胞

    E. 中性粒细胞

9. 移植物抗宿主反应（GVHR）主要见于

    A. 心脏移植   B. 肾移植

    C. 脾移植   D. 骨髓移植

    E. 肺移植

10. 环孢素主要抑制哪种细胞的功能

    A. B 淋巴细胞   B. NK 细胞

    C. 巨噬细胞   D. 中性粒细胞

    E. T 淋巴细胞

11. HLA – Ⅱ类分子不表达于下列哪种细胞

    A. 树突状细胞   B. 巨噬细胞

    C. APC   D. B 细胞

    E. 未活化的 T 细胞

12. 介导宿主抗移植物反应的主要免疫细胞是

    A. NK 细胞   B. T 细胞

    C. 中性粒细胞   D. B 细胞

    E. 巨噬细胞

13. 关于主要组织相容性抗原，下列哪项表述是错误的

    A. 仅存在于白细胞上，又称白细胞抗原

    B. 是引起同种异体排斥反应的主要抗原

    C. 是主要组织相容性复合体的编码产物

    D. 是经典的 MHC Ⅰ类和Ⅱ类分子

    E. 在随机人群中很难找到 HLA 基因型相同的供者和受者

14. 器官移植测定哪种抗原最重要

    A. HLA – A   B. HLA – B

    C. HLA – C   D. HLA – DR

    E. HLA – DQ

15. 以下哪项不是 HLA 抗原的分子生物学分型方法

    A. PCR – SSO   B. PCR – RFLP

    C. RT – PCR   D. PCR – SSCP

    E. SBT

16. 引起同种异体移植排斥反应最重要的抗原是

    A. HLA – A   B. HLA – B

    C. HLA – C   D. HLA – DP

    E. HLA – DR

（二）B 型题

（1～4 题备选答案）下列技术方法常用于哪些检测中

A. 微量细胞毒试验   B. 单向混合淋巴细胞培养

C. ELISA   D. PCR – SSP 法

E. 免疫抑制剂药代动力学监测方法

1. HLA 血清学分型

2. PRA 检测

3. 供、受者间同种反应性 T 细胞的反应性检测

4. HLA 基因分型

（5～7 题备选答案）下列器官移植各具特点

A. 肝脏移植　　　　　　　　B. 心脏移植　　　　　　　C. 骨髓移植

D. 软骨移植　　　　　　　　E. 小肠移植

5. GVHR 主要见于

6. 移植后无需使用免疫制剂的是

7. 移植后排斥强烈不易成活的是

（8～11 题备选答案）如下的各种排斥反应有何区别

A. 体内预存抗供者同种异型抗原抗体　　B. IV 型超敏反应

C. 同种反应性 T 细胞被活化并发挥效应　　D. II 型超敏反应

E. 免疫因素和非免疫因素共同作用

8. 急性排斥反应

9. 超急性排斥反应

10. 慢性排斥反应

11. 输血反应

（三）X 型题

1. 组织配型包括下列何种检测

    A. 交叉配型　　　　　　　　　　B. HLA 分型

    C. mH 抗原鉴定　　　　　　　　D. ABO 血型鉴定

    E. PRA 检测

2. 移植排斥反应的防治原则是

    A. 严格选择供者　　　　　　　　B. 抑制受者免疫应答

    C. 移植后免疫监测　　　　　　　D. 预防自身免疫性疾病

    E. 诱导移植免疫耐受

3. GVHR 发生需要以下特定条件

    A. 受者与供者间 HLA 型别不符

    B. 移植物中含有足够数量的免疫细胞，尤其是成熟的 T 细胞

    C. 移植受者免疫功能极度低下（被抑制或免疫缺陷）

    D. 除去骨髓中的 T 淋巴细胞

    E. 除去骨髓中的 T、B 淋巴细胞

4. 骨髓移植可用于治疗

    A. 超急性排斥反应　　　　　　　B. 慢性粒细胞白血病

    C. 某些免疫缺陷病　　　　　　　D. 严重骨髓型放射病

    E. 宿主抗移植物反应

5. 与移植器官存活时间相关的因素有

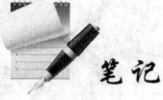

A. 手术时的血管吻合和血管重建的质量　　B. 受者对药物的敏感性

C. 移植器官在移植过程中活力的保持　　D. HLA 配型

E. 移植排斥反应的控制

6. 器官移植时对供者的选择可采用

A. ABO 血型配型　　　　　　　　　B. HLA 抗原配型

C. 交叉配型　　　　　　　　　　　D. T 细胞亚群检测

E. 染色体检查

7. 下列哪种细胞表达 HLA Ⅱ 抗原

A. 活化的 T 细胞　　　　　　　　　B. 巨噬细胞

C. 内皮细胞　　　　　　　　　　　D. 红细胞

E. B 细胞

8. 一般而言，组织配型需重点关注的抗原包括

A. HLA – DR　　　　　　　　　　　B. HLA – DP

C. HLA – A　　　　　　　　　　　　D. HLA – B

E. HLA – C

二、判断题（对：用 T 表示，错：用 F 表示）

1. 同种反应性 B 细胞是介导同种异体移植排斥反应的关键效应细胞。

2. 供、受者间同种异体抗原差异决定移植物的免疫原性，并因此决定排斥反应强弱。

3. 造血干细胞（HSC）移植指将正常或经过基因修饰的造血干细胞输入患者体内，以达到治疗疾病的目的。

4. 间接识别指供者 APC 摄取、加工和处理供者移植物的 MHC 抗原，以供者抗原肽 – 受者 MHC 分子复合物的形式提呈给受者 T 细胞，使其识别并活化。

5. HLA – DR 分型需要从总淋巴细胞中分离出 T 淋巴细胞进行鉴定。

三、填空题

1. 引起移植排斥反应的抗原称为_____抗原。同一种属不同个体间，凡是由等位基因差异而形成的多态性产物，即为_____抗原，针对该抗原的免疫应答称为_____反应。

2. 移植排斥反应的本质和机制就是供者和受者的免疫细胞相互直接和间接识别对方的组织相容性抗原而发生的_____。T 细胞介导的_____在移植排斥反应中起关键作用，体液免疫也发挥一定作用。

3. 同种异型（体）抗原/同种抗原，包括_____抗原、_____抗原、_____抗原和_____等。

4. 根据宿主抗移植物反应排斥反应发生的时间、机制和病理学表现，分为_____、_____和_____排斥反应三种类型。

5. 据 HSC 来源不同，HSC 移植分为三类：_____移植、_____移植和_____移植。

四、名词解释

1. alloantigen

2. passenger leukocyte

3. direct recognition

4. host versus graft reaction, HVGR

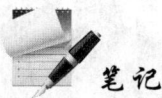

5. graft versus host reaction，GVHR

五、简答题

1. 移植排斥反应的本质和主要机制是怎样的?
2. 同种反应性 T 细胞是如何识别同种抗原的?
3. HLA 分型技术中血清学方法的技术原理和方法。
4. 组织配型包含哪些主要检测内容? 有何临床意义?

六、问答题

1. 同种异体抗原直接识别与间接识别有何区别?
2. 交叉配型的主要方法和临床意义?

第四部分　强化训练参考答案

一、选择题

（一）A 型题

1. E　2. D　3. D　4. B　5. C　6. C　7. A　8. C　9. D　10. E　11. E　12. B　13. B　14. D
15. D　16. A

（二）B 型题

1. A　2. C　3. B　4. D　5. C　6. D　7. E　8. C　9. A　10. E　11. D

（三）X 型题

1. ABDE　2. ABCE　3. ABC　4. BCD　5. ACDE　6. ABC　7. ABCE　8. ACD

二、判断题

1. F　2. T　3. T　4. F　5. F

三、填空题

1. 移植/组织相容性，同种异型（体）/同种，同种异体/同种移植排斥。
2. 免疫应答，细胞免疫。
3. 主要组织相容性/MHC/HLA，次要组织相容性/mH，ABO 血型，组织特异性。
4. 超急性，急性，慢性。
5. 骨髓，外周血干细胞，脐血干细胞。

四、名词解释

1. 同种（异型）抗原：同一种属不同个体间，由等位基因差异而表达的多态性产物，是引起移植排斥反应的抗原，包括主要组织相容性抗原（MHC 抗原）、次要组织相容性抗原（mHC 抗原）、ABO 血型抗原和组织特异性抗原等。

2. 过客白细胞：指残留于移植物中供者的 APC 和淋巴细胞。

3. 直接识别：指受者 T 细胞 TCR 直接识别供者 APC 表面的同种异型 MHC 分子或 MHC 分子 – 供者抗原肽复合物。

4. 宿主抗移植物反应（HVGR）：宿主（受者）免疫系统对移植物发动免疫攻击，导致移植物被排斥即为 HVGR。分为超急性排斥、急性排斥和慢性排斥反应三类。

5. 移植物抗宿主反应（GVHR）：是由移植物中淋巴细胞识别宿主组织抗原所致的排斥反应。主要见于骨髓移植。发生 GVHR 的条件包括宿主与移植物间组织相容性抗原不符；移植物

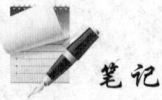

中含有足够数量的免疫细胞，尤其是 T 细胞；移植受者处于免疫无能或免疫功能极度低下的状态。

五、简答题

1. 移植排斥反应的本质是供者和受者的免疫细胞相互直接和间接识别对方的组织相容性抗原而发生的免疫应答。在移植排斥反应的主要发生机制中 T 细胞介导的细胞免疫在移植排斥反应中起关键作用，体液免疫也发挥一定作用。

2. 主要通过直接和间接机制识别同种抗原。直接识别机制指受者同种反应性 T 细胞直接识别供者抗原递呈细胞表面的同种异型 MHC 分子 – 抗原肽复合物（pMHC），并产生免疫应答。间接识别机制指受者 APC 摄取、加工和处理供者移植物的 MHC 抗原，以供者抗原肽 – 受者 MHC 分子复合物的形式提呈给受者 T 细胞，使其识别并活化。

3. HLA 技术中血清学分型方法是应用 HLA 抗血清或抗体制剂来确定 HLA 抗原型别的方法。因微量细胞毒试验分型血清和淋巴细胞用量少，应用最为广泛。其原理是将待检淋巴细胞加入血清板并与相应的固相 HLA 抗体结合，继而在补体作用下细胞被溶解，溶解的细胞即带有与此抗体相应的抗原，通过染料着色（死亡）细胞（EB 染色为红色）占全部检测细胞的百分比确定 HLA 型别。

4. 组织配型是通过 ABO 血型、HLA 型别、预存抗体、交叉配型等检测来选择合适供者的方法，目的是最大限度地降低供者与受者之间的同种异体免疫原性，避免移植排斥。

六、问答题

1. 直接识别指受者的同种反应性 T 细胞直接识别供者 APC 表面抗原肽 – 供者 MHC 分子复合物（pMHC）。该途径无需经历抗原摄取、加工过程，是同种移植所特有的抗原提呈和识别方式，其激活的同种反应性的 T 细胞克隆占 T 细胞库总数的 1% ~ 10%，主要在移植初期引起急性排斥反应，该反应对免疫抑制剂治疗敏感。

间接识别指供者移植物脱落细胞或其 MHC 抗原经受者 APC 摄取和加工，以供者抗原肽 – 受者 MHC 分子复合物的形式提呈给受者 T 细胞识别，并使其活化。间接识别与 T 细胞识别任何外源性抗原的机制完全相同，其激活的 T 细胞克隆仅占 T 细胞库总数 $1/10^5$ ~ $1/10^4$ 的克隆，主要在急性排斥反应中、晚期和慢性排斥反应中起重要作用；该反应对免疫抑制剂相对不敏感。

2. 交叉配型的方法如下。①供、受者间同种反应性 T 细胞的反应性检测：将供者和受者淋巴细胞互为反应细胞，即做两组单向混合淋巴细胞培养，两组中任何一组反应过强，均提示供者选择不当；②受者或供者血清预存细胞毒抗体检测：常采用供者新鲜淋巴细胞作为抗原，加入移植受者新鲜血清共同孵育，在补体的作用下，如果受者血清中含有抗供者 HLA 抗体，即可杀伤供者淋巴细胞。

交叉配型的意义：可直接判定供受者间实际的组织相容性程度。交叉配型是移植前最后的、必备的免疫学筛查，即使 PRA 结果阴性也不能省略交叉配型实验。否则将发生急性或超急性排斥反应。

案例分析题

【案例】患者王某某，男，45 岁，因慢性肾小球肾炎而致慢性肾衰竭，愿接受肾移植并进行了移植前相关项目的检测。患者的一位亲属愿为其捐献一个肾脏用于移植，经一系列相关检测，确定可以进行移植并为该患者实施了肾移植术，术后移植肾功能正常。移植术后 3 个月患者出现尿量减少，血肌酐上升，B 超显示移植肾肿大，经相关指标检测并结合患者临床表现，怀疑为急性排斥反应，遂调整抗排斥药物治疗方案，患者临床症状逐渐消失，肾功能恢复正常。

【问题】1. 作为等待移植的受者必须做哪些检测

A. ABO 血型检测

B. HLA 型别鉴定

C. T 淋巴细胞亚群检测

D. PRA 检测

E. C 反应蛋白检测

【答案】A、B、D。

【分析】红细胞血型抗原属重要的同种异型抗原，一般原则是供、受者同血型移植，或按输血原则进行移植。HLA 型别差异是决定排斥反应强弱的最关键因素，移植受者必需先进行 HLA 分型鉴定，再筛选 HLA 型别尽量相合的供者。PRA 水平可反映体内抗 HLA 抗原抗体水平，由于 HLA 抗原存在共同表位，PRA 检测结果阳性，提示体内存在抗 HLA 抗体，且可能对不同型别 HLA 抗原产生交叉反应，故受者高 PRA 状态对所接受的移植器官或组织将构成较大的威胁。

【问题】2. HLA 型别鉴定可选用哪些方法

A. 微量细胞毒试验

B. PCR – RFLP 法

C. 酶联免疫斑点试验

D. PCR – SSP 法

E. PCR – SSO 法

【答案】A、B、D、E。

【分析】血清学方法可对 HLA 抗原（蛋白水平）分型鉴定，血清学方法中又以微量细胞毒试验最为常用。分子生物学方法可从基因水平进行 HLA 基因分型鉴定，PCR – RFLP 法、PCR – SSP 法和 PCR – SSO 法均可选用。

【问题】3. 为预防排斥反应的发生，对待选供者需做哪些检测

A. 供者 ABO 血型鉴定

B. 供者 HLA 配型

C. 酶联免疫吸附试验

D. 交叉配型

E. 药物敏感试验

【答案】A、B、D。

【分析】ABO 血型抗原广泛分布在多种组织细胞表面，移植物细胞表面表达 ABO 血型抗原，通过 ABO 血型鉴定筛选血型一致或至少符合输血原则的供者。HLA 抗原为主要组织相容性抗原，通过 HLA 配型选择 HLA 型别相合的供者对预防移植排斥有重要意义。由于体内存在多种同种异型抗原和同种反应性淋巴细胞，在 ABO 血型和 HLA 配型相合的情况下，也要做交叉配型，如果交叉配型结果不支持移植，也不能实施移植手术。

【问题】4. 怀疑发生排斥反应可做哪些检测？

A. PRA 检测

B. 外周血 T 细胞总数及亚群检测

C. 血清 IL – 2、IL – 6、IFN – γ 水平检测

D. 补体参与的溶血试验

E. 为确诊可行细针穿刺病理学检查

【答案】A、B、C、E。

【分析】PRA 水平可反映受者抗供者 HLA 抗原的抗体水平，受者高 PRA 状态对所接受的移植器官或组织将构成较大的威胁。外周血 T 细胞总数及亚群检测反映机体免疫状态。IL – 2、IL – 6、IFN – γ 均为前炎性因子，只要发生炎症反应，如感染等情况下，血清 IL – 2、IL – 6、IFN – γ 水平均可升高，同 T 细胞总数及亚群检测一样均为非特异性辅助诊断指标。行移植肾脏细针穿刺病理学活检可诊断是否发生排斥反应。

（孙　奕）

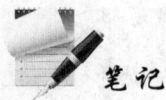

第二十四章　临床免疫学检验的质量控制

第一部分　目的要求

1. 掌握　临床免疫检验的室内质量控制和室间质量评价的内容、具体实施方法、室内质控图的应用规则。

2. 熟悉　室内质量控制和室间质量评价的意义和缺点；试剂盒性能验证的内容和方法。

3. 了解　如何实现试验方法的标准化、试剂标准化、操作标准化以及数据处理的规范化。分析前、分析中、分析后免疫检验的质量管理通用性和特殊性问题。

第二部分　学习指导

一、学习提要

临床免疫检验的质量控制是临床实验室为证明提供给患者进行临床诊断和治疗的实验数据的有效性而采取的一系列措施。临床免疫检验的技术方法多样、步骤繁多，为了保证检验结果的有效性需要开展有效的室内质量控制（IQC）和参加第三方开展的室间质量评价活动（EQA）。质量控制根据标本的检测流程，可分为分析前、分析中和分析后质量管理，各阶段中质量控制的内容不同。

IQC 的概念已覆盖了分析测定前的实验室工作人员的培训、实验室环境和设备状态、SOP的制定、试剂盒的验证和选择及分析后结果的分析评价、报告等与质量有关的内容。采用统计学方法评价临床免疫检验的结果可靠性，是临床免疫检验 IQC 的最重要的环节之一，其贯穿于每一次常规检测的始终，决定了当批测定的有效性，应根据各个实验室的特点和检测方法选择适当的统计学质量控制方法。EQA 作为 IQC 的补充，在临床免疫检验的质量管理中是一个必不可少的部分，起到实验室检测能力验证的作用，应该尽可能多的参加。但免疫学检验发展较快，在临床指标的测定中的应用越来越多，有很多缺乏参考方法和参考物质，难以校准，再加上检验技术的种类繁多，不同方法和试剂之间的偏差仍然是不同实验室测定结果间缺乏一致性的直接原因。

2015 年 4 月 13 日国家卫生和计划生育委员会发布了关于临床检验专业质量控制指标，与免疫室实验室有关的内容有：①标本类型错误率；②标本容器错误率；③标本采集量错误率；④抗凝标本凝集率；⑤检验前周转时间中位数；⑥室内质控开展率；⑦室内质控变异系数不合格率；⑧室间质评项目参加率；⑨室间质评项目不合格率；⑩实验室间比对率；⑪实验室内周转时间中位数；⑫检验报告不正确率；⑬危急值报告率；⑭危急值通报及时率等。从结构指标、过程指标、结果指标三个方面衡量实验室质量管理情况，具有代表性、实用性、可操作性，十分必要。

二、本章重难点

（一）重点

1. 定量免疫测定的室内质量控制

归纳总结：包括质控品的选择、室内质量控制数据的统计学分析；临床免疫检测质量控制图的选择、绘制及质量控制结果判断；失控后的处理。

2. 室间质量评价

归纳总结：包括室间质量控制的实现途径、室间质量评价实施步骤；采取一定的方式、方法，连续、客观地评价某实验室的检测结果与靶值的差异，发现误差并校正结果，使各实验室之间的结果具有可比性。

3. 试剂盒性能验证的内容和方法

归纳总结：临床实验室应对所购的商品试剂盒，尤其是对定量试剂盒进行检查，以保证所选用的试剂盒达到临床实验室要求的临床性能、分析性能、经济性能等各方面的要求。试剂盒主要性能验证包括稳定性、检出限、符合率、准确度、精密度、线性范围、干扰试验等等，详细内容可参阅第16章（临床免疫技术的方法学评价）。

（二）难点

本章学习的难点为临床免疫检验的室内质量控制和室间质量评价的内容。

学习思路：临床免疫学检验的室内质控的工作流程参阅教材图24－1所示；临床免疫检验的室间质量评价包括室间质评组织者内部的工作流程（教材图24－2）和参加实验室的工作流程（教材图24－3）两部分。

第三部分 强化训练（测试习题）

一、选择题

（一）A 型题

1. 室内质量控制

    A. 可以用来检测方法或者检测系统的准确度

    B. 可以评价检验结果的精密度

    C. 可以用来比较某一实验室测定结果与靶值的差异

    D. 可以提高实验室常规工作中批内、批间样本检验的一致性

    E. 可以使实验室间的结果具有可比性

2. 室间质量评价

    A. 是对实验室操作和实验方法的即时评价

    B. 可以帮助实验室对自己的实验操作进行纠正

    C. 是室内质量控制的补充，属于实验室内部的质量控制措施

    D. 室内质量控制是室间质量评价的有益补充

    E. 可以提高实验室常规工作中批内、批间样本检验的一致性

3. 下列说法正确的是

    A. 准确度反映的是待测物的测定值与其真值的一致性程度

    B. 准确度反映的是在一定条件下所获得的独立测定结果间的一致性

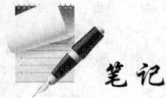

C. 精密度反映的是待测物的测定值与真值的一致性程度

D. 偏差能够在一定程度上反映样本测定值的离散度，尤其是大样本资料

E. 室内控制可以反映检测的准确度

4. 下列说法正确的是

A. 诊断特异性是将实际患病者正确地判断为阳性（真阳性）的百分率

B. 特异性可以用公式来表示：特异性 = 真阳性/测定所得的阳性 ×100%

C. 特异性和敏感性是用来评价测定方法和试剂临床应用评价的指标

D. 敏感性是指将实际患病者真实地判断为阴性的百分率

E. 以上说法都对

5. 关于室内质量控制（IQA）和室间质评（EQA）的关系下列说法正确的是

A. IQA 仅反映测定分析步骤中间的误差

B. EQA 仅反映系统性误差

C. 标本的收集不在 EQA 覆盖的范围内；EQA 仅反映测定结果及结果解释

D. EQA 与测定结果报告及解释有关

E. IQA 的靶值只能用厂家提供的浓度值

6. 关于免疫测定中的误差说法正确的是

A. 系统误差通过采取相关措施，可以在很大程度上避免

B. 随机误差是由于仪器设备和试剂所致，可以避免

C. 系统误差出现后，表现为统计学上质控物测定值标准差的变大

D. 随机误差出现后，表现为统计学上质控物测定值均值的漂移

E. 系统误差和随机误差都可以通过采取相应的措施避免

7. 通过表中的数据，下列选项中正确的是

A. 诊断特异性为93.33%　　　　　B. 诊断敏感性为93.33%

C. 诊断效率为93.33%　　　　　　D. 诊断敏感性为82%

E. 诊断特异性为82%

测定结果	患病状态		合计
	有	无	
阳性	140	27	167
阴性	10	123	133
合计	150	150	300

8. 某试剂厂家开发了一种 HIV－1 血液筛查用 ELISA 试剂盒，其对 HIV 已知阳性血清的测定值均值 $\bar{x}$ 为 3.5，标准差 s 为 0.6；对阴性血清的测定均值 $\bar{x}$ 为 1.8，标准差 s 为 0.2。若以 $\bar{x} \pm 3s$ 为标准来最大限度地保证输血安全，该试剂盒的阳性判断值应选

A. 2.3　　　　　　　　　　　B. 2.4

C. 3.5　　　　　　　　　　　D. 1.7

E. 2.2

9. 免疫测定中关于准确度与精密度的叙述正确的是

A. 准确度反映的是测定量与真值之间的关系

B. 准确度好，精密度就好

C. 精密度反映的是测定值之间的关系

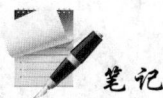

D. 精密度好的结果，准确度一定好

E. 准确度差，精密度就差

10. 时间和体位对下列哪项指标的检测可能产生影响

 A. 乙肝病毒的抗原和相应抗体 　　B. 肿瘤标志物

 C. 特种蛋白质 　　D. 激素

 E. 血红蛋白

11. 定量免疫检验的质控物的选择要点是

 A. 稳定

 B. 选择接近方法测定下限浓度的质控品

 C. 选择中等浓度的质控品

 D. 选择特定试剂盒或方法的测定范围内的高中低三个浓度的质控品

 E. 价格便宜

12. 1_{3s} 质控规则的含义是

 A. 一个质控测定值超出 $+3s$ 为失控

 B. 一个质控测定值超出 $-3s$ 为失控

 C. 一个质控测定值超出 $\pm 3s$ 为失控

 D. 三个连续的质控测定值超出 $\pm 1s$ 为失控

 E. 以上都不正确

13. Levey – Jennings 质控图方法的质控规则是

 A. 1_{3s} 　　　　　　　　　　B. 1_{2s}

 C. 1_{2s} 和 1_{3s} 　　　　　　D. 1_{2s}，1_{3s} 和 1_{2s}

 E. 以上都不正确

14. "即刻法" 质控方法的实质是

 A. 一种统计学方法

 B. 在 Levey – Jennings 质控图方法的基础上发展起来的

 C. 使用 Westgard 多规则判断在控和失控

 D. 以上均不是

 E. 以上均是

15. 免疫测定中血清标本的收集应该注意的问题，除了

 A. 避免标本出现严重溶血

 B. 必须使用密闭的一次性无菌容器

 C. 冰冻保存的血清样本应防止反复冻融

 D. 标本保存中出现非细菌污染所致的混浊或絮状物质，应离心取上清检测

 E. 避免标本出现严重脂血

16. 下述关于质控品和标准品的论述是正确的，除了

 A. 质控品具有含量已知或特性（阴阳性）明确的特点

 B. 质控品和标准品的基质最好与实际标本相同

 C. 室内质控物的定值可溯源至标准品

 D. 标准品可以分为一级标准、二级标准和三级标准

 E. 标准品和质控品的来源即商品液体或冻干血清、自我收集的献血员血液

17. 下列是理想标准品和质控品的条件，除了
    A. 基质对测定结果无影响
    B. 室内质控的浓度有特殊要求
    C. 标准品所含待测物的浓度要接近实验或临床决定水平
    D. 无生物传染危险性
    E. 保持稳定

18. 下列说法不正确的是
    A. 定性免疫检测方法质控要点是测定下限
    B. 定量免疫检验方法的质控要点是测定下限
    C. 定量免疫测定所用的质控物需要有一个准确的量值
    D. 定量免疫检测最好选择方法或特定试剂盒测定范围的高、中、低三种浓度来做质控
    E. 半定量免疫检测方法的质控要点是采用数个相应滴度或效价的抗体作为室内质控品

19. 下述有关质控规则的论述错误的是
    A. 1_{3s}表示在质控测定中，有一个测定值在$\bar{x} \pm 3s$范围之外，则该批测定失控
    B. R_{4s}表示同一批测定中，两个质控物的测定值之间的差值超过$4s$控制即判断为失控
    C. 如果连续8次质控测定值都处在均值的$\bar{x}$同一侧，按$8\bar{x}$规则不认为是失控
    D. 1_{2s}表示在质控测定中，有一个测定值在$\bar{x} \pm 2s$范围之外。则该批测定失控
    E. 1_{3s}和R_{4s}规则反映的是随机误差

20. 下列关于 Levey – Jennings 质控图特点的说法正确的是
    A. 根据最佳条件下的变异（OCV）计算均值和标准差以确定质控限
    B. $\bar{x} \pm 2s$为警告限，$\bar{x} \pm 3s$为失控限
    C. 如果一次质控物的测定值高于$\bar{x} \pm 3s$就意味着本批测定失控
    D. Levey – Jennings 质控图以$\bar{x} \pm 2s$为失控限，假失控的概率太高
    E. 以$\bar{x} \pm 3s$为失控限，假失控的概率低，但误差检出能力不强

21. 在临床免疫检测中，下述是常见的失控原因，除了
    A. 质控规则选择过严　　　　　　　　B. 标本和试剂吸取的重复性较差
    C. 仪器光路不洁，比色波长不对　　　D. 试剂问题，如显色底物变质
    E. 测定操作中的随机误差

22. 关于 EQA 质评样本的靶值，下列说法不正确的是
    A. 靶值是绝对确定的，只有具有绝对性才能用作质评样本
    B. 靶值可由参考方法确定
    C. 定性测定所用的质评样本，其靶值与所用的参考方法的测定下限有关
    D. 定量测定的靶值，取决于当时所用的参考方法测定的重复性，通常为$\bar{x} \pm 2s$或$\bar{x} \pm 3s$
    E. 是对实验室操作和实验方法的回顾性评价

23. 下列哪些做法会导致室间质量评价（EQA）活动的失败，除了
    A. 实验室高度重视 EQA 评价，从而将 EQA 样本和患者样本没有同批处理和测定
    B. EQA 样本由常规方法确定靶值
    C. EQA 样本价格较高
    D. 质评样本稳定性不好

E. 仪器稳定性不佳

24. 对于免疫学检验质量控制，下列说法均正确，除了
    A. 临床免疫检验室内质量控制的中心环节是采用统计学对检验过程进行质量控制
    B. 室间质量评价是室内质量控制的补充，室内质量控制是实验室做好质量控制的关键
    C. 室间质量评价的实施，将有力地促进临床免疫检验的标准化
    D. 临床标本采集可通过 IQC 来控制
    E. 应涵盖临床免疫检验涉及到的所有活动

25. 下列关于实验室质量控制的说法均正确，除了
    A. 实验室质量控制仅涉及到方法及检验过程，与实验室检测结果和结果解释无关
    B. 室内质控是为了监测控制实验室内部常规工作的精密度
    C. 室间质量评价是客观比较一实验室的测定结果与靶值的差异，监测实验的准确性
    D. 室间质量评价是对实验操作进行纠正，实现自我教育功能的一种外部手段
    E. 临床免疫检验实验室的质量保证应该是实验室的一个核心活动

26. 下述哪项是室内质控所监测不到的
    A. 标本鉴别错误　　　　　　　　B. 仪器的问题
    C. 试剂的问题　　　　　　　　　D. 加样不准
    E. 环境条件的改变

27. 下述各项是室内质控所监测不到的，除了
    A. 标本鉴别错误　　　　　　　　B. 标本吸取错误
    C. 结果记录错误　　　　　　　　D. 加样量太少
    E. 标本运输错误

28. 下述有关定量测定室间质量评价样本靶值的说法错误的是
    A. 质评样本的靶值并不是绝对的
    B. 定量测定靶值取决于当时所有参考方法的测定重复性，其通常为 $\bar{x} \pm 2s$ 或 $\bar{x} \pm 3s$
    C. 定量测定靶值可使用参考方法值或参考实验室测定均值
    D. 定量测定靶值可以使用室间质评机构采用的常规方法的测定值
    E. 定量测定靶值也可以使用各参评实验室修正均值

29. 以下均是室间质评的局限性，除了
    A. 参评实验室没有平等地对待 EQA 样本和患者样本
    B. 当使用单一靶值时，难于评价单个实验室和测定方法
    C. 在不同的 EQA 程序中，对实验室的评价可能不同
    D. 可以监测参评实验室相应测定项目的测定准确性
    E. EQA 则除了监测测定分析步骤外，还包括一个较大范围的实验室活动

30. 完整的实验室信息系统，在质控管理应包括下述几个方面的功能，除了
    A. 实验记录功能　　　　　　　　B. 实验室信息分级管理功能
    C. 实验室硬件的管理功能　　　　D. 具体项目的监测程序
    E. 质控规则判断功能

31. 免疫测定中质控品要求的前提基质为
    A. 小牛血清　　　　　　　　　　B. 兔血清
    C. 马血清　　　　　　　　　　　D. 人血清

E. 其他动物血清

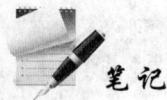

32. Levey – Jennings 质控图方法以 $\bar{x} \pm 3s$ 为
 A. 警告限　　　　　　　　B. 失控限
 C. 在控限　　　　　　　　D. 误差限
 E. 以上均不是

33. 诊断敏感性是指下列哪项的百分率
 A. 阳性　　　　　　　　　B. 阴性
 C. 真阳性　　　　　　　　D. 真阴性
 E. 假阳性

34. 室间质评定性的靶值应为
 A. 明确的阴性或阳性　　　B. 强阳性
 C. 弱阳性　　　　　　　　D. 参考方法倍数
 E. 参考实验室均值 ±2s

35. 用来表示新批号质控品的控制限的通常指标是
 A. 平均值　　　　　　　　B. 变异系数
 C. 标准差　　　　　　　　D. 标准差倍数
 E. 均值倍数

36. 若 TP 为真阳性，FN 为假阴性，TN 为真阴性，FP 为假阳性，阳性预测值计算公式是
 A. $\dfrac{TN}{TN + FN} \times 100\%$　　B. $\dfrac{TP}{TP + FN} \times 100\%$
 C. $\dfrac{TN}{TN + FP} \times 100\%$　　D. $\dfrac{TP}{TP + FP} \times 100\%$
 E. $\dfrac{TP + FN}{TP + FP + TN + FN} \times 100\%$

37. 能力比对检验（PT）的目的是
 A. 评价实验室整体检验能力
 B. 评价实验室工作人员的个人检验能力
 C. 确定检验方法的精密度
 D. 确定某一样品的准确度
 E. 确定某一检验方法的准确度

38. 若 TP 为真阳性，FN 为假阴性，TN 为真阴性，FP 为假阳性，诊断特异性计算公式是
 A. $\dfrac{TN}{TN + FN} \times 100\%$　　B. $\dfrac{TP}{TP + FN} \times 100\%$
 C. $\dfrac{TN}{TN + FP} \times 100\%$　　D. $\dfrac{TP}{TP + FP} \times 100\%$
 E. $\dfrac{TP + FN}{TP + FP + TN + FN} \times 100\%$

39. 定性某一检测的室内质控，每次都应检测
 A. 阳性对照　　　　　　　B. 阴性对照
 C. 阳性、阴性对照　　　　D. 弱阳性对照
 E. 以上都不是

40. 通常使用自动化免疫分析仪测定 OCV 应
    A. <15%　　　　　　　　　B. >15%
    C. <10%　　　　　　　　　D. >10%
    E. <5%

41. 诊断效率是指
    A. 诊断患者的效率　　　　　　B. 区分非患者的效率
    C. 判断阳性的效率　　　　　　D. 判断阴性的效率
    E. 能准确区分患者和非患者的能力

42. 关于免疫学测定的质量控制，正确的是
    A. 定性检测做阴、阳性对照就可以了，不用做室内质控
    B. 参加室间质评的项目就不必再做室内质控了
    C. 免疫学测定质控目的是保证检测结果的重复性、准确性和结果具可比性
    D. 室间质评成绩合格就不用再做室内质控了
    E. 室间质评样本要有专人采用特殊试剂来做

43. 下列说法正确的是
    A. 准确度是待测物的测定值与其真值的一致性
    B. 诊断的特异性是将实际患病者正确判断为阳性（真阳性）的百分率
    C. 阳性预测值是指特定试验方法测定得到的阳性结果中真阴性的比率
    D. 诊断的敏感性是指将实际患病者正确判断为阴性的百分率
    E. 阴性预测值是指特定试验方法测定得到的阳性结果中真阳性的比率

44. 关于室内质量控制的描述，正确的是
    A. 可以用来监测方法或者检测系统的准确性
    B. 可以评价检测结果的准确指数
    C. 可以用来比较某一实验室的测定结果与靶值之间的差异
    D. 可以提高实验室常规工作中批内、批间样本检验结果的一致性
    E. 不连续地评价本实验室工作的可靠性程度

45. 定量免疫检验的质控物的选择要点是
    A. 稳定
    B. 选择接近方法测定下限浓度的质控品
    C. 选择中等浓度的质控品
    D. 选择特定试剂盒或方法的测定范围内高、中、低三种浓度的质控品
    E. 选择低浓度的质控品

46. ELISA 试验中，判断阴、阳性结果的标准是
    A. 阴性对照
    B. 阳性对照
    C. 临界值质控血清
    D. 以试剂盒说明书上提供的 cut-off 值为准
    E. 以上均不对

47. 为了保证免疫荧光细胞化学染色的准确性，排除某些非特异性染色，必须在初次实验时进行对照试验。进行间接法对照试验时，下列选项中不必要的是

A. 自发荧光对照
B. 荧光抗体对照
C. 抑制试验
D. 阳性对照
E. 补体对照

48. 在 ELISA 定性试验检测时，当弱阳性室内质控阴性时，应该如何处理当天的检测结果
    A. 阳性结果可以发出，找到失控原因后，对阴性样本重新进行检测
    B. 现将结果发出，再查找原因
    C. 报告一律不发，找到原因后，对所有样本重新进行检测
    D. 阴性结果可以发出，找到原因后，对阳性样本重新进行检测
    E. 报告发出，下次检测时更换质控品

49. 在免疫测定项目中，"即刻法"质控的要求是
    A. 2 次以上测定结果
    B. 3 次以上测定结果
    C. 4 次以上测定结果
    D. 5 次以上测定结果
    E. 6 次以上测定结果

50. "即刻法"质控常用于
    A. 荧光免疫实验
    B. 免疫比浊实验
    C. 化学发光实验
    D. 酶联免疫吸附测定
    E. 免疫电泳实验

51. 免疫定性质控中，如阳性质控物阳性，阴性质控物阳性，为
    A. 在控
    B. 假阳性
    C. 假阴性
    D. 假阳性与假阴性
    E. 无法判定

52. 同一方法反复测定某一样品所获得结果间的一致性，用下列专业术语表示
    A. 准确度
    B. 精密度
    C. 差异度
    D. 灵敏度
    E. 以上均可

53. ELISA 法检测 HBsAg，进行室内质控操作时常采用下列哪一种方法
    A. 采用阴性质控物
    B. 采用强阳性质控物
    C. 阴阳性判断用 OD 值指标
    D. 阴阳性判断用 S/N 或 S/CO 值指标
    E. 采用即刻法质控

（二）B 型题

（1~2 题备选答案）如下物质的明确名称

A. 纯品
B. 冻干品
C. 样品
D. 标准品
E. 质控品

1. 含量确定的处于一定基质中其特性明确的物质称

2. 含量已知的处于与实际标本相同的基质中的特性明确的物质是

（3~4 题备选答案）下列判断依据分别为

A. 阳性
B. 阴性

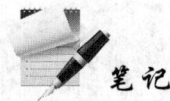

C. 真阳性　　　　　　　　　　　　D. 真阴性

E. 假阳性

3. 将实际患者正确判断为阳性的为

4. 将实际无病者正确判断为阴性的为

（5～7题备选答案）下列的质控指数分别表示

A. 重复性条件　　　　　　　　　　B. 批内精密度

C. 均值　　　　　　　　　　　　　D. 标准差

E. 变异系数

5. 在相同条件下所获得的一组测定称为

6. 表示一组数据分布的离散程度的指标是

7. 将标准差以其均值的百分比来表示的是

（三）**X 型题**

1. 免疫测定中血清标本的收集应注意

    A. 避免标本出现严重溶血

    B. 必须使用密闭的一次性无菌容器

    C. 冰冻保存的血清样本应防止反复冻融

    D. 标本保存过程中若出现非细菌污染所致的混浊或絮状物质，应离心后取上清液进行

    E. 样本的采集及血清分离中应注意避免细菌污染

2. 质控血清盘评价的内容是

    A. 特异性　　　　　　　　　　　　B. 敏感性

    C. 符合率　　　　　　　　　　　　D. 对非特异性干扰物的拮抗能力

    E. 准确定值

3. 下列说法正确的是

    A. 准确度是待测物质的测定值与其真值的一致性程度

    B. 诊断的特异性是将实际无病者正确判断为阴性（真阴性）的百分率

    C. 阳性预测值是指特定试验方法测定得到的阳性百分率

    D. 诊断的敏感性是指将实际患病者正确地判断为阳性的百分率

    E. 阴性预测值是指特定试验方法测定得到的阴性结果中真阴性的比率

4. 室间质量评价的局限性有

    A. 参评实验室没有同等的对待 EQA 样本和患者的标本

    B. 当使用单一靶值时，难于评价实验室和测定方法

    C. 在不同的 EQA 程序中，对实验室的评价可能不同

    D. 可以监测参评实验室相应测定项目的测定准确性

    E. 可能会妨碍给出不同结果的改良方法和发展

5. 在 ELISA 检测时，当弱阳性质控物检测为阴性时，应该检查的问题是

    A. 试剂　　　　　　　　　　　　　B. 仪器设备

    C. 加样操作　　　　　　　　　　　D. 质控品是否失效

    E. 患者标本采集、保存是否正确

6. 免疫检验的室内质控包括的环节有

    A. 标本采集和保存　　　　　　　　B. 标本的接收

C. 确定系统的有效性　　　　　　D. 结果的审核、发出和解释

E. 治疗方案的确定

二、判断题（对：用 T 表示，错：用 F 表示）

1. 定值弱阳性血清是室内质控血清，是判断阴、阳性的标准。

2. 在免疫复合物测定时，每批试验应用热聚合人 IgG 进行质量控制。

3. 在本实验室同一条件下做 OCV 及 RCV 室内质控时，所用临界值质控血清及检测试剂盒必须是同一含量。

4. 如果 RCV 的 S（标准差）值比 OCV 的 S 值更小，说明 OCV 不是最佳条件下测定的，应重新在测 OCV。

5. OCV 是所有测定数据不管是否超出了 3S，均要用于统计计算。

三、填空题

1. Levey – Jennings 质控图也称为_____质控图。

2. 准确度是指待测物的_____与其真值的一致性程度。

3. 常用于评价某种试验敏感性和特异性的综合指标为_____。

4. 室内质控的目的在于确保实验室测定结果的_____。

5. 免疫项目的质控品，应该包括 cut – off 值附近对照品为_____对照品。

四、名词解释

1. quality assurance，QA

2. standard operation procedure，SOP

3. standard

4. proficiency testing，PT

5. accuracy

6. specificity of diabnosis

7. positive predictive value，PPV

8. negative predictive value，NPV

五、简答题

1. 何谓国际参考物质？

2. 室内质量控制的内容。

3. 室间质量评价的内容。

六、问答题

1. 分析前质量管理的主要内容及其影响因素是什么？

2. 作为质量控制品的基本要求是什么？

3. 检测系统性能确认的基本内容包括那些？

4. 常用的质控图包括那些？如何对半定量、定性免疫检测项目进行质量控制？

5. 简述 Westgard 多规则程序。

6. 导致室内质控失控的主要原因有哪些？室内质控的局限性在哪里？

7. 如何确定 EQ 中质量评价品的靶值？

8. EQ 的局限性有哪些？

9. 标准品和质控品的不同点在哪里？

10. 理想的质控品和标准品应具备什么条件？

笔记

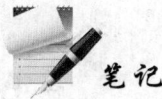

第四部分　强化训练参考答案

一、选择题

（一）A 型题

1. D　2. B　3. A　4. C　5. A　6. A　7. B　8. D　9. A　10. D　11. D　12. C　13. A　14. A
15. B　16. E　17. C　18. B　19. C　20. A　21. A　22. A　23. C　24. D　25. A　26. A　27. D
28. D　29. D　30. D　31. D　32. B　33. A　34. D　35. E　36. B　37. A　38. A　39. C　40. C
41. E　42. C　43. A　44. D　45. D　46. D　47. E　48. A　49. B　50. D　51. B　52. S　53. D

（二）B 型题

1. D　2. E　3. C　4. D　5. B　6. D　7. E

（三）X 型题

1. ACDE　2. ABCD　3. ABCDE　4. ABCE　5. ABCD　6. ABCD

二、判断题

1. F　2. T　3. F　4. T　5. T

三、填空题

1. Shewhart　2. 测定值　3. 诊断指数　4. 一致性　5. 弱阳性

四、名词解释

1. 质量保证：指为使人们确信某一产品、过程或服务的质量所必须的全部有计划有组织的活动。也可以说是为了提供信任表明实体能够满足质量要求，而在质量体系中实施并根据需要进行证实的全部有计划和有系统的活动。

2. 标准操作程序：是指为有效地实施和完成某一临床试验中每项工作所拟定的标准而详细的书面规程，通俗地说就是我们在进行各项工作前，要学习的相关工作流程，这个工作流程也可称为标准操作程序。

3. 标准品：指处于一定基质中已知含量或成分、特性明确、性质较纯的物质，通常用于比较检测未知的物质或成分。

4. 实验室能力验证：是利用实验室间比对来判定实验室的能力的活动，也是认可机构加入和维持国际相互承认协议（MRA）的必要条件之一。

5. 准确度：指在一定实验条件下多次测定的平均值与真值相符合的程度，以误差来表示。它用来表示系统误差的大小。

6. 诊断特异性：是指某个项目在某疾病以外的人群中的真阴性率或百分比，即健康人中得出阴性检测结果的样本占健康人总数的百分比。

7. 阳性预测值：指得出阳性检测的样本总数中的患者样本占阳性检测样本总数的百分比，即 $PPV = \dfrac{TP}{TP+FP} \times 100\%$。

8. 阴性预测值：指得出阴性检测的样本总数中的正常人样本占阴性检测样本总数的百分比。诊断试验的预测值受到敏感度、特异度和受试者中患病率的影响。$NPV = \dfrac{TN}{TN+FN} \times 100\%$。

五、简答题

1. 国际参考物质是指一种或几种特性足够均匀并很好地确定了的物质。主要用于分析质量控制、新方法的建立、测量系统刻度、实验室间比对分析或直接用作分析标准。

2. 室内质量控制是实验室工作人员，采用一定的方法和步骤，连续评价实验室工作的可靠程度，旨在监控本实验室常规工作的精密度，提高本实验室常规工作中批内、批间样本检测的一致性，以确定实验结果是否可靠，可否发出报告的一项工作。

3. 室间质量评价是多家实验室分析同一标本并由外部独立机构收集和反馈实验室上报的结果以此评价实验室操作的过程。通过实验室间的比对判定实验室的校准、检测能力以及监控其持续能力。

六、问答题

1. 分析前的质量管理的主要内容包括：检验项目的申请，患者的准备，标本的采集、传送与保存等。影响因素主要有：患者生理状态、药物的影响、标本采集方式和采集时间、转运方式、保藏温度与时间等。另外还有医生、护士的认知度和工作的依从性。

2. 质控品是含量已知的处于与实际标本相同的基质中的特性明确的物质，这种物质通常与其他杂质混在一起，根据其用途可分为室内质控品、室间质控品、质控血清三类。质控品的基本要求包括：①质控品的基质应可能与临床常规实验中的待测标本一致，以避免可能的基质效应的存在；②室内质控品要求其所含待测物的浓度尽可能接近试验的 cut – off 值或临床决定性水平；③良好的稳定性；④无已知的传染危险性；⑤对于质控品可单批大量获得。

3. 系统性能确认的基本内容主要包括：不精密度、不确定度、患者结果可报告范围、分析灵敏度、分析特异性、生物参考区间等。

4. 答：实验室质控常用的质控图有 Levey – Jennings 质控图、Westgard 多规则质控图、累计和质控图等。半定量、定性免疫试验的质控要点是控制好测定下限，应选择与试剂盒或方法的测定下限接近的质控品进行室内质控，并与临床标本同时测定，以判断检测方法的有效性。质控状态一般不需要使用质控图进行判断。

5. Westgard 多规则质控程序是当质控测定值违反 1_{2s} 规则时，则启动 1_{3s} 规则进行判断，如在控，则按 $2_{2s} \rightarrow R_{4s} \rightarrow 4_{1s} \rightarrow 10X$ 顺序进行判断。

6. 导致室内质控失控的主要原因有：操作失误、试剂失效、校准物失效、质控品失效、仪器维护不良、采用不当的质控规则、质量控制限范围选择不当、一个分析批测定的质量控制数量不当等。室内质控的局限性在于室内质控可以确保每次测定与确立的质量标准一致，但不能保证在单个的测定样本中不出现误差。如标本鉴别错误、标本吸样错误、结果记录错误等。

7. 室间质量控制靶值的确定方法包括：参考方法或已知偏差方法获得的平均值；使用标本在制备过程中建立的值，如加入已知浓度的分析物到血清中；剔除离散群值后，所得结果的总平均值；具有良好性能的一组选择的参考实验室的平均值；不同实验室使用同一种方法，剔除离散群值后，获得所有结果的平均值；上述方式的组合，并收集所有相关信息得到单一的靶值，但每一种方式得到靶值的方法以及对靶值的验证都应事先定义，并告诉参加者。

8. 室间质量控制的局限性：所得的评价结果不是实验室的正常水平，而是它的最好水平。质评成绩不好并不代表实验室质量不好。质评结果并不能反映分析前、分析后存在的多种问题，如患者确认、患者准备、标本采集、标本处理、实验结果给申请者的传送等。室间质量控制是对参评实验室的测定结果的回顾性分析，不能做到结果及时反馈、及时纠正等。

9. 标准品即含量确定的处于一定基质中的特性明确的物质，这种物质通常是纯品，可分为一、二、三 3 个等级。质控品则是含量已知的处于与实际标本相同的基质中的特性明确的物质，这种物质通常与其他物质混杂在一起，根据其用途分为室内质控品、室间质评样本和质控血清等三类。

10. 理想的标准品和质控品应该具备的条件：①基质对测定结果无明显影响；②对标准品的浓度一般无特殊要求，在方法的测定范围内即可。而室内质控品则要求其所含待测物的浓度接近试验或临床决定性水平；③稳定；④无已知的传染危险性；⑤对于质控品应可单批大量获得。

（秦东春）

《临床免疫学检验》教学大纲

课程类别：专业核心课程

课程性质：必修

英文名称：Clinical laboratory immunology

总学时：96h　理论课学时：50h　实验学时：46h

学分：4.5（其中：理论课 3.0 学分、实验课 1.5 学分）

注：依据各院校情况总学时建议 96h±10h

一、课程简介

临床免疫学检验是研究临床免疫学技术和免疫相关疾病及对免疫性疾病进行实验室诊断的一门临床检验医学学科。它是医学检验技术专业的重要专业课程之一。临床免疫学检验主要阐述临床免疫学技术及常用的免疫学诊断方法和常见免疫相关疾病的免疫学特征及免疫学诊断的意义。通过学习本课程，使学生能掌握常用的免疫学检验技术及临床免疫相关疾病的免疫学特征，针对不同的临床病例开展相关免疫学检验，并能联系理论和实践对结果进行合理的解释和分析。此外，要求学生了解免疫学的新知识、新理论及新技术，以使学生既能适应常规临床免疫学检验工作，又具备一定的创新工作能力。课程内容包括：绪论、临床免疫学检验技术（抗原制备技术、抗体制备技术、经典的抗原抗体反应、免疫比浊分析技术、标记免疫技术、免疫芯片技术、流式细胞技术）、临床免疫相关性疾病的检测及意义等。

二、基本学习内容和教学要求

临床免疫学检验课程的主要内容是研究免疫学技术及常见免疫性疾病的免疫学发病机制、特征及免疫学检测，特别是将免疫学理论与免疫学技术相结合应用于各种免疫性疾病的检测与诊断。通过本课程的教学，使学生掌握临床免疫学技术的原理、方法、常见免疫性疾病的检测方法，并利用相关网站信息熟悉新技术、新进展等。免疫学技术部分注重于医学检验实践相结合，突出学习技术的目的性，培养学生将理论知识应用于临床实践的能力，使学生能具备一定实际操作能力和结合临床的分析能力，达到适应临床免疫学检验工作的基本要求，同时具备开展一定科研工作的能力。按学习目标不同，将学习内容分为："掌握"（要求对所学内容理解、熟记，并能脱离书本进行简明扼要的口头与书面叙述）、"熟悉"（要求对所学内容理解并记住内容提要）、"了解"（要求对所学内容理解）等三级。同时结合教学实践，培养学生分析问题和解决问题的能力以及严谨的科学作风。

三、教学方法

本课程注重理论与技术并重，理论联系实际并结合临床检验，理论教学着重于基本概念、机制、原理、方法等的阐明及临床应用与发展方向。理论课教学为大班教学和 PBL 教学方式相结合。

实验课着重于每项实验的操作、方法学评价，注意事项及结合临床的结果分析。实施上理论与实验穿插进行，两者相辅相成，课程一般安排在第三学年的第一或二学期。实验教学分小班进行，一般每2人一组，由学生单独操作或分工合作操作完成实验项目。每位学生需独立、客观、真实地记录实验结果，并完成实验报告。

四、建议教材

1. 吕世静，李会强．临床免疫学检验．3版．北京：中国医药科技出版社，2015.
2. 曾常茜．临床免疫学检验实验指导．3版．北京：中国医药科技出版社，2015.

五、参考书目

1. Turgeon M L. Immunology and serology in laboratory medicine. 4th ed. Elsevier Mosby，2009.
2. Detrick B，Hamilton R G，Folds J D. Manual of molecular and clinical laboratory immunology. 7th ed. ASM Press，2006.
3. Abbas A K，Lichtman A H，Pillai S. Cellular and molecular immunology. 8th ed. Saunders，2014.
4. 李金明，刘辉．临床免疫学检验技术．6版．北京：人民卫生出版社，2015.
5. 张秀明，熊继红，杨有业．临床免疫学检验质量管理与标准操作程序．北京：人民军医出版社，2011.

六、本大纲的编写基础、适用对象及考核方法

本大纲主要依据中国医药科技出版社出版的《临床免疫学检验》第三版及《临床免疫学检验实验指导》第三版编写，并参考国外近年相关原版教材，设置了理论基础和实验，供四年制医学检验技术专业学生使用。

教　学	考核方式
理　论	书面考试（70%）
实　验	报告、作业、讨论（15%）
	操作考试（10%）
PBL	讨论（5%）

七、学时分配

临床免疫学检验课程总学时为96（±10）h，理论讲授：48 h，PBL：2 h

实验课：46学时，每学时为40分钟，具体分配如下。

临床免疫学检验教学理论时间安排表

讲授内容	理论课时数
第一章　临床免疫学检验概论	2
第二章　抗原抗体反应	2
第三章　抗原制备技术	2
第四章　抗体制备技术	3
第五章　凝集反应	1
第六章　沉淀反应	2
第七章　免疫比浊技术	2

讲授内容	理论课时数
第八章 补体参与的溶血试验	1
第九章 荧光抗体技术	2
第十章 放射免疫技术	2
第十一章 酶免疫技术	3
第十二章 发光免疫分析	3
第十三章 生物素－链霉亲和素标记免疫技术	2
第十四章 胶体金免疫分析	2
第十五章 流式细胞术	2
第十六章 临床免疫学技术的方法学评价	2
第十七章 免疫细胞的分离与功能检测	2
第十八章 超敏反应性疾病与免疫学检测	3
第十九章 自身免疫病与免疫学检测（PBL教学）	2（可另选内容）
第二十章 免疫增殖性疾病与免疫学检测	2
第二十一章 免疫缺陷病与免疫学检测	2
第二十二章 肿瘤免疫与免疫学检测	2
第二十三章 移植免疫学与免疫学检测	2
第二十四章 临床免疫检验的质量控制	2

注：各章授课学时各校可依据讲授实际情况作适当调整，PBL内容自行安排（本教学大纲的教学时数参考了全国56所本科院校教学时数，22所医学院校参加讨论而定）。

八、考核方式

本课程为考试课，课程成绩根据期末考试、实验成绩、期中考核、作业进行评定，课程成绩以百分制计算，分配比例如下。

1. 实验成绩30%（含作业、期中测试、PBL、操作考试）。

2. 期末成绩70%，笔试。

临床免疫学检验理论课部分

第一章 临床免疫学检验概论

【教学内容】

1. 临床免疫学检验概论。

2. 临床免疫学检验的发展简史（临床免疫学检验的诞生、标记免疫技术的建立与发展、现代临床免疫学检验）。

3. 临床免疫学检验技术的类型（抗原抗体反应技术、生物学检测技术又称非抗原抗体反应技术）。

4. 临床免疫学检验技术的特点。

5. 临床免疫学检验的临床应用（感染性疾病的免疫学检测、免疫相关性疾病的检测、其他领域的检测应用）。

6. 临床免疫学检验的重要地位。

【目的要求】参阅本章第一部分内容,略。

第二章　抗原抗体反应

【教学内容】

1. 抗原抗体反应的物质基础。

2. 抗原抗体反应的基本原理(空间互补关系、相互作用力、亲水胶体转化为疏水胶体)。

3. 抗原－抗体反应的基本特点(反应的特异性、比例性、可逆性、阶段性)。

4. 影响抗原抗体反应的因素(反应物自身因素、反应的环境因素)。

【目的要求】参阅本章第一部分内容,略。

第三章　抗原制备技术

【教学内容】

1. 天然抗原的制备(颗粒性抗原的制备、可溶性抗原的制备)。

2. 重组蛋白质抗原的制备。

3. 合成肽抗原的制备。

4. 佐剂的制备(佐剂的种类、佐剂的作用机制、福氏佐剂的制备)。

【目的要求】参阅本章第一部分内容,略。

第四章　抗体制备技术

【教学内容】

1. 多克隆抗体的制备(制备原理、技术要点、多克隆抗体的纯化、多克隆抗体的特点)。

2. 单克隆抗体制备(制备原理、技术要点、单克隆抗体的纯化、单克隆抗体的特点)。

3. 抗体的鉴定和保存。

4. 基因工程抗体的制备(基因工程抗体的种类、基因工程抗体的制备技术)。

【目的要求】参阅本章第一部分内容,略。

第五章　凝集反应

【教学内容】

1. 直接凝集反应(检测原理、临床应用)。

2. 间接凝集反应(基本类型、临床应用)。

3. 抗人球蛋白试验(基本类型、临床应用)。

【目的要求】参阅本章第一部分内容,略。

第六章　沉淀反应

【教学内容】

1. 免疫扩散试验(基本类型、临床应用)。

2. 免疫固定电泳技术(检测原理、临床应用)。

【目的要求】参阅本章第一部分内容,略。

第七章　免疫比浊技术

【教学内容】

1. 免疫比浊的类型(透射免疫比浊和散射免疫比浊、胶乳颗粒增强比浊)。

2. 免疫比浊的技术要点(抗体的选择、纳米微球的致敏、分析条件优化)。

3. 临床应用(血清免疫球蛋白及补体测定、急性时相反应蛋白测定、药物浓度测定)。

【目的要求】参阅本章第一部分内容,略。

第八章　补体参与的溶血试验

【教学内容】

1. 补体活性测定（测定原理、技术要点、方法评价）。

2. 补体结合试验（测定原理、技术要点、方法评价）。

【目的要求】参阅本章第一部分内容，略。

第九章　荧光抗体技术

【教学内容】

1. 荧光素和荧光标记抗体（荧光素、荧光标记抗体的制备）。

2. 荧光抗体技术的类型（经典荧光抗体技术、荧光抗体芯片技术）。

3. 荧光抗体技术的要点（制备基质片、荧光抗体染色、结果观察）。

4. 临床应用（病原体检测、自身抗体检测、淋巴细胞分类计数、免疫病理检测）。

【目的要求】参阅本章第一部分内容，略。

第十章　放射免疫技术

【教学内容】

1. 放射性核素和放射性标记物（放射性核素、放射性标记物）。

2. 放射免疫技术的类型（放射免疫分析、免疫放射分析、RIA 和 IRMA 的比较）。

3. 分离技术（沉淀分离、固相吸附分离）。

4. 临床应用（激素测定、肿瘤标志物测定、药物浓度检测、其他）。

【目的要求】参阅本章第一部分内容，略。

第十一章　酶免疫技术

【教学内容】

1. 酶和酶标记物（酶及其底物、酶标记物）。

2. 酶联免疫吸附试验（分析模式、分析模式、临床应用）。

3. 斑点酶免疫印迹试验（分析原理、技术要点、临床应用）。

4. 酶联免疫斑点试验（分析原理、技术要点、技术评价、临床应用）。

5. 酶免疫组化技术（酶标记抗体组化技术、酶－抗酶复合物免疫组化技术、技术要点、临床应用）。

【目的要求】参阅本章第一部分内容，略。

第十二章　发光免疫分析

【教学内容】

1. 时间分辨荧光免疫分析（标记物、技术类型、技术要点、技术评价）。

2. 荧光偏振免疫分析（标记物、分析原理、技术评价）。

3. 酶促化学发光免疫分析（发光底物、技术类型、技术要点、技术评价）。

4. 化学发光免疫分析（标记物、分析原理、技术要点、技术评价）。

5. 电化学发光免疫分析（标记物、分析原理、技术要点、技术评价）。

6. 活性氧途径均相发光免疫分析（供体微球和受体微球、技术类型、技术要点、技术评价）。

7. 发光免疫分析的临床应用（甲状腺激素、性激素、肾上腺和垂体激素、贫血因子、肿瘤标记物、病原体血清标志物、糖尿病、心血管疾病、骨代谢、过敏性疾病和治疗药物监测等）。

【目的要求】参阅本章第一部分内容，略。

第十三章　生物素－链霉亲和素标记免疫技术

【教学内容】

1. 生物素和亲和素（生物素、亲和素和链霉亲和素）。

2. 生物素和亲和素标记物的制备（生物素标记物的制备、亲和素/链霉亲和素标记物的制备）。

3. 生物素－亲和素系统的技术方法［桥联亲和素－生物素（BAB）法、标记亲和素－生物素（LAB 或 BA）法、亲和素－生物素化酶复合物（ABC）法、酶－抗酶－亲和素－生物素化酶复合物（PAP－ABC）法］。

4. 技术评价与应用领域。

【目的要求】参阅本章第一部分内容，略。

第十四章　胶体金免疫分析

【教学内容】

1. 胶体金和金标记物（胶体金、金标记物）。

2. 胶体金免疫分析的类型（斑点金免疫渗滤试验、胶体金免疫层析试验）。

3. 技术要点（固相膜、包被与封闭、质控设计）。

4. 临床应用。

【目的要求】参阅本章第一部分内容，略。

第十五章　流式细胞术

【教学内容】

1. 流式细胞仪的结构（流式细胞仪的基本结构、流式细胞仪检测的信号、流式细胞术的分析原理、流式细胞术的分选原理、液相芯片技术及原理）。

2. 流式细胞术的数据处理（数据参数、数据分析与显示方式、流式细胞术对照的设置、荧光补偿调节）。

3. 流式细胞术样品制备和临床应用（流式细胞术样品制备、荧光素偶联抗体、流式细胞术在免疫学检查中的应用）。

【目的要求】参阅本章第一部分内容，略。

第十六章　临床免疫学技术的方法学评价

【教学内容】

1. 检测性能评价（检测精密度评价、检测准确性评价、检测特异性和敏感度评价、线性范围和检出限评价、抗干扰性评价）。

2. 临床免疫学技术检测的影响因素（抗原因素、抗体因素、钩状效应、基质效应）。

【目的要求】参阅本章第一部分内容，略。

第十七章　免疫细胞的分离与功能检测

【教学内容】

1. 免疫细胞的分离技术（密度梯度离心法、免疫磁性微球分离法、流式细胞仪分选法、细胞活力检测）。

2. 免疫细胞的分类计数和功能测定（淋巴细胞的分类计数、T 细胞的功能测定、B 细胞的功能测定、NK 细胞功能测定、吞噬细胞功能测定）。

【目的要求】参阅本章第一部分内容，略。

第十八章　超敏反应性疾病与免疫学检测

【教学内容】

1. 发生机制（Ⅰ型超敏反应、Ⅱ型超敏反应、Ⅲ型超敏反应、Ⅳ型超敏反应）。

2. 常见疾病（过敏性哮喘和过敏性鼻炎、食物过敏症、急性输血反应、新生儿溶血症）。

3. 免疫学检测（血清总 IgE 检测、血清特异性 IgE 检测、特异性过敏原嗜碱性粒细胞激活试验、循环免疫复合物测定）。

【目的要求】参阅本章第一部分内容，略。

第十九章　自身免疫病与免疫学检测

【教学内容】

1. 诱发自身免疫病的因素（自身抗原因素、免疫调节机制紊乱因素、生理因素、遗传因素）。

2. 自身免疫病的病理损伤机制（自身抗体引起的免疫损伤、免疫复合物引起的免疫损伤、自身反应性 T 细胞引起的免疫损伤）。

3. 自身免疫病的分类及基本特征（自身免疫病的分类、自身免疫病的基本特征）。

4. 常见的自身免疫病（系统性红斑狼疮、类风湿关节炎、系统性血管炎、弥漫性甲状腺肿）。

5. 自身免疫病的免疫学检测（自身抗体的检测、其他相关的免疫学检测）。

【目的要求】参阅本章第一部分内容，略。

第二十章　免疫增殖性疾病与免疫学检测

【教学内容】

1. 免疫增殖性疾病的概念与分类。

2. 免疫增殖性疾病的发病机制（浆细胞异常增殖、体液免疫抑制、病理损伤）。

3. 常见疾病（多发性骨髓瘤、原发性巨球蛋白血症、重链病、轻链病、冷球蛋白血症）。

4. 免疫学检测（血清蛋白组分分析、血清免疫球蛋白定量、M 蛋白检测、本 – 周蛋白的检测）。

【目的要求】参阅本章第一部分内容，略。

第二十一章　免疫缺陷病与免疫学检测

【教学内容】

1. 免疫缺陷病的分类（原发性免疫缺陷病、获得性免疫缺陷病）。

2. 常见的免疫缺陷病（性联无丙种球蛋白血症、先天性胸腺发育不全、慢性肉芽肿病、重症联合免疫缺陷病、遗传性血管神经性水肿、获得性免疫缺陷综合征）。

3. 免疫学检测（B 细胞缺陷病的检测、T 细胞免疫缺陷病的检测、吞噬功能缺陷病的检测、补体缺陷病的检测、基因检测、AIDS 的免疫学检测）。

【目的要求】参阅本章第一部分内容，略。

第二十二章　肿瘤免疫与免疫学检测

【教学内容】

1. 肿瘤抗原（肿瘤特异性抗原、肿瘤相关抗原、肿瘤细胞的免疫原性）。

2. 机体抗肿瘤的免疫效应机制（机体抗肿瘤的细胞免疫机制、机体抗肿瘤的体液免疫机制、其他免疫效应分子在抗肿瘤免疫中的作用）。

3. 肿瘤的免疫发生机制（肿瘤细胞的免疫逃逸、肿瘤细胞的抗原缺失和抗原调变、肿瘤细胞表面"抗原覆盖"或"封闭"、肿瘤细胞 MHC – Ⅰ类分子表达异常、肿瘤细胞协同刺激分子表达异常、肿瘤细胞表达 FasL 诱导免疫细胞凋亡、肿瘤细胞导致免疫抑制、宿主免疫功能的影响）。

4. 肿瘤标志物的检测（常见的肿瘤标志物、肿瘤标志物的免疫学检测、检测肿瘤标志物的临床意义）。

【目的要求】参阅本章第一部分内容，略。

第二十三章　移植免疫学与免疫学检测

【教学内容】

1. 移植排斥反应的发生机制（移植抗原、T 细胞识别同种抗原的机制）。

2. 移植排斥反应的类型和损伤机制（宿主抗移植物反应、移植物抗宿主反应）。

3. 移植免疫学检测（组织配型、移植排斥反应的监测）。

【目的要求】参阅本章第一部分内容，略。

第二十四章　临床免疫检验的质量控制

【教学内容】

1. 质量控制的基础知识（基本概念、室内质量控制、室间质量控制）。

2. 临床免疫检验质量控制的特殊问题（分析前的特殊问题、分析中的特殊问题）。

【目的要求】参阅本章第一部分内容，略。

注：《临床免疫学检验实验》教学，因各校所开设的实验项目各异、难以一致，故不作安排。

（吕世静）

上海交通大学医学院

2014 年—2015 年　第 2 学期 13 级检验本科

《临床免疫学检验》　课程试题 A（考试时间 60 分钟）

姓名＿＿＿＿＿＿　　学号＿＿＿＿＿＿　　成绩＿＿＿＿＿＿

题型	选择题	名词解释	简答题	问答题	合计
得分					

选择题答案

题号	1	2	3	4	5	6	7	8	9	10
答案										
题号	11	12	13	14	15	16	17	18	19	20
答案										
题号	21	22	23	24	25	26	27	28	29	30
答案										

一、选择题（每题 1 分，共 30 分）

1. 在淋巴细胞转化实验中，不属于非特异性刺激物的是
   A. PHA　　　　　　B. ConA　　　　　　C. PWM
   D. LPS　　　　　　E. PPD

2. 用于检测细胞因子 mRNA 的方法不包括
   A. Southern 印迹杂交法　　B. 逆转录 – PCR 法　　C. 原位杂交
   D. 原位 RT – PCR 法　　　E. Northern 印迹杂交法

3. 诊断皮肌炎的特异性抗体是
   A. 抗 J_0 – 1 抗体　　　　B. 抗 U1 – RNP 抗体　　C. 抗着丝点抗体
   D. 抗 Scl – 70 抗体　　　E. 抗 Sm 抗体

4. 器官移植测定哪种抗原最重要
   A. HLA – A　　　　　B. HLA – B　　　　　C. HLA – C
   D. HLA – DR　　　　E. HLA – DQ

5. 下列疾病属器官特异性 AID 的是
   A. SLE　　　　　　B. RA　　　　　　　C. 重症肌无力
   D. 干燥综合征　　　E. 混合性结缔组织病

6. 关于类风湿性关节炎的特征哪项是错误的
   A. 关节病变为主的慢性 AID　　B. 多发于青壮年，女多于男
   C. 血清中可检出 RF　　　　　　D. 血清中 IgG、IgA、IgM 下降
   E. 关节的病变主要在小关节

7. 多发性骨髓瘤克隆性免疫球蛋白增多的最佳实验诊断方法是

    A. 免疫固定电泳   B. 免疫扩散   C. ELISA

    D. 比浊法   E. 对流电泳

8. HIV 感染最常用的筛选方法是

    A. 免疫印迹   B. RT – PCR   C. PCR

    D. ELISA   E. 自身 RBC 凝集

9. AIDS 的特征性免疫异常是

    A. 补体活性降低

    B. 迟发性皮肤超敏反应减弱或缺乏

    C. $CD4^+T$ 细胞缺陷，CD4/CD8 T 细胞比值下降

    D. 体液免疫功能障碍

    E. 血清中 IgG，IgA 含量增加

10. 以下何种抗原对移植最为重要

    A. HLA – A、B、C   B. HLA – DP   C. HLA – DQ

    D. HLA – DR   E. HLA – D

11. 淋巴细胞毒交叉配合试验的目的主要是检测

    A. 以下都不对

    B. 供者血清中有无抗受者淋巴细胞的抗体

    C. 受者淋巴细胞 HLA – DR 抗原

    D. 供者淋巴细胞 HLA – DR 抗原

    E. 受者血清中有无抗供者淋巴细胞的抗体

12. 属于肿瘤特异性抗原的是

    A. 甲胎蛋白   B. 癌胚抗原

    C. CA199   D. 人类黑色素瘤细胞 MAGE – 1

    E. 异型胎儿蛋白

13. 乙肝病毒的"两对半"结果为 HBsAg（–），抗 HBs（＋），HBeAg（–），抗 HBe（–），抗 HBc（–）；则提示

    A. 预防接种或感染后，有免疫力

    B. 感染的急性期，无免疫力

    C. 感染的恢复期

    D. 只是继往感染过

    E. 不可能出现的结果

14. 提取高纯度特异性 IgG 的方法为

    A. 亲合层析   B. 离子交换层析   C. 凝胶过滤

    D. 超速离心法   E. 血清区带电泳

15. 人 – 鼠嵌合抗体是

    A. 人 IgV 区与鼠 IgC 区连接

    B. 人 IgC 区与鼠 IgV 区连接

    C. 人 Ig 与鼠 Ig 重组

    D. 鼠 IgV 区与人 IgV 区重组

E. 以上都是

16. 协同凝集反应与间接凝集反应的原理类似，只不过前者的载体颗粒是

    A. 聚苯乙烯胶乳制作的

    B. 鞣化了的动物红细胞

    C. 一种含 A 蛋白的金黄色葡萄球菌

    D. 用明胶制备的

    E. 聚氯乙烯胶乳制作的

17. 双扩试验平板法中，抗原含量较大，则反应沉淀线应

    A. 靠近抗原孔   B. 靠近抗体孔   C. 在两孔中点

    D. 呈多条沉淀线   E. 无沉淀线

18. HRP 的酶活性基团是

    A. 糖蛋白   B. 亚铁血红素   C. 白蛋白

    D. 球蛋白   E. 氨酸

19. ELISA 试验中，易造成空白值增高的原因主要来自于

    A. 加样不准   B. 保温时间短   C. 洗涤不彻底

    D. 比色误差   E. 包被不好

20. 关于 ELISA 试验中的封闭不正确的论述是

    A. 用 1%～5% 牛血清白蛋白再包被一次

    B. 防止酶标抗体吸附载体

    C. 可消除非特异性显色而导致的本底偏高

    D. 有助于酶与底物的结合

    E. 封闭是为了防止包被液中蛋白质含量太低所致的本底偏高

21. 标记抗体的荧光素需具备的条件中哪项与提高观察效果有关

    A. 与蛋白质结合稳定，易保存

    B. 与蛋白质结合后仍保持较高的荧光效率

    C. 标记方法简单、无毒

    D. 被标记的蛋白质抗体活性不受影响

    E. 荧光色泽与背景组织的色泽对比鲜明

22. 电化学发光免疫分析（ECLIA）常采用的标记物是

    A. 吖啶酯   B. ALP   C. HRP

    D. 三丙胺   E. 三联吡啶钌

23. 电化学发光免疫分析（ECLIA）的检测范围很广，其检测灵敏度可达

    A. g/L   B. mg/dl   C. pg/ml

    D. ng/ml   E. mg/L

24. 下列有关胶体金的叙述中，错误的是

    A. 胶体金颗粒稳定均匀，可呈悬浮液状

    B. 电解质可以使胶体金沉淀

    C. 蛋白质可以使胶体金稳定

    D. 胶体金颗粒越大，其吸收波长越短

  E. 当胶粒彼此距离很近时可以导致胶粒合并变大

25. 生物素 – 亲和素系统的特点，下列哪项除外
  A. 高度专一性   B. 稳定性高   C. 背景低
  D. 实验成本高   E. 灵敏度高

26. 组织细胞标本固定的目的不包括下列哪项
  A. 使细胞脱落   B. 防止细胞自溶
  C. 保持细胞固有形态与结构 D. 使细胞内蛋白质凝固
  E. 保存组织细胞的抗原性

27. 目前临床中 HCG 的快速定性检测主要采用的方法是
  A. ELISA   B. 荧光免疫技术
  C. 化学发光免疫测定   D. 斑点金免疫渗滤试验
  E. 斑点免疫层析试验

28. 患者肾移植后 3 个月发现腰胀痛、尿量减少，进行细胞学检测，可能发现 T 细胞数变化
  A. T 细胞↑，CD4/CD8↑ B. T 细胞↓，CD4/CD8↓
  C. T 细胞↑，CD4/CD8↓ D. T 细胞↓，CD4/CD8 正常
  E. T 细胞↑，CD4/CD8 正常

29. 以下物质在机体中异位后，不会刺激机体产生自身抗体的是
  A. 晶状体蛋白   B. 精子   C. 甲状腺球蛋白
  D. 皮肤   E. 葡萄膜

30. Which disease should be considered generally when lack of immune serum globulin
  A. Light chain disease   B. Heavy chain disease
  C. Immunodeficiency disease D. Immune proliferation disease
  E. Autoimmune disease

二、名词解释（每题 4 分，共 20 分）

1. autoimmune disease

2. indirect recognition

3. Immunogold – histochemistry techique

4. immunoadjuvant

5. tumor marker

三、简答题（每题 5 分，共 10 分）

1. 简述 Ⅰ 型超敏反应皮试的原理及结果判断。

2. ELISA 检测的影响因素有哪些？

四、问答题（每题 10 分，共 40 分）

1. 试述 Ficoll – hypaque 分离液分离 PBMC 的原理、步骤。

2. 请简述 HBV 感染的血清学标志物及其临床意义。

3. 何谓 M 蛋白？主要与哪些疾病（3 项以上）有关？试述临床检出 M 蛋白的几种方法及其临床意义。

4. 男性，58 岁，结肠癌术后随访中。请例举一个用于术后监测最常用的肿瘤标志物，用

两种不同的方法进行检测并叙述其原理。

医学检验专业 2014—2015 年第二学期 13 级检验本科
《临床免疫学检验》课程期末考试卷（A 卷）
标准答案及评分标准

一、选择题（每题 1 分，共 30 分）

题号	1	2	3	4	5	6	7	8	9	10
答案	E	A	A	D	C	D	A	D	C	D
题号	11	12	13	14	15	16	17	18	19	20
答案	E	D	A	A	B	C	B	B	C	D
题号	21	22	23	24	25	26	27	28	29	30
答案	E	E	C	D	D	C	A	E	A	C

二、名词解释（每题 4 分，共 20 分）

1. 自身免疫病：自身免疫不一定都引起自身免疫病，若自身免疫达到一定强度，以致能破坏自身正常组织结构并引起相应临床症状时称为自身免疫病。

2. 间接识别：是指受者 T 细胞识别经过受者 APC 加工处理的来源于供者 MHC 分子的肽。

3. 金免疫组织化学技术：是将胶体金的光学检测的敏感性，与免疫组织化学技术的特异性相结合的一种技术，利用了金颗粒具有高电子密度的特性，增强了该技术的敏感性，可反应标本中待测物的性质及其形态学特征。

4. 免疫佐剂：某些物质与抗原一起或先于抗原注入机体，可增强机体对该抗原的特异性免疫应答或改变免疫应答类型，此类物质称为免疫佐剂，简称佐剂。

5. 肿瘤标志物：在肿瘤发生和增殖过程中，由肿瘤细胞生物合成、释放或者是宿主对癌类反应性的一类物质。这些物质可存在于肿瘤细胞和组织中，也可进入血液和其他体液。当肿瘤发生、发展时，这些物质明显异常，可以利用生物化学、免疫和分子生物学等技术对其进行定性或定量地检测。

三、简答题（每题 5 分，共 10 分）

1. 答：当变应原通过皮肤挑刺、划痕、皮内注射等方法进入致敏者皮内，与吸附在肥大细胞或/和嗜碱性粒细胞上的特异性 IgE 高变区结合，导致肥大细胞或嗜碱性粒细胞脱颗粒，释放生物活性介质。在 20～30 分钟内局部皮肤出现红晕、红斑、风团以及瘙痒感，数小时后消失。出现此现象者判断为皮试阳性，即对该变应原过敏；未出现红晕、红斑、风团者为阴性，即对该变应原不过敏。

2. 答：ELISA 检测的影响因素分为测试前、测试中和测试后。测试前：标本的收集、运送和保存；试剂准备。测试中：加样、温育、洗涤、显色、比色。测试后：质控和标准品结果判断；标本结果判断。

四、问答题（每题 10 分，共 40 分）

1. 答：离心力作用下，细胞在一定介质中沉降速率与细胞体积、细胞密度和周围介质密度差成正比，体积越大密度差越大，沉降速率越快。利用细胞比重差异，用特定比重分离液离心，将细胞成分从混合细胞群中分离出来。分离人外周血淋巴细胞以密度为（1.077±0.001）g/L 为宜，分离细胞时，先将分层液置试管底层，然后将肝素抗凝全血以 Hanks 液或 PBS 液作适当稀释后，轻轻叠加在分层液上面，使两者形成一个清晰的界面。水平式离心后，离心管中会出现几个不同层次的液体和细胞带。PBMC 的密度在 $1.076 \sim 1.090$ g/L 之间，位于血浆层和分层液的界面中，呈白膜状，吸出单个核细胞即可。

2. 答：（1）HBsAg 和抗 – HBs：HBsAg 是 HBV 感染后第一个出现的血清学标志物，HBsAg阳性见于急性肝炎、慢性肝炎或无症状携带者。抗 – HBs 是一种中和抗体，是乙肝痊愈的一个重要标志。抗 – HBs 对同型病毒的再感染具有保护作用，抗 – HBs 出现是 HBsAg 疫苗免疫成功的标志。

（2）HBeAg 和抗 – HBe：HBeAg 是 HBV 复制及血清具有传染性的指标，HBeAg 持续存在时间一般不超过 10 周，如超过则提示感染转为慢性化。抗 – HBe 出现于 HBeAg 阴转后，其出现比抗 – HBs 晚但消失早。

（3）HBcAg 和抗 – HBc：HBcAg 是 HBV 存在和复制活跃的直接指标，血液量微不易检测到。常以抗 – HBc IgM 作为急性 HBV 感染的指标。急性感染恢复期和慢性持续性感染以 IgG 型抗 – HBc 为主，可持续存在数年。抗 – HBc 不是保护性抗体。

3. 答：M 蛋白又称单克隆免疫球蛋白，是由某一种单克隆 B 淋巴细胞异常增殖时产生的蛋白分子或分子片段，它们具有相同的结构和电泳迁移率，但是它们一般不具有抗体的活性。如多发性骨髓瘤、恶性淋巴瘤、重链病和巨球蛋白血症等。实验室的检测：人血清免疫球蛋白的定量（以发现某类型的 Ig 增高）→然后进行人血清 Ig 免疫电泳（筛选并确认增高的是 M 蛋白）→最后须通过免疫固定电泳鉴定增高的 M 蛋白亚型（有助于临床疾病的诊治）。

4. 答：CEA。ELISA、放免、化学发光等。几种方法都属于典型的标记免疫法，以 CEA 作为待检抗原时，在固相载体上包被抗 CEA 抗体，与待检样本结合并孵育，洗涤未结合样本，再加上（酶、同位素、荧光素酶等）标记的 CEA 抗体孵育，洗涤未结合抗体，最后加上相应的反应底物，检测底物分解、同位素射线或者荧光信号，和标准曲线对比，得到待测样本的 CEA 值。

（李擎天）

广州医科大学

2014—2015 学年第 1 学期
《临床免疫学检验》课程考试卷（B 卷）
专业：医学检验　层次：本科　年级：2011 级

（试卷总分：100 分，考试时间：120 分钟，试题内容10 页，空白纸2 页）

教研室主任审核签名：_____

	客观题	主观题	总分
得分			

客观题部分

一、A 型题（每题 1 分，40 题，共 40 分）

1. 下列哪项技术首先为 20 世纪超微量物质分析开辟了一个崭新的领域
   A. 酶免疫技术　　　　　B. 放射免疫分析技术　　　　　C. 荧光免疫技术
   D. 化学发光免疫技术　　E. 时间分辨荧光免疫技术

2. 抗原抗体结合反应过程中出现肉眼可见的沉淀现象的主要原因是
   A. 从疏水胶体变为亲水胶体
   B. 从亲水胶体变为疏水胶体
   C. 抗原抗体反应导致蛋白质变性所致
   D. 抗原抗体结合作用和盐析作用所致
   E. 蛋白质盐析作用所致

3. 沉淀反应中抗原过量的现象称为
   A. 前带　　　　　　　　B. 后带　　　　　　　　　　C. 带现象
   D. 等价带　　　　　　　E. 抗原抗体最适比

4. 抗原抗体交叉反应的描述，正确的是
   A. 为非特异性抗原抗体反应
   B. 抗体亲和性增加
   C. 由于不同抗原分子上存在共同抗原表位所致
   D. 抗体氨基酸种类发生变化
   E. 对免疫学诊断结果判断没影响

5. 为了防止小鼠骨髓瘤细胞株返祖，应在培养基中定期加入下列何种物质
   A. 胸腺嘧啶核苷　　　　B. 8－氮鸟嘌呤　　　　　　　C. 次黄嘌呤
   D. 氨基蝶呤　　　　　　E. 叶酸

6. ELISA 检测乙肝表面抗体，最后一步加入酶底物显色，测定底物颜色的光密度值
   A. 与患者血清中特异性抗体浓度呈正比
   B. 与患者血清中特异性抗体浓度呈反比
   C. 与固相上结合的抗原呈正比
   D. 与酶标记的抗体浓度呈正比
   E. 与酶底物的浓度呈反比

7. 制备绵羊红细胞抗体，免疫动物前绵羊红细胞应采用下列何种方法处理
   A. 红细胞加福氏完全佐剂   B. 红细胞加福氏不完全佐剂
   C. 红细胞加氢氧化铝   D. 稀释绵羊红细胞
   E. 红细胞加卡介苗

8. 能在 HAT 选择性培养基长期存活的是
   A. 细胞多聚体   B. 融合的瘤细胞与瘤细胞
   C. 融合的脾细胞与瘤细胞   D. 未融合的瘤细胞
   E. 未融合的脾细胞

9. 关于正向间接凝集抑制试验，正确的是
   A. 用抗体致敏载体   B. 主要用于抗体的检测
   C. 出现凝集现象为阳性结果   D. 不出现凝集说明标本中有待测抗原
   E. 以上均不正确

10. 检测不完全抗体可采用的凝集反应
    A. 协同凝集反应   B. 间接凝集反应   C. 间接血凝试验
    D. Coombs 试验   E. 直接凝集反应

11. 以下何种免疫缺陷发生率最高
    A. T 细胞免疫缺陷   B. 联合免疫缺陷   C. B 细胞免疫缺陷
    D. 补体缺陷   E. 吞噬细胞缺陷

12. 血清中免疫球蛋白含量缺乏，一般应首先考虑何种病
    A. 轻链病   B. 重链病   C. 免疫缺陷病
    D. 免疫增殖病   E. 自身免疫病

13. 胶体金免疫层析技术单克隆双抗体夹心法，测试区包被的物质是
    A. 特异性抗体   B. 特异性抗原
    C. 抗金标抗体   D. 金标记特异性抗原
    E. 金标记特异性抗体

14. 高滴度的抗 RNP 抗体为哪种疾病特有
    A. 混合性结缔组织病   B. SLE   C. 干燥综合征
    D. 重症肌无力   E. 类风湿关节炎

15. 下列何种情况下血清 AFP 一般不升高
    A. 原发性肝细胞肝癌患者   B. 肝炎患者   C. 妊娠妇女
    D. 睾丸肿瘤   E. 胆管癌

16. 不能用于检测抗核抗体的基质细胞是
    A. 小鼠肝细胞   B. 外周白细胞   C. 外周红细胞

D. 大鼠肝细胞   E. Hep-2 细胞

17. 下列哪种是前列腺癌的肿瘤标志物
    A. AFP   B. CEA   C. CA125
    D. PSA   E. CA50

18. 协同凝集试验所用的载体是
    A. 新鲜红细胞   B. 醛化红细胞   C. 聚苯乙烯胶乳颗粒
    D. 金黄色葡萄球菌   E. 明胶颗粒

19. 下列哪项是Ⅰ型超敏反应性疾病
    A. 接触性皮炎   B. 荨麻疹   C. 职业性皮肤病
    D. 麻疹   E. 昆虫叮咬性皮疹

20. RAST 用于检测Ⅰ型超敏反应中
    A. 特异性 IgE   B. 特异性 IgG
    C. 非特异性 IgE   D. 非特异性 IgG
    E. 特异性 IgE 和特异性 IgG

21. 导致新生儿溶血症的不完全抗原是
    A. Rh 抗原   B. 药物半抗原   C. HLA 抗原
    D. 分化抗原   E. ABO 抗原

22. 制备大肠埃希菌抗血清，通常采用以下哪种免疫接种方法
    A. 淋巴结注射   B. 静脉注射   C. 脾内注射
    D. 皮下注射   E. 肌肉注射

23. ELISA 试验中最常用的标记酶是
    A. AKP   B. HRP   C. ACP
    D. LDH   E. ALT

24. 用同一方法反复测定某一样品所获得的结果间一致性，用下列专业术语表示
    A. 准确度   B. 精密度   C. 差异度
    D. 灵敏度   E. 以上均可

25. 临床上对从没患过某种疾病的人群根据相应的实验室检测结果判断其为阴性的准确性的描述，用下列哪种专业术语表示
    A. 诊断灵敏度   B. 诊断科学性   C. 诊断特异性
    D. 诊断效果   E. 诊断指数

26. 鉴定抗体的效价，常用下列哪种方法
    A. 间接凝集试验   B. 单向免疫扩散法   C. 双向免疫扩散法
    D. 免疫亲和层析法   E. 聚丙烯酰胺凝胶电泳法

27. 介导Ⅰ型超敏反应的抗体主要是
    A. IgA   B. IgG   C. IgE
    D. IgD   E. IgM

28. 下列哪项组合是无相关性的
    A. AFP 与鼻咽癌   B. CEA 与结肠癌   C. CA-125 与卵巢癌
    D. PSA 与前列腺癌   E. CA-153 与乳腺癌

29. ELISA 试验中，若标记酶为 AP，其终止剂为
    A. H_2O_2 B. NaOH   C. H_2SO_4
    D. OPD   E. Na_2SO_4

30. 有关间接荧光法的叙述，错误的是
    A. 敏感性比直接荧光法高
    B. 以荧光素标记针对抗原的特异性抗体
    C. 一种标记物可对多种抗原进行检测
    D. 既可检测抗原，也可检测抗体
    E. 常用于检测各种自身抗体

31. 以下物质属于颗粒性抗原的有
    A. SRBC 和破伤风外毒素
    B. 破伤风杆菌及其外毒素
    C. SRBC 和伤寒沙门菌
    D. 白喉棒状杆菌和青霉素
    E. 细菌膜蛋白

32. ELISA 法检测 HbsAg，进行室内质控操作时常采用下列哪一种方法
    A. 采用阴性质控物
    B. 采用强阳性质控物
    C. 阴阳性判断用 OD 值指标
    D. 阴阳性判断用 S/N 或 S/CO 值指标
    E. 采用即刻法质控

33. 免疫磁珠分离法，哪种说法是错误的
    A. 免疫磁珠分离法可用于淋巴细胞亚群的分离
    B. 免疫磁珠分离法可分为直接法和间接法
    C. 如所需细胞为游离于悬液中的细胞则为阴性分选法
    D. 阳性分选法不会导致细胞活化或凋亡
    E. 直接法的磁珠上包被的是特异性抗体

34. 56℃，加热 15 分钟发生沉淀，持续加热至 90℃ 又会溶解的是哪种物质的特性
    A. IgA   B. Bence – Joness protein   C. IgM
    D. albumin   E. heavy chain

35. 移植物抗宿主反应（GVHR）主要见于
    A. 心脏移植   B. 肝脏移植功   C. 骨髓移植
    D. 肺移植   E. 肾脏移植

36. 以下哪项不是 HLA 抗原的分子生物学分型方法
    A. PCR – SSO   B. PCR – RFLP   C. RT – PCR
    D. PCR – SSCP   E. SBT

37. 血清蛋白电泳时，M 蛋白区带常位于
    A. α1 区   B. α2 区   C. β1 区
    D. β2 区   E. γ 区

38. 遗传性血管神经性水肿为下列哪种成分缺陷

    A. C1q
    B. C2
    C. C3
    D. C1 抑制剂
    E. C4

39. 免疫透射比浊分析，哪种说法不正确

    A. 反应的抗原抗体复合物的分子要尽可能的小
    B. 选择高亲和力的抗体，并保证抗体过量
    C. 反应时间要充分
    D. 其基本原理是依据溶液中颗粒形成或增加而使透射光减弱的原理来定量检测抗原
    E. 与散射比浊法的根本区别是测定角与正前主夹角为0℃

40. 荧光免疫自动化分析中，Stakes 位移越大，发射光的特异性越强，Stakes 位移是指

    A. 激发光的光谱宽度
    B. 发射光的光谱宽度
    C. 不同发射光之间的波长差异
    D. 发射光与背景光的波长差
    E. 激发光与发射光的波长差异

二、X 型题（每小题 2 分，5 题，共 10 分）

41. 属于化学发光现象的是

    A. FTTC 在激发光作用下发出荧光
    B. 对－羟基苯乙酸被 HRP 氧化而发光
    C. 萤火虫发光
    D. AMPPD 在碱性条件下被 ALP 酶触发光
    E. 吖啶酯在稀碱溶液中发光

42. 有关协同凝集试验，以下叙述正确的是

    A. 载体为 SPA
    B. SPA 具有与 IgG 的 Fc 段结合的特性
    C. 其原理为抗体致敏的颗粒载体检测抗原
    D. 其原理为抗原致敏的颗粒载体检测抗体
    E. 常用于细菌、病毒的快速检测

43. 下列属于 ENA 抗体的是

    A. 抗 Sm 抗体
    B. 抗 RNP 抗体
    C. 抗 SSA 抗体
    D. 抗 dsDNA 抗体
    E. 抗 Scl－70 抗体

44. ELISA 试验对固相载体的基本要求有

    A. 吸附性能好
    B. 空白值低
    C. 孔底透明
    D. 孔板间性能相近
    E. 参与化学反应

45. 细胞免疫缺陷病的基本特征是

    A. 反复病毒、真菌、胞内菌感染
    B. 对许多抗原不产生迟发型皮肤超敏反应
    C. 外周血淋巴细胞减少
    D. 常有发生恶性肿瘤的倾向
    E. 多数不伴有体液免疫功能障碍

主观题部分

题号	1	2	3	4	5	6	7
得分							
阅卷人							

一、简答题（每题 5 分，4 题，共 20 分）

1. 为什么在检测抗原或抗体时，要注意调整反应体系中抗原抗体的比例？

2. 骨髓瘤细胞，理论上具有在体外长期增殖的特性，但为什么不能在 HAT 培养基中生存？

3. 什么是 DiGeorge 综合征，简述其免疫学特征。

4. 流式细胞分析仪主要由哪几个系统组成，各系统有何作用？

二、论述题（每题 10 分，3 题，共 30 分）

1. 何谓肿瘤标志物？主要分为哪几类？每类举出 1 种肿瘤标志物。

2. 某女，26 岁，长期发热，37℃～38℃，面颊部隐约见蝶形红斑，有关节肿痛，蛋白尿等症状。临床疑似自身免疫病。你认为该患者应做哪些必要的免疫学检查以帮助明确诊断，为什么？

3. 酶免疫测定技术分为哪两类？ELISA 技术属于哪一类？ELISA 技术主要分为哪四种基本类型？请写出其中一种类型的基本原理。

医学检验专业 2014—2015 学年第一学期
《临床免疫学检验》课程期末考试卷（B 卷）
标准答案及评分标准

【客观题】

（1～40 题，每题 1 分；41～45 题，每题 2 分）

题号	1	2	3	4	5	6	7	8	9	10
答案	B	B	B	C	B	A	D	C	D	D
题号	11	12	13	14	15	16	17	18	19	20
答案	C	C	A	A	E	C	D	D	B	A
题号	21	22	23	24	25	26	27	28	29	30
答案	A	B	B	B	C	C	C	A	B	B
题号	31	32	33	34	35	36	37	38	39	40
答案	C	B	D	B	C	C	E	D	A	E
题号	41	42	43	44	45					
答案	BDE	ABCE	ABCE	ABCD	ABCD					

【主观题】

一、简答题（每题 5 分，4 题，共 20 分）

1. 答：抗原抗体反应具有比例性，即带现象（2 分）。在进行抗原或抗体检测时，如果不注意二者之间的比例关系，容易造成假阴性现象（3 分）。

2. 答：在 HAT 培养基中加入了次黄嘌呤、氨基蝶呤、胸腺嘧啶核苷（1 分）。氨基蝶呤是叶酸的拮抗剂，可以阻断 DNA 的从头合成，因此细胞只能利用从次黄嘌呤和胸腺嘧啶开始的补偿途径合成 DNA，但选用的骨髓细胞是 HGPRT 缺陷株，又不能利用次黄嘌呤，所以未融合的骨髓瘤细胞或瘤细胞的融合细胞不能在 HAT 培养基中生长（4 分）。

3. 答：先天性胸腺发育不全，是典型的 T 细胞免疫缺陷性疾病（3 分）。外周血 T 细胞显著减少，细胞免疫功能严重受损，B 细胞数量正常，但对 TD 抗原刺激不产生特异性抗体（2 分）。

4. 答：流动室和液流驱动系统、光学系统、信号检测和数据分析系统及细胞分选系统（2 分）。①液流系统的主要作用是利用鞘液和气体压力将样本细胞依次输送到测量区，使细胞逐个通过检测区接受检测；②产生激发光，并将其传送到测量区，收集各种光信号，并将其传送到信号检测区；③接受散射光和发射光信号，并将光信号转换成数字信号；④分选特定参数的细胞亚群（3 分）。

二、论述题（每题 10 分，3 题，共 30 分）

1. 答：肿瘤标志物是指在肿瘤的发生和增殖过程中，由肿瘤细胞本身所产生的或者是由机体对肿瘤细胞反应而产生的，反映肿瘤存在和生长的一类物质（3 分），包括胚胎抗原类（AFP）、糖链抗原类（CA199）、激素类（人绒毛膜促性腺激素）、酶类（PSA）、特殊蛋白质类（铁蛋白）、癌基因产物类（ras）（7 分）。

2. 答：患者的年龄、性别、症状均提示可能是 SLE（4 分）。为进一步明确诊断，建议检查以下抗体。①免疫荧光法检测抗核抗体（ANA）：ANA 是针对真核细胞核成分的一类自身抗体的总称，是诊断 SLE 的重要指标，但并非 SLE 所特有，ANA 阴性基本可以排除 SLE（2 分）；②免疫印迹法检测抗 ENA 抗体：ENA 是用盐水提取的核抗原的总称，主要包括 U1-RNP/Sm/SS-A/SS-B/Scl-70/Jo-1 等抗原，不同的自身免疫病可产生不同的抗 ENA 抗体，抗 Sm 抗体是 SLE 的标志性抗体（2 分）；③免疫荧光法检测抗 dsDNA 抗体：是 SLE 的标志性抗体之一，其滴度高低与疾病活动性相关（2 分）。

3. 答：分为均相酶免疫测定和异相酶免疫测定（2 分）。ELISA 属于异相酶免疫测定技术，分为夹心法、间接法、竞争法和捕获法（4 分），以双抗体夹心法检测抗原为例，其原理主要是包被在固相载体表面的特异性抗体，与待测血清中的相应抗原结合，形成抗体-待检测抗原复合物，继而与加入的酶标特异性抗体结合，形成特异性抗体-待测抗原-酶标抗体复合物，再加入底物反应后，待测抗原的量与颜色反应的深浅成比例（4 分）。

（徐　霞）

昆明医科大学

医学检验专业本科　2014—2015 学年下学期
《临床免疫学检验》期末试卷

考试方式：闭卷　　　　　考试时量：100 分钟　　　　　试卷编号：A 卷

题号	一	二	三	四	总分	累分人	复核人
得分							

得分	评卷人

一、单选题（每题 1 分，共计 40 分）

1. 主要发挥抗原提呈作用的细胞是
   A. T 细胞　　　　　　B. NK 细胞　　　　　　C. 树突状细胞
   D. 肥大细胞　　　　　E. 中性粒细胞

2. 抗原与抗体哪个部位结合
   A. 可变区　　　　　　B. 恒定区　　　　　　C. 超变区
   D. 低变区　　　　　　E. Fc 段

3. 抗原抗体结合力中作用最强的是
   A. 静电引力　　　　　B. 范德华引力　　　　C. 氢键
   D. 疏水作用力　　　　E. 分子间结合力

4. 外－斐试验是利用了抗原抗体
   A. 特异性反应　　　　B. 交叉反应　　　　　C. 可逆反应
   D. 抗原过量反应　　　E. 抗体过量反应

5. 等价带较宽的抗体是
   A. D 型　　　　　　　B. F 型　　　　　　　C. H 型
   D. M 型　　　　　　　E. R 型

6. 为促进可见反应的形成，抗原抗体反应必须加入
   A. 电解质　　　　　　B. 蛋白质　　　　　　C. 强酸
   D. 强碱　　　　　　　E. 增浊剂

7. 抗原抗体反应 pH 一般以多少为宜
   A. 2～3　　　　　　　B. 4～6　　　　　　　C. 7
   D. 6～9　　　　　　　E. 10～11

8. 关于直接凝集反应下述错误的是
   A. 可用于检测抗原　　B. 也可用于检测抗体　C. 可用玻片法
   D. 也可用试管法　　　E. 为定量试验

9. 间接凝集反应常用的载体是
   A. 红细胞
   B. 聚苯乙烯胶乳
   C. 明胶
   D. 以上都是
   E. 以上都不是

10. 间接血凝试验的滴度判断标准是出现如下凝集现象
    A. "-"
    B. "+"
    C. "++"
    D. "+++"
    E. "++++"

11. 关于自身红细胞凝集试验受检者自身红细胞下述正确的是
    A. 为待检抗原
    B. 为待检抗体
    C. 起到试剂作用
    D. 与待检抗体反应
    E. 与待检抗原反应

12. 间接 Coombs 试验是用于检测
    A. 血清中游离的完全抗体
    B. 血清中游离的不完全抗体
    C. 红细胞表面结合的完全抗体
    D. 红细胞表面结合的不完全抗体
    E. IgM 类抗体

13. 三角孔型双向琼脂扩散试验，若沉淀线完全融合，说明
    A. 抗原完全相同
    B. 抗原完全不同
    C. 抗原部分相同
    D. 抗体完全不同
    E. 抗体部分相同

14. 双向琼脂扩散试验中，抗原含量较大，反应沉淀线
    A. 靠近抗原孔
    B. 靠近抗体孔
    C. 在两孔之间
    D. 沉淀线弯向抗原孔
    E. 呈多条沉淀线

15. 鉴定抗体效价，常采用下列哪一种方法
    A. 间接凝集试验
    B. 单向免疫扩散法
    C. 双向免疫扩散法
    D. 免疫亲和层析法
    E. 聚丙烯酰胺凝胶电泳法

16. 目前临床鉴定 M 蛋白最常用的方法是
    A. 免疫电泳
    B. 免疫固定电泳
    C. 血清蛋白区带电泳
    D. 单向扩散试验
    E. 血清免疫球蛋白定量测定

17. 异硫氰酸荧光素（FITC）的荧光呈
    A. 红色
    B. 橙红色
    C. 黄绿色
    D. 蓝色
    E. 紫色

18. 稀释后荧光抗体在4℃下可保存
    A. 1~3 天
    B. 1~3 周
    C. 1~3 月
    D. 1~3 年
    E. 长期保存

19. 下列属于荧光抗体技术基本类型的是
    A. 直接法
    B. 间接法
    C. 双标记直接法
    D. 双标记间接法
    E. 以上均是

20. 下列荧光寿命较长的是
    A. FITC
    B. 罗丹明 B
    C. 藻红蛋白
    D. 镧系元素
    E. 非特异背景荧光

21. 下列 stakes 位移大的是
    A. FITC
    B. 罗丹明 B
    C. 藻红蛋白
    D. 镧系元素
    E. 丹磺酰氯

22. 时间分辨荧光免疫测定信号增强系统使用
    A. 电解质增强液
    B. 酸性增强液
    C. 碱性增强液
    D. 能量复合荧光染料
    E. 能量传递荧光染料

23. ELISA 属于
    A. 均相酶免疫测定
    B. 固相酶免疫测定
    C. 液相酶免疫测定
    D. 均相酶免疫组化
    E. 异相酶免疫组化

24. 关于 ELISA 双抗夹心法下述错误的是
    A. 是检测抗原最常用的方法
    B. 第一试剂为固相抗体
    C. 第二试剂为酶标抗体
    D. 待测抗原量与酶活性正相关
    E. 操作中有 3 次温育

25. 关于 ELISA 竞争法下述错误的是
    A. 可用于抗原检测
    B. 也可用于抗体检测
    C. 检测抗原需用固相抗体
    D. 检测抗体需用酶标抗体
    E. 待测物的量与酶活性正相关

26. 关于 ELISA 捕获法测 IgM 抗体下述错误的是
    A. 捕获 IgM 的目的是消除特异性 IgG 的干扰
    B. 固相化的抗体是抗人 IgM 抗体
    C. 酶标抗体是特异性的抗 IgM 抗体
    D. 待测 IgM 的量与酶活性正相关
    E. 特异和非特异性 IgM 抗体均被捕获

27. ELISA 中应用最为广泛的固相载体是
    A. 聚苯乙烯
    B. 聚氯乙烯
    C. 微孔滤膜
    D. 微颗粒
    E. 明胶

28. ELISA 中应用最为广泛的标记酶是
    A. 辣根过氧化物酶
    B. 碱性磷酸酶
    C. 脲酶
    D. 葡萄糖氧化酶
    E. 半乳糖苷酶

29. 固相膜免疫测定最常用的固相膜是
    A. 玻璃纤维素膜
    B. 尼龙膜
    C. 聚偏氟乙烯膜
    D. 硝酸纤维素膜
    E. 醋酸纤维素膜

30. 用于包被金免疫层析试验载体膜质控条（线）的物质是
    A. 抗免疫金抗体
    B. 人白蛋白
    C. 待测抗原标准品
    D. 胶体金标记抗体
    E. 胶体金颗粒

31. 透射比浊法下述正确的是
    A. 测量 Rayleigh 散射光强度
    B. 测量 Mie 散射光强度
    C. 测量吸光度

    D. 多采用前向散射角测量　　　E. 需专用特定蛋白分析仪测量

32. 免疫透射比浊法常用的入射光波长是

    A. 340nm　　　　　　　　　B. 450nm　　　　　　　　　C. 500nm

    D. 600nm　　　　　　　　　E. 650nm

33. 速率散射比浊法提示抗原过量的是

    A. 有双峰出现

    B. 无双峰出现

    C. 抗原超过阈值

    D. 预反应阶段信号强度超过临界值

    E. 预反应阶段信号强度小于临界值

34. 流式细胞术中前向散射光信号的强弱与下列哪项有关

    A. 细胞体积的大小　　　　　B. 细胞内颗粒多少　　　　C. DNA 含量

    D. 细胞器的类型及数量　　　E. 表面标记的单克隆抗体分子大小

35. 在流式细胞术中关于荧光测量下述错误的是

    A. 荧光信号由特异性荧光染料产生

    B. 可同时测定一个细胞上的多个不同特征

    C. 荧光染料用于标记单克隆抗体

    D. 常用的荧光染料是 FITC、PE、ECD 或 PeCy5

    E. 滤光片可完全消除荧光补偿

36. 外周血单个核细胞是指

    A. 淋巴细胞　　　　　　　　　　　　　　　　　B. 嗜酸性粒细胞

    C. 单核细胞 – 淋巴细胞　　　　　　　　　　　D. 单核细胞

    E. 中性粒细胞

37. 用 Ficoll – hypaque 分离法，分离的 PBMC 层位于

    A. 血浆层之上　　　　　　　　　　　　　　　　B. 血浆层之中

    C. 血浆层与分层液之间　　　　　　　　　　　D. 分层液之中

    E. 试管底部

38. 细胞毒性 T 细胞的典型表面标志是

    A. $CD3^-CD56^+CD16^+$　　　B. $CD3^+CD4^+CD8^-$　　　C. $CD8^+CD4^-CD3^+$

    D. $CD3^+CD8^+CD40^+$　　　E. $CD3^+CD8^+CD30^-$

39. 可认定为 NK 细胞的表面标志是

    A. $CD3^-CD56^+CD16^+$　　　B. $CD3^+CD4^+CD8^+$　　　C. $CD3^+CD4^-CD8^+$

    D. $CD3^+CD8^+CD40^+$　　　E. $CD3^+CD8^+CD30^-$

40. 免疫定性质控中，如阳性质控物阳性，阴性质控物阳性，为

    A. 在控　　　　　　　　　　B. 假阳性　　　　　　　　C. 假阴性

    D. 假阳性与假阴性　　　　　E. 无法判定

二、填空题（每空 1 分，共计 20 分）

1. 免疫系统的三大生理功能是＿＿＿＿、＿＿＿＿、和＿＿＿＿。

2. 抗原抗体反应的特点有＿＿＿＿、＿＿＿＿、＿＿＿＿和＿＿＿＿。

3. 在间接凝集抑制反应中，是用抗原致敏载体以检测标本中相应的_____。

4. 斑点金免疫渗滤试验是利用 NC 多孔性，通过_____流作用，在纵向渗滤中完成反应。斑点金免疫层析试验是利用 NC 毛细管作用，通过_____流作用，在横向渗移中完成反应。

5. 波长越_____，散射角越_____，溶质颗粒越_____，散射光就越强。

6. 自身免疫病以_____性居多，发病率随_____有所增加。

7. 抗 dsDNA 抗体为_____标志性抗体；类风湿因子（RF）为_____抗体；自身免疫病通常以_____作为筛选试验。

8. 引起排斥反应的抗原最主要的是_____。

9. HLA 分型有血清学、细胞学及_____分型法。

三、名词解释（每题 4 分，共计 20 分）

1. 抗原抗体亲和力（affinity）
2. 荧光寿命
3. 免疫吸附剂
4. 免疫金
5. 自身抗体（autoantibody）

四、问答题（每题 10 分，共 20 分）

1. 简述 ELISA 间接法测抗体原理。
2. 简述荧光抗体技术间接法的原理。

检验专业 2014—2015 学年下学期《临床免疫学检验》期末试卷 A 标准答案及评分标准

一、单选题（每题 1 分，共 40 分）

（一）评分标准

每题 1 分，选择错误、选择 2 个或 2 个以上答案的均不得分。

（二）标准答案

题号	1	2	3	4	5	6	7	8	9	10
答案	C	C	D	B	E	A	D	E	D	C
题号	11	12	13	14	15	16	17	18	19	20
答案	C	B	A	B	C	B	C	A	E	D
题号	21	22	23	24	25	26	27	28	29	30
答案	D	B	B	C	E	C	A	A	D	A
题号	31	32	33	34	35	36	37	38	39	40
答案	C	A	B	A	E	C	C	C	A	B

二、填空题（每空 1 分，共 20 分）

（一）评分标准：每空 1 分，答案相近酌情给分。

（二）标准答案

1. 免疫防御，免疫自稳，免疫监视

2. 特异性，可逆性，阶段性，比例性

3. 抗原

4. 穿，横

5. 短，小，大

6. 女，年龄

7. 系统性红斑狼疮 SLE，抗变性 IgG，抗核抗体 ANA

8. 主要组织相容性抗原/人类白细胞抗原/HLA

9. 分子生物学

三、名词解释（每题 4 分，共 20 分）

（一）评分标准

每题 4 分，答案及评分标准如下，答案相近酌情给分。

（二）标准答案及评分要点

1. 抗原抗体亲和力（affinity）：抗体分子上一个抗原结合点（1 分）与相应抗原决定簇（1 分）的结合强度（2 分）。

2. 荧光寿命：荧光物质被瞬时光脉冲激发后（1 分）所产生的荧光衰减到一定程度时（1 分）所用的时间（2 分）。

3. 免疫吸附剂：固相化（2 分）的抗原或抗体（2 分）。

4. 免疫金：胶体金（1 分）与抗体（1 分）结合而成的复合物（2 分）。又称金标抗体。

5. 自身抗体（autoantibody）：是指抗自身成分（细胞内、细胞表面和细胞外抗原）（2 分）的抗体/免疫球蛋白（2 分）。

四、问答题（每题 10 分，共 20 分）

（一）评分标准

每题 10 分，答案及评分标准如下，答案相近酌情给分。

（二）标准答案及评分要点

1. 固相抗原（1 分）与标本中的抗体（1 分）特异性结合生成固相化抗原－抗体复合物，酶标抗抗体（二抗）（2 分）再与复合物中的抗体结合，生成固相化抗原－抗体－酶标抗抗体复合物（2 分），加入底物（1 分），标记酶催化底物显色（1 分）。颜色深浅与抗体含量呈正比（2 分）。

2. 特异性抗体（2 分）与相应抗原（2 分）反应生成抗原－抗体复合物后，用荧光素标记的抗抗体（2 分）与抗原抗体复合物中的抗体结合，生成抗原－抗体－荧光素标记的抗抗体复合物（2 分）。检测特异性荧光（2 分），即可检测抗原或抗体。

（杨红英　杨　旭）

天津医科大学

医学检验专业　2015—2016 学年　上学期

《临床免疫学检验》（2）课程考试试卷（A 卷）（闭卷）

专业：　　　　班级：　　　　姓名：　　　　学号：

题号	一	二	三	四	五	总分	核查人签字
得分							

一、选择题（每题 1 分，共 30 分）

得分	评阅人

题号	1	2	3	4	5	6	7	8	9	10
答案										
题号	11	12	13	14	15	16	17	18	19	20
答案										
题号	21	22	23	24	25	26	27	28	29	30
答案										

A 型题（10 分）

1. 与不完全福氏佐剂相比，完全福氏佐剂含有
   A. BSA
   B. BCG
   C. PEG
   D. TPA
   E. OA

2. 激发后呈黄绿色荧光的荧光素是
   A. FITC
   B. RB - 200
   C. PE
   D. APC
   E. TRITC

3. 关于"RIA"正确的描述是
   A. 非竞争性免疫分析
   B. 体系中的抗体过量
   C. 适合测定小分子
   D. 均相免疫分析
   E. 采用固相吸附分离

4. （直接）化学发光免疫分析的标记物为
   A. 荧光素
   B. 碱性磷酸酶
   C. 三联吡啶钌
   D. 吖啶酯
   E. 荧光素酶

5. 在 ELISA 中，HRP 催化 OPD，终止反应后的测定波长为
   A. 450nm
   B. 570nm
   C. 492nm
   D. 630nm
   E. 405nm

6. 流式细胞仪的标配激发波长是
   A. 450nm
   B. 495nm
   C. 488nm

D. 635 nm   E. 405 nm

7. 免疫学方法的分析性能指标不包括

    A. 精密度   B. 特异性   C. 准确度

    D. 溯源性   E. 检测范围

8. 采用密度梯度法分离获得的外周血单个核细胞，主要包括

    A. 淋巴细胞   B. 单核细胞   C. 粒细胞

    D. 单核和淋巴细胞   E. 巨噬细胞

9. 引起同种异体移植排斥反应最重要的抗原是

    A. HLA – A   B. HLA – B   C. HLA – C

    D. HLA – DP   E. HLA – DR

10. 与 HIV 感染 T 细胞相关的病毒组分为

    A. P24 抗原   B. gP120   C. gP160

    D. gP41   E. P42 抗原

B 型题（15 分）

（11～13 题备选答案）以下方法适用于

    A. 双抗原夹心法

    B. 双抗体夹心法

    C. 抗原 – 待检抗体 – 抗抗体间接法

    D. 待检抗原、标记抗原、定量抗体竞争法

    E. 抗人 IgM – 人 IgM 抗体 – 特异性抗原 – 特异性标记抗体捕获法

11. 检测蛋白质抗原（如甲胎蛋白）采用的分析模式是

12. 检测弓形虫感染早期 IgM 类抗体采用的分析模式是

13. 检测 HIV 抗体采用的分析模式是

（14～16 题备选答案）下列的固相载体与分析方法相对应的是

    A. 塑料小试管   B. 96 – T 塑料微孔板   C. 纳米微球

    D. 纳米磁性微球   E. 硝酸纤维素膜

14. （直接）化学发光免疫分析采用的固相载体是

15. 免疫放射分析所用的固相载体是

16. 酶联免疫吸附试验所用的固相载体是

（17～19 题备选答案）发光免疫分析中对应的物质是

    A. 吖啶酯   B. 鲁米诺   C. 三联吡啶钌

    D. 镧系元素   E. 金刚烷

17. 电化学发光免疫分析的发光剂是

18. 时间分辨荧光免疫分析的标记物是

19. 酶（HRP）促发光免疫分析的发光底物是

（20～22 题备选答案）以下有关超敏反应的指标

    A. 总 IgE 水平   B. 总 IgG 水平   C. 皮肤点刺试验

    D. 特异性 IgE   E. 外周血嗜碱性粒细胞激活试验

20. 与人体过敏体质密切相关的实验室指标是

21. 用于鉴别过敏原的体内试验指标是

22. 用于评估接触过敏原风险程度的实验室指标是

（23~25 题备选答案）以下免疫细胞的功能或特点

  A. CD4$^+$Th 细胞   B. CD8$^+$Tc 细胞   C. B 淋巴细胞

  D. NK   E. DC

23. HIV 易感细胞是

24. 在肿瘤细胞发生时，能最早识别、杀伤肿瘤细胞的是

25. 通过直接识别并杀伤同种异体移植物中血管内皮细胞的是

X 型题（多选题，每题 1 分，共 5 分）

26. 多克隆抗体的特点包括

  A. 特异性强   B. 亲合力高   C. 均一性好

  D. 纯度高   E. 制备周期短

27. 用于"确认"过敏原的指标包括

  A. 血清 tIgE 水平   B. 血清 sIgE 水平   C. 皮肤点刺试验

  D. 血清 CIC 水平   E. 血清组胺水平

28. 在肿瘤细胞不表达特异性抗原情况下，仍然具有杀伤肿瘤作用的是

  A. CD4$^+$Th 细胞   B. CD8$^+$Tc 细胞   C. B 细胞

  D. 巨噬细胞   E. NK 细胞

29. 一般认为，对系统性红斑狼疮（SLE）具有"诊断"价值的包括

  A. ANA   B. anti－dsDNA   C. anti－ssDNA

  D. anti－Sm   E. RF

30. 一般而言，组织配型需重点关注的抗原包括

  A. HLA－DR   B. HLA－DP   C. HLA－A

  D. HLA－B   E. HLA－C

二、英译汉（每小题 1 分，共 10 分）

得分	评阅人

题号	英文	中文
31	chemiluminescence enzymeimmunoasssay	
32	enzyme linkedimmunospot assay	
33	dot immunogold chromatographic assay	
34	electrochemiluminescence immunoassay	
35	cytometric bead array	
36	tumor marker	

题号	英文缩写	中文	题号	英文缩写	中文
37	POCT		39	FITC	
38	RIA		40	HRP	

三、名词解释（每小题 3 分，共 15 分）

得分	评阅人

41. 免疫放射分析
42. 酶联免疫吸附试验
43. 流式细胞术
44. 基质效应
45. 肿瘤标志物

四、问答题（32 分）

得分	评阅人

46. 简答 HAT 选择培养基的作用原理（8 分）。
47. 以检测"HIV – P24 抗原"为例，说明双抗体夹心斑点金免疫层析的测定原理（8 分）。
48. 以检测"抗核抗体（ANA）"为例，简述间接荧光抗体染色技术的测定原理（8 分）。
49. 简答固相吸附分离技术的原理，说明此项技术的技术要点（8 分）。

五、综合设计题（13 分）

得分	评阅人

50. 目前乙肝病毒血清学（两对半）检测主要采用酶联免疫吸附试验方法，根据所学知识简述采用 ELISA 如何检测乙肝表面抗原（绘制检测原理示意图同时进行文字描述）（7 分），说明试剂盒组成（3 分）和本方法的主要优势（3 分）。

天津医科大学 2015—2016 学年　上学期
医学检验专业临床免疫学检验（2）课程考试试卷（A 卷）（答案）

专业：　　　班级：　　　姓名：　　　学号：

题号	一	二	三	四	五	总分	核查人签字
得分							

一、选择题（30 分）

得分	评阅人

题号	1	2	3	4	5	6	7	8	9	10
答案	B	A	C	D	C	C	D	D	E	B
题号	11	12	13	14	15	16	17	18	19	20
答案	A	E	A	D	A	B	C	D	B	A
题号	21	22	23	24	25	26	27	28	29	30
答案	C	E	A	D	B	BE	BC	DE	BD	ACD

二、英译汉（每小题1分，共10分）

得分	评阅人

题号	英文	中文
题号	英文	中文
31	chemiluminescence enzymeimmunoasssay	化学发光酶免疫分析
32	enzyme linkedimmunospot assay	酶联免疫斑点试验
33	dot immunogold chromatographic assay	斑点免疫金层析试验
34	electrochemiluminescence immunoassay	电化学发光免疫分析
35	cytometric bead array	液相芯片
36	tumor marker	肿瘤标志物

题号	英文缩写	中文	题号	英文缩写	中文
37	POCT	床旁检测或即时检测	39	FITC	异硫氰酸荧光素
38	RIA	放射免疫分析	40	HRP	辣根过氧化物酶

三、名词解释（每小题3分，共15分）

得分	评阅人

41. 免疫放射分析：一种非竞争性标记免疫分析方法，主要是将过量的放射性核素标记的抗体与样本中待检抗原结合，并采用固相吸附分离方式，经洗涤去除未结合的游离标记抗体，测定固相材料表面免疫复合物的放射性，其信号强度与待测抗原的量呈正相关。

42. 酶联免疫吸附试验：采用将已知的抗原或抗体吸附在固相载体（聚苯乙烯）表面，并采用酶标记抗原或抗体分子制备酶标记物，捕获抗体或抗原、酶标记抗体或抗原，与待检抗原或抗体的反应在固相表面进行，用"洗涤"方式将液相中的游离成分（如游离的标记物）洗除。加入酶底物显色，酶催化反应强度与待测抗原或抗体含量呈某种函数关系。

43. 流式细胞术：以流体为"载体"带动单个细胞（粒子），形成单一细胞束或粒子束，并依次进入检测区，能同时对待检细胞或粒子的多种参数（大小、内容物、表面蛋白、核酸）进行同时检测，用于鉴定特定细胞并分类计数，同时，也能对特定细胞进行分选收集的细胞分析技术。

44. 基质效应：基质指的是样品中被分析物以外的组分。基质常常对分析物的分析过程有显著的干扰，并影响分析结果的准确性，这些影响和干扰被称为基质效应。

45. 肿瘤标志物：又称肿瘤标记物，是指特征性存在于恶性肿瘤细胞，或由恶性肿瘤细胞异常产生的物质，或是宿主对肿瘤的刺激反应而产生的物质，并能反映肿瘤发生、发展，监测肿瘤对治疗反应的一类物质。肿瘤标志物存在于肿瘤患者的组织、体液和排泄物中，能够用免疫学、生物学及化学的方法检测到。

四、问答题（32分）

得分	评阅人

46. 答：HAT 选择培养基含有次黄嘌呤、氨基喋呤和胸腺嘧啶，其中氨基喋呤可阻断 DNA 合成的主要途径。主要途径阻断后，依靠辅助途径即在 HGPRT（次黄嘌呤鸟嘌呤磷酸核糖转移酶）和 TK（胸腺嘧啶激酶）作用下，利用胸腺嘧啶和次黄嘌呤合成 DNA（2 分）。如细胞缺少 HGPRT 或 TK，DNA 合成不能进行、细胞不能进行复制。用于杂交的骨髓瘤细胞系均由经有毒药物诱导而成选择产生的代谢缺陷型细胞，细胞内均无 TK 或 HGPRT 所以单个或融合骨髓瘤细胞在 HAT 培养液中将死亡（2 分）。B 细胞虽然有 HGPRT 和 TK，但在体外通常培养条件下，尤其是在单个细胞环境下难于长期存活和增殖传代（2 分）。相反，杂交瘤细胞同时具备脾细胞（B 细胞）和骨髓瘤细胞的两种染色体，具备 HGPRT 和 TK，同时属于无限细胞系，可长期在体外存活。因此，在 HAT 培养基中，只有杂交瘤细胞才能在 HAT 培养液中生长增殖（2 分）。

47. 答：应用斑点免疫层析装置，采用双抗体夹心模式，绘制分析原理图。（绘制原理图 4 分）。在硝酸纤维膜检测区（T）包被抗 HIV－P24 抗体（捕获抗体），于质控区（C）包被针对胶体金抗体种属原性的抗抗体。将胶体金标记的抗 HIV－P24 抗体置于胶体金垫上。于样本区加入待测样本，若待测样本中存在 HIV－P24 抗原，则形成抗体－抗原复合物。复合物继续泳动至检测区被另一特异性抗体捕获形成双抗体夹心复合物，富集形成紫色条带；过剩标记抗体继续泳动至质控区，被相应抗抗体捕获，形成免疫复合物并富集形成紫色条带（3 分）。在质控区显色的情况下，检测区显色为阳性结果，检测区无色为阴性结果（1 分）。

48. 答：将 Hep－2 细胞和灵长类肝组织冷冻切片固定于载玻片上，与受检血清反应，血清中 ANA 与核抗原结合，形成抗原－抗体复合物，再加入 FITC 标记的抗人 IgG，反应后，标记抗人 IgG 与抗原－抗体复合物结成形成标记抗体－抗原－抗体复合物，在荧光显微镜下可观察到抗原片上 ANA 荧光着染强度和荧光毒性（4 分）。绘制分析原理图（绘制原理 4 分）。

49. 答：固相吸附分离技术的原理及技术要点如下。

（1）原理：主要采用物理吸附作用或根据改进吸附材料采用共价结合的方式将已知的抗原与抗体包被在固相材料表面，固相表面的抗体称为固相抗体或捕获抗体（2 分）。随后的免疫反应将在固相表面与液相之间进行，结合状态的标记物于固相表面，未参加反应的游离标记物于液相中，经倾倒反应溶液并洗涤，即可去除未结合的游离标记物从而达到分离目的（2 分）。

（2）技术要点：①包被：可分为直接包被和间接包被。直接包被：采用使用的缓冲体系溶解待与固相材料结合的蛋白质，通过物理吸附作用（通过为过夜孵育），蛋白质结合与固相材料表面。间接包被：通过亲和素－生物素抗体模式或葡萄球菌蛋白 A－抗体模式将待包被蛋白结合与固相材料表面。无论何种包被方式均相再进行封闭，以防止非特异吸附（2 分）。②洗涤：指在检测过程中，待检标本或标记物，与固相表面抗原或抗体反应后，倾倒反应溶液，再加入缓冲液，震荡后倾倒缓冲液的过程，目的是去除未结合的标记抗体或标记抗原（2 分）。

五、综合设计题（13 分）

得分	评阅人

50. 答：（1）采用双抗体夹心分析模式，绘制分析原理图（绘制原理图 3 分）。采用抗 HBs－Ag 多克隆抗体（捕获抗体）包被微孔板，采用抗 HBs－Ag 单克隆抗体标记辣根过氧化物酶（酶标抗体）；于微孔反应板加入待检血清或阳性质控血清或阴性质控血清，标本中 HBs－Ag 与固相表面捕获抗体结合形成免疫复合物；弃掉反应溶液，用洗涤液洗涤 3～5 次；再加入酶标记抗体，与固相表面的复合物结合并形成捕获抗体－待检抗原－标记抗体复合物，弃掉反应溶液，用洗涤液洗涤 3～5 次；加底物显色，根据颜色或吸光度值判定实验结果。文字叙述

（4 分）。（2）试剂盒组成：已包被抗 HBsAg 抗体的 96 孔反应板、酶标（HRP 标记）抗 HBsAg 抗体、酶作用底物液（TMB 和双氧水）、终止液（浓硫酸）、洗液、阳性质控血清和阴性质控血清等（3 分）。（3）优势：采用 96 - T 板式操作模式，适合批量标本检测；采用酶联免疫吸附试验技术的国产试剂较为成熟，检测成本低；对实验室条件要求较低，适合基层实验室，可仪器判读，定性时也可目测（3 分）。

（李会强）